공중보건학

공중보건학

박은경 이영미 이정희 최화정 하성이 지음

구민사
Technology Computer
www.kuhminsa.co.kr

머리말

공중보건학은 개인의 건강유지 및 증진은 물론 더 나아가 일반 대중이나 지역사회를 대상으로 한 공중의 광범위한 보건영역을 다루는 학문이다. 따라서 다방면으로 응용 연구되고 있으며, 이와 관련된 학문에는 위생학, 예방의학, 지역사회의학, 건설의학, 식품학, 환경학, 미용학 등이 있다.

미용을 전공하는 학생들의 경우 전문인으로써 활동하기위한 바탕이 되는 보건학의 기본지식을 공중보건학 과목에서 습득해야한다. 그러한 지식을 기반으로 자신과 지역 사회의 건강을 지키기 위한 의식변화 및 행동의 변화는 매우 중요한 요소이기 때문이다. 가장 중요한 점은 이후 미용인으로서 스스로 사명감을 갖고 직무현장(작업장)에서 위생을 실천함으로써 자신과 고객을 사고나 질병으로부터 보호하는 차원을 넘어 공중보건에 조금이나마 이바지할 수 있다는 점이다.

본 책의 구성은 총 4 파트로 part 1 공중보건의 개념부터 part 2 인간과 환경, part 3 역학 및 질병관리, part 4 보건관리로 구성되었다. 특히 이번 개정판에는 기존의 내용을 수정 보완하고 국가직무능력표준(ncs)에 부합하는 내용을 포함시켜 미생물과 소독학, 미용직무현장에서의 위생관리와 관련규정을 새롭게 추가

구성하였다. 노력하였으나 다소 미흡한 것이 있으리라 생각되며 그러한 것은 향후 지속적으로 모니터링하여 개선하고 보완할 것이다.

끝으로 책의 출판을 도와주신 도서출판 구민사 조규백 사장님과 편집부 직원분들께 감사의 인사를 드린다.

저자일동

CONTENTS | face treatment

PART 1. 공중보건의 개념

Chapter 1. 건강과 공중보건

PART 2. 인간과 환경

Chapter 2. 환경위생과 보전

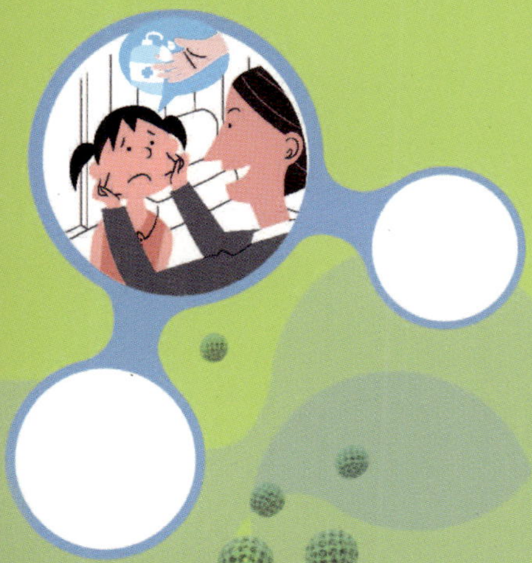

PART 1.
공중보건의 개념

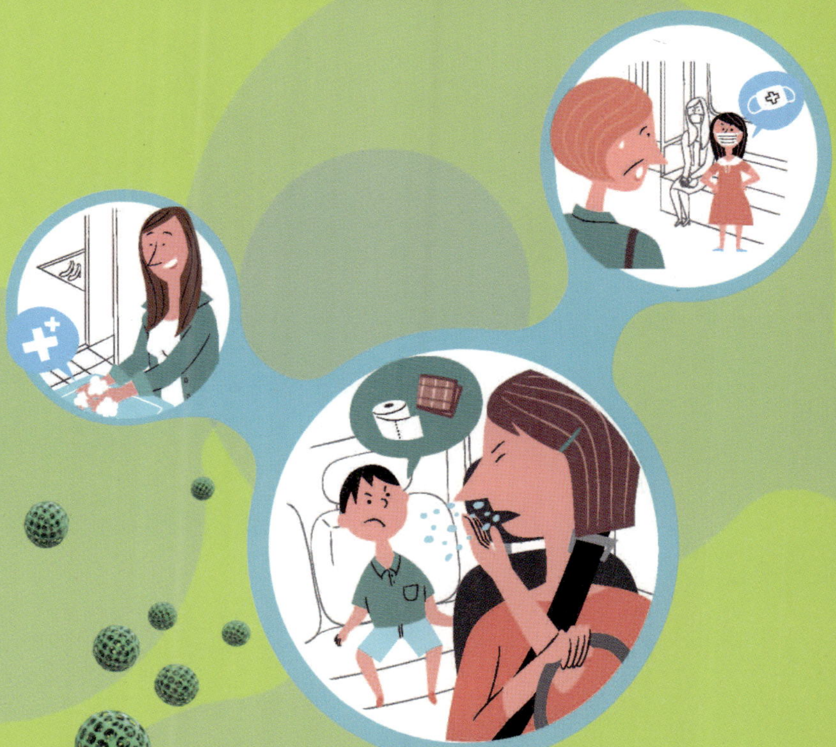

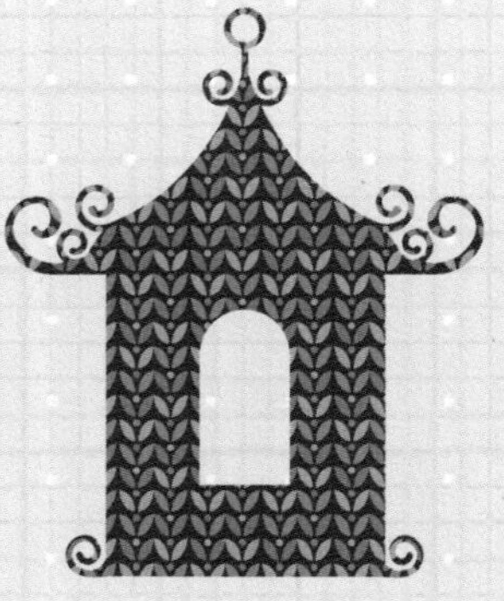

Chapter 1. 공중보건학

1. 공중보건학의 개념

1) 공중보건학의 정의

공중보건학은 학자에 따라 여러 가지로 정의의 차이는 있지만 미국 예일대학교의 C~E.A. Winslow교수(Charles~Edward Amory Winslow, 1877~1957, 1920년)의 아래와 같은 정의가 보편적으로 받아들여지고 있다.

"공중보건학이란 조직적인 지역사회의 노력을 통하여 질병을 예방하고 수명을 연장시키며, 신체적, 정신적 효율을 증진시키는 기술이며 과학이다.
즉 i) 환경위생 향상, ii) 감염병의 관리, iii) 개인위생에 관한 보건교육, iv) 질병의 조기발견, 조기진단을 위한 의료와 간호서비스의 조직화, v) 모든 사람들이 자신의 건강유지에 적합한 생활수준을 보장받도록 사회제도를 발전시킴으로써 건강과 장수라는 생득권을 실현할 수 있도록 하는데 있다."

("Public health is the art and science of preventing disease, prolonging life and promoting physical and mental efficiency through organized community effort for
ⅰ) the sanitation of the environment, ⅱ) the control of communicable infections, ⅲ) the education of the individual in personal hygiene , ⅳ) the organization of medical and nursing services for early diagnosis and preventive treatment of disease and ⅴ) the development of the social machinery to insure every one a standard of living adequate for the maintenance of health, so organizing these benefits as to enable every citizen to realize his birthright of health and longevity.")

공중보건학은 의학, 위생공학, 질병관리학 및 보건관리학 등을 지역사회에 응용하는 학문으로 볼 수 있으며, 지역사회의 사회적 · 문화적 요인과 환경적 요인들을 지역주민의 건강에 적합하도록 합리화하여 궁극적으로 건강과 장수의 생득권을 실현할 수 있도록 연구하는 '포괄보건의료과학'이라고 할 수 있다.

공중보건학과 관련된 학문에는 위생학, 공중위생학, 예방의학, 사회의학, 지역사회의학, 지역사회보건학, 건설의학, 의료사회학 등이 있다.

(1) 위생학(hygiene, sanitation)

위생학은 실험 위생학의 이념에 입각하여 개인과 환경과의 관계를 규명하여 환경을 개선함으로써 질병을 예방하고 건강을 유지 및 증진시키는 과학이다.

사회가 발전함에 따라 개인의 건강문제가 개인에게 국한되지 않고 사회 전체의 환경변화에 영향을 받게 됨으로써 많은 사람들이 공중위생에 대한 인식을 갖게 되었고 이러한 연구 분야에 공중위생학이라는 용어가 사용되었다. 위생학은 좁은 의미로 환경위생학(environmental sanitation)을 말하며, 넓게는 공중위생학(public hygiene)을 의미한다.

(2) 예방의학(preventive medicine)

예방의학은 질병예방을 꾀할 목적으로 하며 치료의학에 대응되는 말로 질병을 회복하고 건강을 유지 · 증진시키기 위하여 학문적 기초위에 연구를 하는 것이다.

반면, 공중보건학은 건강과 관련된 사회적 요인을 규명하고 이를 개선하려는데 주안점을 두며, 현실적 사회현상에 따른 건강증진 저해요소에 대한 집단적 활동이 그 연구 대상이 된다. 예방의학은 기초이론과학인데 반하여 공중보건학은 응용실천과학이라고 할 수 있다.

표 1-1. 예방의학과 공중보건의 차이점

분류	예방의학	공중보건학
목적	질병의 예방, 수명의 연장, 신체적· 정신적 건강과 능률의 향상	
대상 및 단위	개인, 가족	지역사회
내용	질병의 예방, 건강증진	불건강의 원인이 되는 사회적 요인 제거, 집단건강의 향상을 도모
책임소재	개인, 가족	공공조직
진단방법	임상적 진단	지역사회의 보건통계자료
문제해결	진료와 투약	보건관리와 봉사

2) 공중보건학의 범위

공중보건학은 치료보다 예방에 중점을 두고 현재의 건강상태를 보다 더 건강하게 한다는 것으로서 최고 수준의 건강을 목표로 한 의학의 사회화이며 의학의 적극적 표현이라 할 수 있다. 경제적 발전과 함께 질병을 발생시키는 사회적 환경을 충분히 고려하여 다음과 같이 분류할 수 있으며 더 많은 범위가 추가되며 확대되어 가고 있는 상태이다.

(1) 환경보건 분야 : 환경위생, 환경오염, 식품위생, 산업보건 등

(2) 질병관리 분야 : 역학, 감염병관리, 기생충 질환, 비감염성 질환 관리 등

(3) 보건관리 분야 : 보건교육, 보건행정, 보건통계, 보건영양, 정신보건, 모자보건, 학교 보건 등

3) 공중보건 수준 평가

한 국가의 보건수준이란 한 시점 또는 일정한 기간 동안에 인구를 구성하는 개인들의 집합인 전체의 사람들을 하나의 단위로 하는 집단에 대하여 보건에 관련된 특성을 설명하는 것을 말하며, 건강지표 · 보건지표 · 보건지수 등의 용어를 사용한다.

세계보건기구(WHO)는 한 나라의 건강수준을 측정해서 제시하면서 다른 나라와 비교가 가능한 종합적인 건강지표(health indicator)로서 다음의 세 가지를 제시하고 있다.

(1) 평균수명(expectation of life)

평균수명은 생명표상의 출생 시 평균여명을 의미하며, 생명표란 일정한 시기에 출생한 인구가 사망 질서에 따라 어떻게 감소하는 가를 표시한 것으로 생존수, 사망수, 생존율, 정지인구, 평균여명과 같은 함수를 기초로 이루어져 있다. 0세의 기대평균여명은 인구의 시대에 따른 평균 생존 가능 연수를 표시하므로 보통 평균수명이라고도 한다.

(2) 보통사망률(crude death rate : CDR)

보통사망률은 인구 1,000명당 1년간 발생한 총 사망자 수로 표시하는 비율로서 조사망률이라고도 한다.

보통사망률 = 연간 총 사망자수 / 연간인구 × 1,000

(3) 비례사망지수(proportional mortality indicator: PMI)

비례사망지수란 연간 전체 사망자수에 대한 50세 이상의 사망자수의 구성비율로서 평균수명이나 보통사망률의 보정지표가 된다. 비례사망지수가 낮은 것은 높은 영아사망률과 낮은 평균수명에 원인이 있는 것으로 건강수준이 낮은 것을 의미한다. 반대로, 수치가 높을수록 전체사망자 중에서 고령자의 비율이 높다는 것을 의미하므로 보건수준이 높음을 반영한다.

비례사망지수 = 50세 이상의 사망자수 / 총 사망자수 × 100

또한, WHO는 특수건강지표로서 영아사망률, 감염병 사망률, 의료봉사자 수 및 병상 수 등의 자료를 제시하였다.

영아사망률(infant mortality rate)은 가장 널리 사용되는 지표로서 영아란 출생 후 1년 미만의 아이를 말하며, 영아기는 성인에 비해 환경악화나 비위생적 생활환경에 가장 예민하게 영향을 받는 기간이기 때문에 영아사망률의 차이로 그 나라의 문화수준 및 위생, 보건 상태를 짐작할 수 있기 때문이다.

영아사망률 = 연간 영아 사망수 / 연간 출생아수 × 1,000

표 1-2. 한국인의 평균기대수명 추이

연도	전체	남자(M)	여자(W)	남녀차이(W-M)
1970	61.9	58.7	65.6	6.9
1975	63.8	60.2	67.9	7.7
1980	65.7	61.8	70.0	8.3
1985	68.4	64.5	72.8	8.4
1990	71.3	67.3	75.5	8.2
1995	73.5	69.6	77.4	7.8
2000	76.0	72.3	79.6	7.3
2005	78.6	75.1	81.9	6.8
2010	80.8	77.2	84.1	6.9

자료: 통계청,[2010년 생명표]

TIP!

연령별 기대여명

2010년 현재 특정 연령까지 생존한 사람이 앞으로 더 생존할 것으로 예상되는 기대여명은 연령별로 다음과 같다.

	0세	20세	25세	30세	35세	40세	45세	50세	65세
남성	77.2	57.8	52.9	48.1	43.3	38.6	34.0	29.5	17.2
여성	84.1	64.5	59.6	54.7	49.9	45.0	40.2	35.5	21.6

그림 1-1. 성별 · 연령별 기대여명

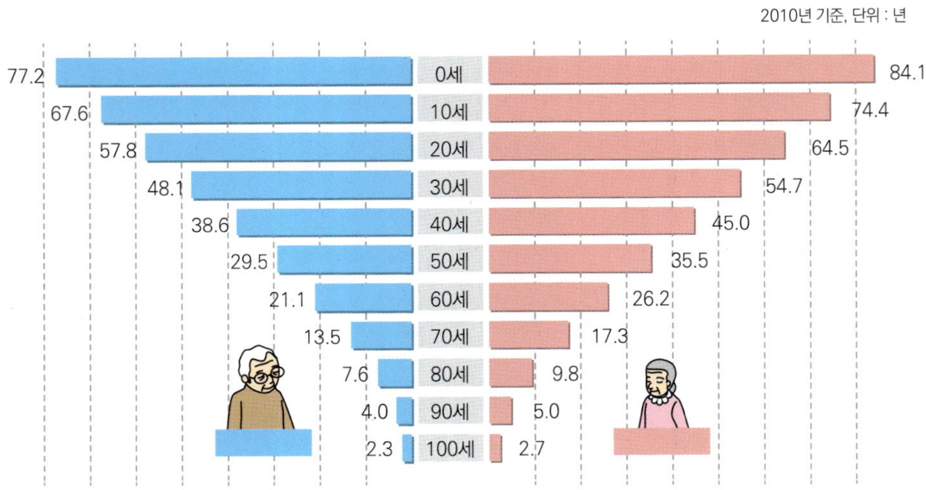

자료/통계청

4) 공중보건의 당면과제

21세기 공중보건의 과제는 국민의 건강생활을 확보하기 위한 건강 유지 증진과 관련된 모든 활동과 삶의 질을 향상시켜 가기 위한 사회안전망을 구축하는 것이다.

(1) 무의지역의 해소와 의학적 보호의 편중문제 해소

(2) AIDS나 유행성 간염 같은 특수질병 예방 및 신종질병 관리

(3) 고령화에 따른 퇴행성 질환

(4) 사회보장제도의 발전과 사회안전망 구축

(5) 공해 질병이나 직업병

(6) 보건의료 서비스의 질적 향상, 보건 정보망 구축

(7) 국민건강생활기반 구축, 건강증진사업 활성화

(8) 급속한 고령화문제와 낮은 출산력 문제 등

2. 건강과 질병

1) 건강의 정의

건강을 의미하는 'Health'는 '신체조건이 양호한 상태'를 뜻하는 'Hal'로부터 유래되었으며, 신체상태가 완전하고 양호하다는 의미로 주로 신체의 건강에 국한된 표현이다. 건강은 학자에 따라서 다양하게 정의를 내리고 있으며, 한마디로 누구나가 동의하는 정확한 정의를 내리기는 쉽지 않다. 건강이란 시대와 역사의 변천에 따라 변화하며 같은 시대라도 문화적 상태의 차이와 개인 또는 집단의 문화적 상태에 따라 다르게 받아들여지고 있다. 역사적으로 건강의 개념은 19세기 이전에는 신체적인 건강개념이었으나, 19세기에 이르러 심신의 개념으로 확대되었으며, 20세기 이후에는 전체론적인 사회활동과 연관된 생활개념으로 변천하였다.

대표적으로 받아들여지고 있는 세계보건기구 헌장(Constitution of the World Health Organization, 1948)에서는 '건강이란 단순히 질병이 없고 허약하지 않은 상태만을 의미하는 것이 아니라 신체적 · 정신적 · 사회적으로 완전히 안녕한 상태'를 의미한다.(Health is a state of complete physical, mental and social wellbing and not merely the absence of disease or infirmity.)라고 명시하였다.

즉, 건강이란 신체적 · 정신적으로 완전한 상태이며, 더 나아가서 사회적으로도 각 개인에게 주어진 역할과 기능을 다각적으로 충실히 수행할 수 있는

지속적인 상태까지를 건강의 개념으로 강조하고 있다.

2) 건강의 척도

일반적인 관점에서 개인의 건강상태 를 판단하는 척도는 다음과 같다.

(1) 무병하고 신체 기능의 정상적인 상태 유지
(2) 신체의 존재에 대한 무의식적인 상태 유지
(3) 보람있는 일상생활을 위한 적당한 정력과 쾌활감 유지
(4) 적당한 식욕과 안정된 체중 유지
(5) 충분한 수면과 심신의 안락감 유지
(6) 정서적 안정과 건전한 사회생활의 영위
(7) 조화있는 일반환경 적응능력

3) 질병의 발생

질병은 어떤 개체가 당면하는 외부자극이나 압박에 알맞게 대처하는 적응능력이 실패하여 신체의 기능이나 구조에 장애를 초래한 상태라고 정의할 수 있다. 의학적인 질병은 전신 혹은 신체의 일부분을 침해하여 특정 증상을 발현하게 하는 불편한 상태를 말한다.

질병은 병인, 숙주, 환경요인이 서로 상호조합이 맞을 때 비로소 발생한다.

병인(agent)을 특성별로 분류하면 유전적 소인, 영양소, 내인성 및 외인성 화학물질, 물리적 요인, 생물 병원체가 있다.

표 1-3. 병인의 분류

유전적 병인	유전자 또는 유전자의 조합이 직접 발병의 원인. 유전소인만으로도 발병 가능한 경우와 부가적인 환경자극을 필요로 하는 경우가 존재.
영양소적 병인	신체 이상을 초래할 수 있는 영양소의 과잉이나 결핍이 원인.
화학적 병인	· 내인성 화학물질 – 신체내의 대사과정에 이상이 생겼거나 간 또는 신장에 장애가 있을 때 화학물질이 신체 내에 축적되어 질병 발생. · 외인성 화학물질 – 자극성물질, 독물질 등 숙주와 접촉하거나 숙주의 체내에 들어갔을 때 질병을 일으킬 능력을 가진 모든 화학물질.
물리적 병인	일광, 압력, 중력, 방사능, 저온, 불 등 상해를 일으킬 수 있는 일상의 요인.
생물학적 병인	곰팡이, 세균, 리케치아, 바이러스, 원충 등.

숙주(host)에 영향을 주는 요인에는 생물학적, 체질적, 형태적 요인이 있다. 연령, 성별, 병에 대한 저항력, 영양상태, 유전적 요인, 생활 습관, 의료형태 등과 병인 사이에 균형이 깨어질 때 질병이 발생한다.

환경(environment)에 영향을 주는 요인에는 물리적, 사회적, 생물학적, 경제적 요인 등이 있으며, 환경은 숙주와 병인 사이에서 지렛대 역할을 하며 건강과 질병에 크게 영향을 미치는 요소로 작용한다.

즉, 숙주가 우세하거나 환경이 숙주에게 유리하게 작용하면 건강이 증진되지만 병인이 우세하거나 환경이 숙주에게 불리하게 작용하면 평형이 깨지며 질병이 발생하며, 이 세 조건이 평형을 이룰 때 건강이 유지하게 된다.

그림 1-2. 질병 혹은 유행병의 발생기전(john gordon)

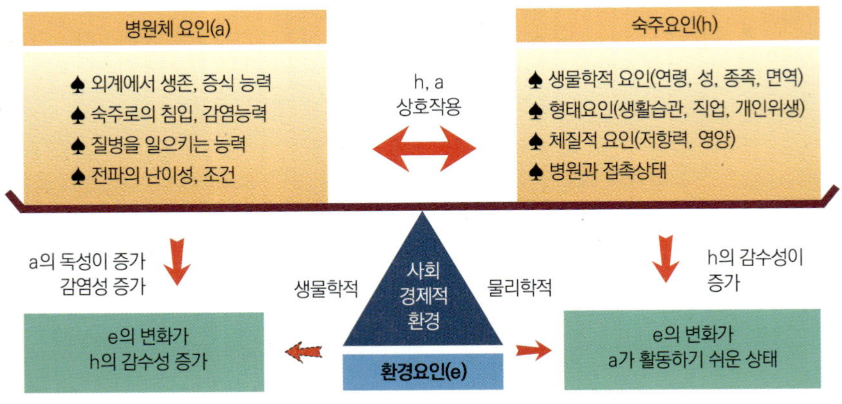

4) 질병의 예방

질병은 발생 이전 단계부터 종결단계까지 개체의 여러 가지 상태와 치료의 조건에 따라 다양한 경과를 취한다.

질병의 예방이란 건강에서 회복, 장해, 사망에 이르기까지 전 과정에서 건강을 증진시키고 질병발생을 억제하며 사회에 복귀시키기까지의 전 과정을 말한다.

Leavell과 Clark는 질병관리를 종합적, 포괄적으로 하기 위해서 질병의 자연사를 다섯 단계로 나누고, 각 단계마다 예방적 조치를 제시하였다.

(1) 1차적 예방 : 질병 발생 억제 단계

병인, 숙주, 환경 등에 의해서 질병 발생의 자극이 있는 시기로서 질병이나 장해를 가진 사람보다는 건강한 개인에게 적용된다. 인간생활환경개선과 생활조건개선, 그리고 보건교육 등의 진정한 의미의 예방(영양개선, 운동, 환경개선, 금연, 건강증진 활동, 안전관리, 상수처리, 식품 위생처리, 산업재해 예방, 감염병 관리를 위한 예방 접종 등)이 해당된다.

(2) 2차적 예방 : 조기발견과 조기치료 단계

숙주의 병적 변화가 있는 시기로서 질병을 조기에 발견하여 치료함으로써 더 이상 질병이 진전되지 않고 정지하게 하거나 병의 진전을 지연시킴으로써 중증이 되는 것을 예방하는 단계이다. 고통과 후유증 그리고 비용 등을 줄임으로써 효율적으로 치료하고자 하는 것이다.

(3) 3차적 예방 : 재활 및 사회복귀 단계

질병이 발생된 시기로서 질병의 악화를 방지하고, 잔존 기능을 최대로 활용하여 정상적인 사회복귀를 할 수 있도록 재활 의학적 예방활동이 필요한 단계이다. 즉, 의학적 재활, 직업적 재활, 사회적 재활이 필요하다.

표 1-4. 질병의 자연사와 예방수준 단계

I	II	III	IV	V
비 병원성기	초기 병원성기	불현성 감염기	발현성 질환기	회복기
무병기(無病期)	전병기(前病期))	증병기(證病期)	진병기(進病期)	정병기(停病期)
1차적 예방		2차적 예방		3차적 예방
적극적 예방	소극적 예방	중증화의 예방	진단과 치료	무능력의 예방
환경위생, 건강증진	특수예방, 예방접종	조기진단 및 치료, 집단검진	악화방지, 장해의 제한을 위한 치료	재활, 사회생활 복귀

3. 건강증진

1) 건강증진의 개념

건강증진이라는 용어는 1920년 Winslow가 '개인의 건강에 관한 개별적인 교육과 건강유지 및 향상에 적합한 생활수준을 보장하는 사회적 기전의 개발을 위한 조직화된 지역사회의 노력'으로 표현하면서 광범위한 개념으로 사용되기 시작하였고, 1975년 캐나다의 Lalonde가 보고한 '캐나다의 건강에 관한 새로운 시각'과 1979년 미국의 'Healthy people'에 공식적으로 개념이 표현되면서 본격적으로 사용되었다. 세계보건기구(WHO)는 1978년 선언을 통해

'Health for all by the year 2000' 전략을 선포하였고, 1984년 건강증진의 의미를 '사람들이 자신의 건강을 더욱 잘 관리하고 개선할 수 있도록 하는 과정'이라고 하였으며, 1986년 오타와에서 개최된 제 1차 국제건강증진회의(ottawa charter for health promotion)에서는 '사람들로 하여금 건강에 대한 영향력 행사 능력을 강화시키도록 도와주는 과정'이라고 하였다. '오타와헌장'은 모든 사람들의 건강잠재력을 최대한 발휘할 수 있도록 건강평등의 실현에 중점을 두고 동등한 기회와 자원 확보에 목적을 두고 있다.

2) 건강증진사업

우리나라의 [국민건강증진법]은 1995년 1월 5일에 공포되어 제도적으로 자리잡게 되었으며, 이 법에서 '국민건강증진사업이란 보건교육, 질병예방, 영양개선 및 건강 한 생활의 실천을 통하여 국민의 건강을 증진시키는 사업을 말한다.'라고 정의하고 있다. 또한 '국가 및 지방자치단체'는 '건강에 관한 국민의 관심을 높이고 국민건강을 증진할 책임이 있다'고 명시하고, '국민들의 건강생활 실천을 유도하기 위한 환경여건 조성과 함께 건강증진사업을 실시' 하도록 규정하고 있다.

1995년 12월에는 '보건소법'을 [지역보건법]으로 명칭을 바꾸고 국민건강증진법의 내용을 포괄적으로 담고 있다. 그 내용을 보면 다음과 같다.

① 보건사업의 대상이 환자만이 아니라 건강한 사람들까지 포함한다.
② 보건사업의 내용이 기존의 약물치료에서 더 나아가 생활습관 변화를 추구한다.
③ 기존의 감염성 질환관리에서 벗어나 만성 퇴행성 질환관리가 주요 개념이다.
④ 재원으로서 국고와 지방비뿐만 아니라 담배사업자등의 출연금을 활용한다.

국민건강증진사업은 국민건강증진법과 지역보건법이 제정되면서 구체적 사업수행에 필요한 '국민건강증진기금'이 마련되었고, 보건소를 지역주민의 건강증진과 질병예방의 중심기관으로 육성하고 발전시키기 위한 전략의 일환으로 [건강증진 거점보건소 운영 지원 사업]을 시행하며 본격화되었다.

보건복지가족부장관은 건강증진 계획의 기본시책을 수립하고, 지방자치단체장은 이에 따른 건강증진 세부계획을 수립하여 시행하고 있다.

건강증진의 궁극적인 목표는 상병이환 및 조기사망률을 줄임으로써 건강수명을 연장하고 삶의 질을 향상시키는 데 있다.

그림 1-3. 국민건강증진사업 개념도

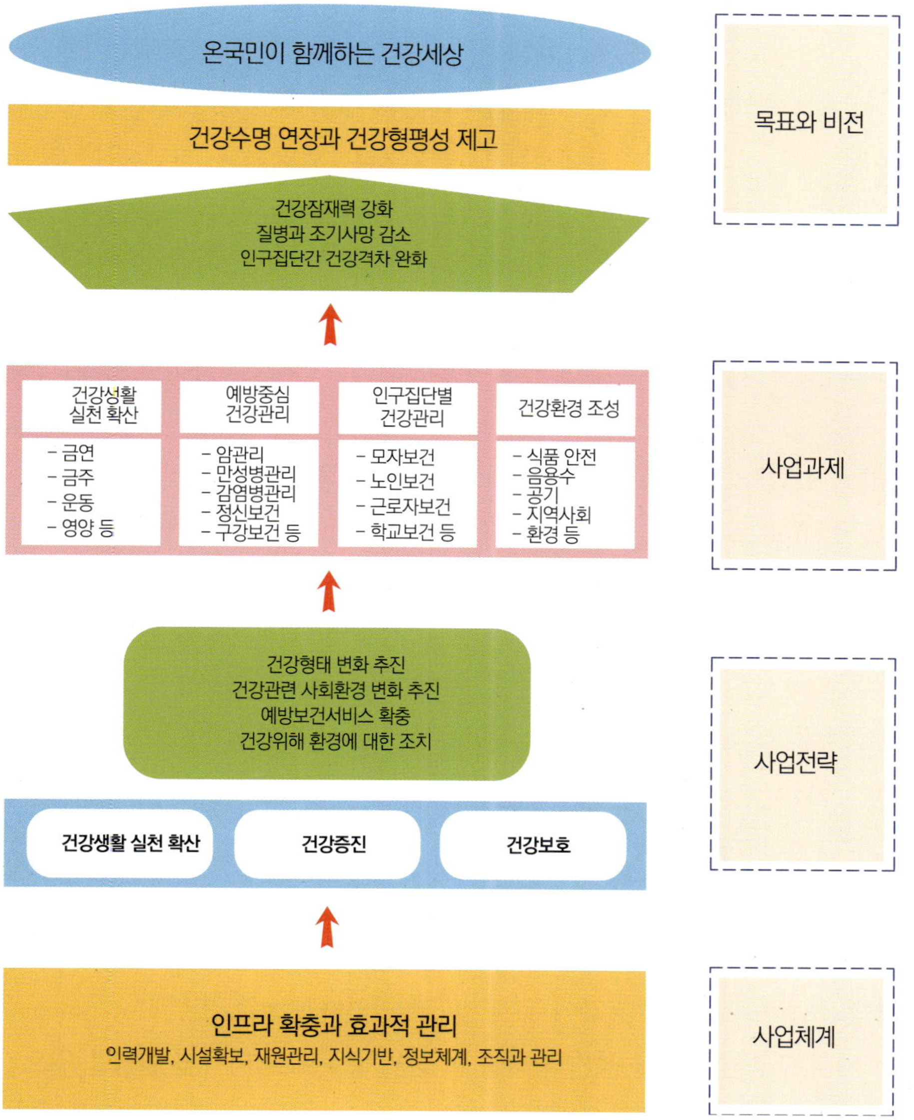

4. 공중보건학의 역사

1) 고대기(기원전~A.D 500년)

(1) 그리스 시대

고대 그리스(Greece) 보건의 모체는 고대 이집트(Egypt), 메소포타미아(Mesopotamia), 팔레스타인(Palestine), 페르시아(Persia), 인도(India) 등이며 고대 이집트에는 배수, 관개의 구거, 매장제도, 수육검사, 가옥청결법, 신체섭생법 등이 있었으며, 고대 인도에서는 음식, 의복, 기와, 운동, 목욕, 신체의 청결 등에 관한 규정이 있었다. 이집트와 메소포타미아 시대에는 대부분 주술, 미신, 종교적 요소가 많은 의학이었으며, 함무라비 법전에서는 의사의 지위, 의료제도, 진료 등에 관한 제 규정을 작성하였으며 특기할 만 한 것으로는 건축, 도로, 급수, 배수 등의 도시계획의 흔적을 볼 수 있다.

역사가인 헤로도투스(Herodotus, BC 480~425)의 저서 '역사'를 보면 '기원전 1000년경의 이집트인들은 모든 문명국가 중에서 가장 건강한 종족이었으며, 개인 청결이 강조되고 공중위생개념이 뛰어나 공동 하수구나 정화조 또는 치료약제등을 소유하고 있었다'고 기록하였다. 이들 이집트인들의 공중보건 개념은 집단 이주생활을 한 헤브르인들이 전수하였으며 이는 기원전 1200년경 모세가 저술한 '레위기'(구약성경 세 번째 책)에 잘 나타나 있다. 인류 최초의 보건법전이라 할 수 있는 레위기에는 악성피부병과 나환자의 조기진단 방법 및 격리를 통한 감염 예방, 산모의 부정을 벗기는 의식, 청결한 개인위생과 성병예방을 위한 그릇된 성 관계를 금하는 규정 등을 구체적인 치유절차와 함께 기록되어 있다.

히포크라테스(Hippocrates, B.C 460~377)는 현존 13권의 의술에 관한 corpus hippocraticum 전집을 저술하였는데 공기와 물은 건강과 밀접한 관계가 있으며, 식사 · 휴양 · 신선한 massage · 목욕 등이 질병치료의 주요한 요소라고 하였다. 그의 질병관은 체액설로서 인체는 혈액, 점액, 황담즙, 흑담즙을 가지고 있으며 이 4가지 체액의 균형에 의해서 건강이 유지된다고 하였다(4액체설). 또한 'Airs waters and places'에서 오염된 공기를 장기라 하고 이 장기가 몸에 들어가면 질병을 일으킨다고 하여 공기를 깨끗이 하기 위해서 산 위에 올라가 불을 지르고 대포를 쏘았다(□氣

說, miasmata theory).

그리스에서는 아스티노미(Astinomi)라는 급수와 하수를 관장하는 공무원이 있었다.

(2) 로마 시대

고대 로마(Rome)에는 312년에 상수도시설이 있었으며, 정기 인구조사, 공중목욕탕의 발달 등 위생공학이 발달하였고 에델(Aedele)이라는 수도 · 도로 · 목욕탕을 관리하는 공무원이 있었다. 시내에서는 매장이나 소각이 금지되었고 제1대 로마왕이 만든 율법에 임부의 사망시 개복수술을 하여 생존아를 구출하도록 한 것은 제왕절개수술의 기원이 되었다.

2) 중세기(A.D 500~1500년)

중세기는 서구문명의 혼란 속에서 오히려 고대 그리스시대보다 퇴보하여 542년 감염병이 처음으로 유럽에 전파되기 시작한 후 1348년 페스트가 만연되기까지의 시기를 문화적 암흑기라고 한다. 이 시대의 중심사상은 기독교이며 경전의 잘못된 이해와 그리스와 로마인들의 퇴폐적 향락문화에 대한 중세인들의 반발로 인해 발전이 중지되었다. 육체를 경시하고 육체적 금욕을 행동규범으로 삼았으며 타인의 육체를 보는 것을 죄악시하여 목욕을 기피하고 더러운 의복을 입는 등 보건학적 측면에도 영향을 미치게 되었다. 위생개념이 무시된 채 신에 대한 기도와 회개로 질병의 원인인 악령을 제거하고자 하였고 중세병원들은 교회의 성전의식의 장소로 변모되었다.

메카(Mecca)순례자들에 의해 콜레라(cholera)가 만연되었고 귀향하는 경유지에 전파시켜 감염병이 범세계적으로 유행하게 되었다. 또한 12세기 십자군의 원정으로 나병(leprosy)과 페스트가 대유행하여 수많은 사람이 희생되기도 하였다. 이로인해 1370년 라구사(Rogusa, 현재의 두부로보닉)에서는 예방대책으로 페스트의 유행지역에서 온 배와 여행자는 입항을 금지시켰으며 일정한 장소에서 질병이 없어질 때까지 30일에서 나중에는 40일의 격리기간을 두고 입항을 허락하게 되었다. 이것이 검역(quarantine, 이탈리아어로 40일을 의미)의 시초가 되었으며, 1383년 마르세이유(Marseilles)에서 최초의 검역법이 통과되어 검역소를 설치 운영한 것은 감염병 관리 측면에서 큰 업적이라고 할 수 있다.

3) 여명기(근세기, 1500~1850년)

(1) 문예부흥 시대(1453~1600년)

보건의료의 역사적 측면에서 볼 때 문예부흥 시대는 오늘날의 공중보건의 발전을 가능하게 한 중요한 시기라고 할 수 있다. 문예부흥 시기의 근대 과학기술의 발달은 공중보건 발전의 필수불가결한 수단으로 작용하여 해부학과 생리학의 기초가 되었고, 질병발생 현상의 관찰과 이의 분류는 질병의 발생 및 전파양상을 면밀하게 분석할 수 있는 지식을 갖추게 되었다.

네덜란드의 과학자인 레벤후크(Anton Van Leeuwenhoek, 1632~1723)는 자신이 연마한 lens로 미소동물인 'animalcula'를 관찰하여 현미경시대를 개척하였으며 이로 인해 기존의 여러 학설이 붕괴되고 새로운 학설이 등장하였다.

(2) 산업혁명 시대(1750~1830년)

생산수단의 도구가 기계로 대체되고, 공장 중심으로 도시가 형성되었던 산업혁명 시대는 개인위생에서 공중보건으로 개념이 전환되는 시기로서 노동자들의 빈곤과 작업장환경, 근로조건 등이 심각한 보건문제로 대두되었다.

1713년 이탈리아의 의사였던 라마찌니(Ramazzini, 1633~1714)는 노동자의 건강문제에 관한 최초의 종합적인 논문('노동자 질병론', De Morbis Artificum Diatriba)을 발표해서 근대 산업보건의 기초를 확립하였고, 독일의 프랑크(J.P.Frank, 1745~1821)는 '국민의 건강을 확보하는 것은 국가의 책임이다'라고 주장하고, 지역 사회적 규모의 의학과 조직관리의 필요성 및 정신보건, 개인위생, 국민보건 등에 관한 내용이 충실하게 기재되어 있는 공중보건학 최초의 저서('전의사 경찰체계', 의사(위생)행정에 관한 12권)를 출간하여 공중보건을 체계화하였다.

1749년 스웨덴(Sweden)은 세계 최초의 국세조사를 실시하였고, 1796년 영국의 의사인 제너(Edward Jenner, 1749~1823)는 우두종두법을 개발하여 보건사에 중요한 업적을 남겼다. 영국은 산업혁명의 소산으로 빈부의 격차가 극심해졌으며 노동자계층은 빈곤과 열병 등 지병이 만연하게 되었다. 이에 채드위크(Edwin Chadwick, 1743~1819)는 열병을 조사하여 'Fever report'를 작성하여 정부에 보고하였고 이것이 계기가 되어 1842년 공중위생감독 및 각종 위생조사를 위한 보건정책 조사위원회가 설치되어 Chadwick를 중심으로 '영국노동인구의 위생상태에 관한 조사 보고서'가 만들어졌다. 이 보고서에는 위생개혁의 중요성, 중앙과 지방의 일괄한 보건행정기구 확립의 필요성이 제시되었으며, 이것이 근거가 되어 1848년에 세계 최초의 공중보건법(Public Health Act)이 제정되었고 이어서 공중보건국(General Board of Health)과 지방보건국(Local Board of Health)이 설치됨으로써 보건행정의 기틀이 마련되었다.

4) 확립기(1850~1900년)

확립기는 세균학과 면역학 분야의 발전으로 인해 예방의학적 사상이 시작되어 공중보건학이 제도적으로나 내용적으로 확립되기 시작하였다.

1855년에 영국의 존 스노우(John Snow, 1813~1858)는 '콜레라에 관한 역학조사 보고서(On the Mode of Commuication)'를 작성하여 장기설을 뒤집고 감염병 감염설을 입증하는 계기를 마련하였다. 독일의 페텐코퍼(Max von Pettenkoffer, 1818~1901)는 1866년 뮌헨대학에 최초로 위생학 교실을 창설하여 공기와 물, CO_2측정, 환기 등에 관한 연구와 이화학적 환경이 인체에 미치는 영향을 과학적으로 규명하는 등 환경위생학의 선구자로서 터전을 마련하였다.

로버트 코흐(Robert Koch, 1843~1910)는 파상풍균(1878), 결핵균(1882), 콜레라균(1883)을 발견하였고, 현대의학의 창시자인 프랑스의 루이 파스퇴르(Louis Pasteur, 1822~1895)는 닭콜레라 백신(1880), 돼지단독 백신(1883), 광견병 백신(1884)을 개발하였다.

한편, 1883년 독일의 비스마르크(Bismark)에 의해 세계 최초의 '근로자 질병보호법'이 제정되어 사회보장제도의 기틀을 마련하는 계기가 되었고, 19세기 말에는 세균에 의한 질병 발생원인을 실증적 연구결과를 통해 규명함에 따라 공중보건 서비스의 발전이 두드러지게 되었다.

5) 발전기(1900~현재)

발전기는 영국과 미국을 중심으로 발전하며 전문적인 분화와 체계적인 종합화를 이루기 시작하였다. 1948년 4월 7일 국제연합의 보건전문기관으로서 세계보건기구(World Health Organization)가 발족되었고 우리나라는 1949년 8월 17일에 가입하였으며 가입국수는 155개국이었다.

1960년대 이후로 보건의료에 대한 지역사회의 다양한 요구에 부응하기 위하여 포괄적 보건의료의 필요성이 대두되었으며, 지역사회의 보건 문제를 해결하기 위한 노력으로 보건소 제도의 보급이 활발하게 진행되었다.

1972년 제1차 국제인간환경회의는 스웨덴의 스톡홀름에서 'The only one earth'라는 슬로건을 내걸고 오직 하나뿐인 지구를 오염으로부터 보호할 것을 다짐하는 인간환경선언(자원과 에너지의 유한성 강조)을 하였다. 1973년에는 국제환경기구(United Nations Environment Program)를 설립하였다.

WHO는 1977년 'Health for all by the year 2000'이라는 인류건강 실천목표를 설정하고 이를 실현하기 위해 1978년 구소련 알마아타(AlmaAta)회의에서 최선의 실천방안으로 일차보건의료를 채택하였다.

1992년 6월 환경과 개발에 관한 유엔환경개발회의(UNCED)를 브라질의 리오에서 180여개 회원국의 83개국 정상들이 모여 환경정상회담을 개최하고 '리오환경선언(Rio Declaration)'을 선포하였고, 지구 환경 보존을 위한 행동강령인 '의제 21(Agenda 21)'을 채택하였다.

20세기 후반부터 의학계는 질병의 근원이 특정한 하나의 요인에서가 아니라 복합적인 요인에서 기인된다는 점에 관심을 두고, 감염성이 아닌 비감염성 만성퇴행성 질환의 질병 발생을 이해하기 위해서 생리적, 심리적, 사회적인 모든 측면이 고려되어야 함을 더욱 강조하고 있다.

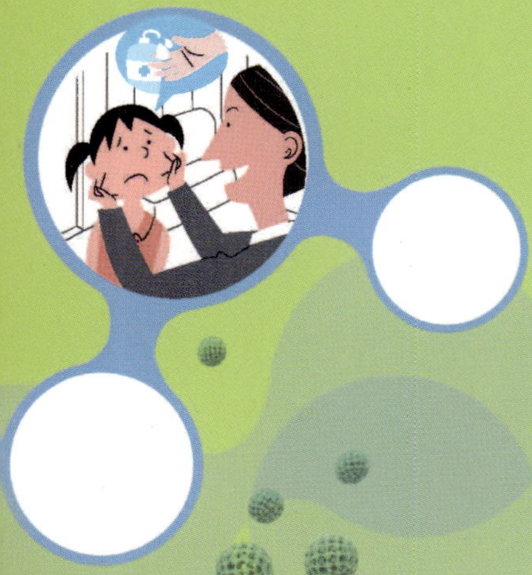

PART 2.
인간과 환경

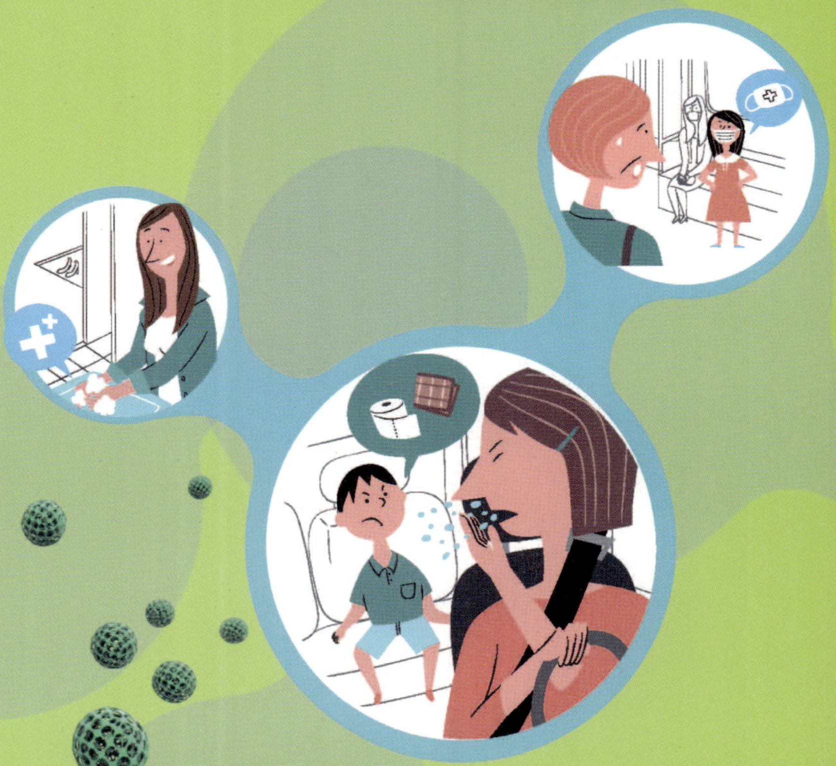

Chapter 2. 환경위생과 보전

1. 환경위생

1) 환경의 정의

환경이란 공기, 토양, 물, 광선, 소리, 빛 등의 물리적 요소 뿐 아니라 지하, 지표, 해양 및 지상의 모든 생물을 포함한 자연을 총칭하는 자연환경과 대기, 물, 폐기물, 소음, 진동, 악취 및 인간의 생활과 관계되는 생활환경을 의미한다.

표 2-1. 환경(인간을 둘러싸고 있는 모든 외부적인 요소)

환경 (Environemnt)	자연환경 (natural environment)	생물환경(biosphere)
		무생물환경(non biosphere)
	생활환경 (living environment)	대기(atmosphere)
		물(water)
		폐기물(waste)
		소음(noise)
		진동(vibration)
		악취(odor)

2) 환경위생의 개념

모든 생물은 자기 생명을 유지하기 위하여 생활환경에 순응하려고 노력을 하며, 생명유지에 부적합한 환경을 개선하여 생활할 수 있게 하려는 습성을 가지고 있다.

환경위생학이란 인간과 환경과의 관계에 있어서 인간을 둘러싸고 있는 모든 환경요인들(이화학적, 생물학적, 사회적, 문화적 환경 등)을 과학적으로 측정하고 연구하여 생활환경을 쾌적하게 개선해 나가고, 인간의 생리적 욕구를 충족시켜 보다 나은 생활을 영위할 수 있도록 하기 위해 환경과 인간생활과의 관계를 연구하는 학문이라 할 수 있다.

세계보건기구(WHO)의 환경위생전문위원회는 "환경위생은 인간의 신체적 발육, 건강 및 생존에 유해한 영향을 미치거나 미칠 가능성이 있는 인간의 물리적 생활환경에 있어서의 모든 요소를 관리하는 것이다."라고 규정하여 정의하고 있다.

("Environmental sanitation means the control of all those factors in man's physical environmental which exercise or may exercise a deleterious effect on his physical development, health and survival.")

환경위생학은 19세기에 뮌헨대학의 의화학(醫化學) 교수인 페텐코퍼(Max von pettenkofer, 1818~1901)에 의해 환경에 관한 학문으로서 근대과학의 하나로 확립되었고 오늘날 실험위생학의 기반을 다졌다. 그 후 인간생태학, 생리위생학, 위생공학적 영역이 발전되고 20세기부터 토목공학, 기계공학, 전기공학, 건축학 등의 발전으로 매사추세스 공과대학의 세드윅(Sedwick)교수에 의해 위생공학이 체계화됨으로써 오늘의 환경위생학(environmental sanitation)의 형태로 발전하게 되었다.

2. 기후와 온열요소

1) 기후의 분류

기후(climate)란 어떤 장소에서 매년 반복되는 정상상태의 대기현상의 종합된 평균상태를 의미하며, 기후를 구성하는 요소(climate element)로는 기온, 기습, 기류, 기압, 풍향, 풍속, 강우, 강설, 복사량, 일조량 등이 있으며 기후의 3대 요소는 기온, 기습, 기류를 말한다. 기후요소에 영향을 미치어 기후에 변화를 일으키는 기후인자(climate factor)에는 그 지역의 위도, 고도, 해발, 지형, 수륙분포, 해류 등이 있다.

TIP! **기상**(atmospheric phenomena)
대기 중에서 일어나는 물리적 자연현상으로 맑음, 흐림, 눈, 비, 바람, 고기압, 저기압 등의 대류권 내의 자연현상을 뜻하는 일기의 평균상태를 의미한다.

(1) 기후대

기후대(climatic zone)는 위도 23.5° 의 남북회귀선(tropics)을 기준으로 열대와 온대로 나누고 66.5° 의 양극선(pole lines)에 의해 온대와 한대로 나누는 방법이다. 그러나 지구가 대기에 둘러싸여 있고 육지와 해안이 불규칙하게 분포되어 있기 때문에 실제 기후 분포는 수리적 기후대와 반드시 일치하는 것은 아니다. 따라서 물리적 기후대인 등온선(isothermal line)을 가지고 나누는 방법도 있는데, 연평균 기온 20℃도의 등온선을 기준으로 열대와 온대를 나누고 가장 따뜻한 달의 평균기온 10℃의 등온선에서 온대와 한대로 나누는 방법이다.

쾨펜(Koppen, 1884)은 월평균 기온을 중심으로 하여 5개의 기후대를 설정하였다.

① 열대기후 : 모든 달의 평균 기온이 20℃ 이상인 지역

② 아열대기후 : 1년중 4~11개월이 월 평균 20℃ 이상인 지역

③ 온대기후 : 1년중 4~12개월이 월평균 10~12℃이고 나머지 달이 10℃ 이하인 지역

④ 한대기후 : 1년중 1~4개월이 월평균 10~20℃이고 나머지 달이 10℃ 이하인 지역

⑤ 극대기후 : 모든 달이 10℃ 이하인 지역

TIP! 기후대

가. 한대(frigid zone) – 연평균 기온 0℃ 이하, 태양광선이 적으며 암야(暗夜)가 계속되는 겨울이 길고 밤이 없는 여름은 짧은 것이 특징이다.

나. 온대(temperate zone) – 연평균 기온이 0~20℃, 태양광선이 비교적 많고 4계절의 차이가 현저하여 대륙성기후와 해양성 기후에 차이가 생긴다. 인구가 밀집되어 있고 각종 감염병이 많은 것이 특징이다.

다. 열대(tropical zone) – 연평균 기온이 20℃ 이상, 태양광선이 풍부하고 고온으로 온화하고 습기가 많다. 곤충매개에 의한 감염병이 많다.(pest, cholera, malaria 등) 적도를 중심으로 하여 남북위도 각 20° 3′ 이내의 지대, 밤낮의 길이와 사철의 변화, 우계와 건계의 변화가 거의 없다.

(2) 기후순화

지구상의 모든 생물은 외부환경의 변화가 일정시간 계속되면 그러한 조건에 적응하는 능력이 강해져서 조화롭게 생활하게 된다. 이와 같은 현상을 순응현상 또는 순화라고 한다. 순응현상은 기후에 가장 민감하게 나타나며 새로운 기후조건에 적응하여 기질적 혹은 기능적 변화를 일으키는 현상을 기후순화(acclimatization)라고 한다.

① **개인적 순응성**(personal acclimatization) : 연령, 성별, 체질, 생활양식 등에 따라 개인의 차이가 있다. 성인 남자가 여자보다 순응성이 강하고 어린이는 기후순화가 잘 안되므로 사망률이 높다.

② **민족적 순응성**(racial acclimatization) : 특정 종족에 따라 차이가 있다. 한대지방 민족이 열대지방에서 순응하기 어렵고 열대지방 민족은 한대지방에서 순응하기 어려우나 일반적으로 혼혈민족은 기후순화가 용 이하다.

기후변화에 순화해 가는 기전은 순화 대상에 따라 다음과 같이 구분된다.

- · 대상적 순응 – 새로운 환경조건에 대해 세포나 기관이 그 기능을 적응시키는 것
- · 자극적 순응 – 환경자극에 의해 저하되었던 기능이 정상적으로 회복되는 것
- · 수동적 순응 – 약한 개체가 자신에 대한 최적의 기능을 찾는 것

이러한 기후변화에 따른 자율신경계의 반응도 매우 다양하게 나타나며 기후변화에 따라 일정한 패턴을 나타낸다. 피부의 수포, 피부의 홍반은 전선통과 혹은 기단이 통과할 때 증강된다.

2) 일광의 작용

태양광선은 1초당 186,000마일의 속도를 가진 전자파(복사선, electromagnetic wave)로서, 태양에서 지구간의 거리 92,900,000마일을 8분 만에 도달한다.

태양복사에너지는 단파인 X선으로부터 장파인 radio파에 이르기까지 파장범위가 넓지만 전체의 99%는 0.136~4.0㎛의 자외선 · 가시광선 · 적외선의 범위이고 그 중 1/2정도가 0.38~0.77㎛의 가시광선에 속한다. 태양복사선은 대기층을 통과하면서 많은 양이 흡수된다. 대기의 가장 윗부분인 열권을 통과하면서 0.1㎛ 이하 파장의 에너지가 흡수되고, 자외선은 오존층 상부에서 0.13~0.3㎛ 범위에서 또는 대기 중의 수증기, 부유분진, 가스 등에 의해 흡수되거나 산란된다. 적외선은 수증기에 잘 흡수되며, 기시광선은 수증기, 부유분진 등에 흡수되거나 산란된다.

(1) 자외선(ultra violet ray)

자외선의 파장은 2,920~4,000Å 범위로서 1,000~2,800Å의 원자외선, 2,800~3,200Å의 중자외선, 3,200~4,000Å의 근자외선으로 분류한다. 특히 중자외선은 살균작용, 비타민 D형성, 피부의 색소침착 등 생물학적 작용이 강하며 사람의 몸에 유익한 작용을 하기 때문에 'dorno의 건강선'이라고 한다.

· **피부에 대한 작용 :** 2,600~2,900Å 파장의 자외선은 피부 상피층에서 흡수되고 강한 홍반작용, 모세혈관 확장에 이어 장시간 조사시에는 색소침착, 부종, 수포, 피부 비후현상이 생긴다. 2,800~3,2000Å 파장의 자외선을 장시간 폭로시에는 피부암을 일으킬 수 있다.

· **눈에 대한 작용 :** 2,950Å 이하의 자외선은 각막과 결막에 흡수되어 결막염, 백내장을 발생시킬 수 있다.

· **전신 작용 :** 2,540~2,800Å 파장의 자외선은 핵단백을 파괴함으로써 살균이 되게 하고, 2,800~3,2000Å 파장의 자외선은 체내에 비타민 D를 생성하게 한다. 신진대사 촉진, 적혈구 · 백혈구 · 혈소판 생성 촉진, 혈압강하, 피부결핵이나 관절염 치료에 효과적이나 과량 조사하면 두통, 흥분, 피로, 불면 등을 보일 수 있다.

그 외 광이온 작용을 가지고 있어 대기 중의 광화학 반응에 영향을 미친다.
1,700~2,2000Å 파장의 자외선은 산소분자를 해리하여 오존을 생성하고, N-N결합을 끊어 산화질소와 이산화질소를 생성하게 한다.
$N_2 + O_2 \rightarrow 2NO$ / $2NO + O_2 \rightarrow 2NO_2$

표 3-1. 자외선의 생물학적 작용

자외선 영역	파장(Å)	생물학적 작용
근자외선(UV-A)	3,200-4,000Å	신진대사 촉진, 혈액 재생
중자외선(UV-B)	2,800-3,200Å	홍반, 색소침착, 피부비후, 피부암, 각막염, 결막염, 비타민D
진공 및 원자외선(UV-C)	2,800Å 이하	살균, 각막염, 결막염, 피부암

(2) 가시광선(visible ray)

가시광선의 파장은 4,000~7,700Å의 범위로서 눈의 망막을 자극하여 명암과 색상을 구별하게 하며, 5,500Å에서 가장 강한 빛을 느끼게 된다.

눈은 0.5 Lux에서 순응하며 물체를 식별할 수 있으나 눈에 적당한 조도는

100~1,000 Lux이다. 조도가 낮거나 지나치게 강하면 시력저하를 가져오거나 안정피로의 원인이 되며, 작업능률의 저하와 안구진탕증을 일으킨다.

(3) 적외선(infrared ray)

적외선은 보통 7,800~30,000Å의 광선으로서 고열물체의 복사열을 운반하기 때문에 열선이라고도 하고 7,500~30,000Å의 파장은 근적외선, 30,000~300,000Å의 파장은 중적외선, 300,000~1,000,000Å의 파장은 원적외선으로 분류한다.

적외선은 인체의 피부를 투과하므로 온열효과를 가져오고 혈류를 통해서 전신을 가온한다. 피부 온도의 상승, 홍반, 화상, 국소혈관의 확장 등을 초래하며 과량조사는 두통, 현기증, 열경련, 일사병의 원인이 되기도 한다.

3) 온열환경

인간은 일정한 체온을 유지하는데 이것은 기온, 기습, 기류, 복사열 등의 온열인자(온열요소)가 상호 복합적으로 작용하여 조절에 영향을 미치는 것이다.

(1) 기온(air temperature)

기온은 태양의 복사열로 일반적으로 지상 1.5m높이의 건구온도를 말한다. 지상 12km 이하의 대기권에서는 지상 100m마다 0.6~1.0℃정도 낮아지며 성층권에서는 고도가 높을수록 온도가 상승한다. 기온의 분포는 시간과 장소에 따라 일정하지 않아 하루 중에도 일출 30분 전에 최저 기온을, 오후 2시 전후에 최고 기온을 나타낸다. 해안보다는 내륙이 저위도보다는 고위도가 일교차(diurnal range)가 크다.

우리가 의복에 의하여 체온을 조절할 수 있는 기온은 약 10~26℃이며, 여름에는 21~22℃/ 겨울에는 18~21℃가 최적온도(optimum temperature)이다.

실내의 쾌적 기온은 18±2℃범위이며 용도에 따라 보건적 온도는 다르다.

TIP! 지적온도

체온조절이 가장 원활하게 이루어지고 감각적으로 쾌적한 온도를 말한다. 지적온도는 성별, 연령, 의복, 식사, 노동량, 계절, 기후 등에 의해서 영향을 받는다.

(2) 기습(air humidity)

습도에 따라 온도감각이 달라질 수 있으며, 공기 중에 포함될 수 있는 수증기의 양은 기온이 상승하면 증가한다. 기습은 낮에는 태양의 복사열을 흡수하고 지표면의 과열을 막으며 밤에는 지열복사를 차단하여 온도하강을 억제함으로써 기후를 완화시키는 작용을 한다. 인체에 쾌적한 습도는 40~70%범위이며, 포화습도, 절대습도, 상대습도로 나눌 수 있다.

① **포화습도 :** 일정공기가 함유할 수 있는 수증기량의 한계에 달했을 때의 공기 중의 수증기량(g)이나 수증기 분압(mmHg)을 말한다.

② **절대습도 :** 공기 1㎥중에 함유한 수증기량 또는 수증기의 분압을 뜻한다.

③ **상대습도 :** 비교습도라고도 하며, 공기 1㎥가 포화상태에서 함유할 수 있는 수증기량과 현재 그 공기 중에 함유되어 있는 수증기량과의 비를 %로 나타낸 것이다.

(3) 기류(air current, air movement)

기류는 기압과 기온의 차에 의한 밀도차이에 의해 형성되며, 측정단위로는 풍속(m/sec)을 사용한다. 실내기류는 0.1m/sec는 무풍, 0.5m/sec 이하는 불감기류(insensible air current)라고 한다. 실외의 기류는 고도의 영향을 받아 낮은 고도에 비하여 높은 고도에서 측정하면 강하므로 보통 지상 10m고도의 것을 표준으로 하고 측정범위는 0.05~1.5m/sec이다. 기류는 압력과 냉각력으로 피부, 신진대사 등에 적당한 자극을 주며 쾌적한 기류는 실내에서 0.2~0.3m/sec정도일 때, 실외에서는 1.0m/sec정도일 때이다.

표 3-2. 기류의 풍속과 명칭

풍 급	풍속(m/sec)	명 칭
0	0 ~ 0.5	무풍
	0.5 ~ 1.5	정풍
1	1.5 ~ 3.5	연풍
2	3.5 ~ 6	화풍
3	6 ~ 10	질풍
4	10 ~ 15	강풍
5	15 ~ 29	열풍
6	29 ~	태풍

(4) 복사열(radiation heat)

복사는 빛과 같은 속도로 전파되는 전자파로서 절대영도(absolute zero) 이상의 모든 물체의 표면에서 방출되므로 실제로 우리 주위에는 언제나 복사열을 내는 발사체가 있다. 복사열의 영향범위는 거리의 제곱에 비례해서 감소되므로 발열체 주위에서 가까이 있을 때에는 실제 온도보다 더욱 온감을 느끼고, 사람주위의 물체의 온도가 기온과 큰 차가 없으면 일정한 거리에 떨어진 곳에서는 이런 물체의 영향은 거의 무시될 수 있다. (ex 난로)

체온의 방열은 인체 표면에서 열선이 복사하는 형식으로 방산되는데, 환경의 온도가 낮을수록 피부온도는 혈관이 축소하여 하강하고, 혈관이 확장하면 상승하여 방산은 증가하게 된다. 복사열은 흑구온도계(黑球溫度計)로 측정한다.

(5) 온열조건의 종합작용

① 쾌감대

무풍 안정 시에 적당한 옷을 입은 상태에서 쾌감을 느낄 수 있는 영역을 쾌감대(comfort zone)라고 하며 기온은 17~18℃이며 습도 60~65%일 때이다. 쾌감대는 의복의 착용, 활동량(작업), 습관, 개인의 감수성 등에 따라서 차이가 나타나며 한국인이나 일본인 같은 동양인은 미국이나 유럽 등 서양인에 비해 쾌감대가 저온 쪽으로 기운 것으로 밝혀졌다.

그림 3-1. 실내의 쾌감대(무풍, 안정시)

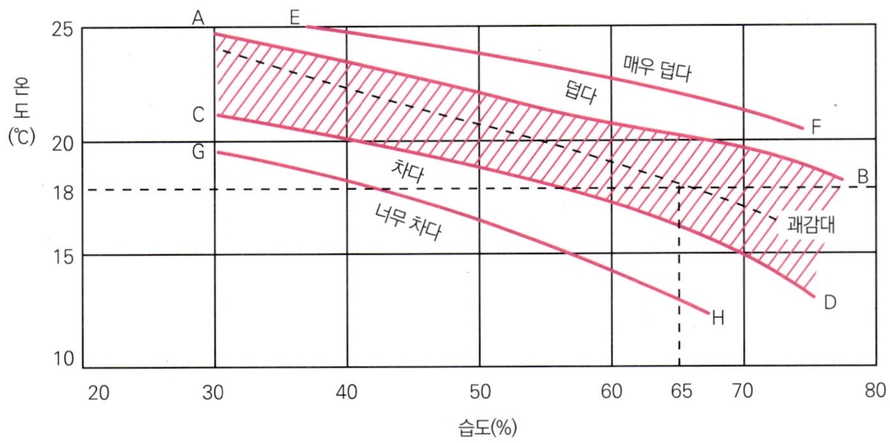

② 불쾌지수

불쾌지수(discomfortable index)란 기후상태로 인간이 느끼는 불쾌감을 표시한 것으로 기온과 습도의 조합으로 구성되어 있다. 1959년 E.C.Tham에 의해 제창되어 이후 미국에서 실내에서만 이용되었으나 복사열이나 기류가 포함되어 있지 않아 감각온도와 차이가 있는 결점이 있다.

$$DI = (\text{건구온도℃} + \text{습구온도℃}) \times 0.72 + 40.6$$
$$= (\text{건구온도°F} + \text{습구온도°F}) \times 0.4 + 15$$

여기서 얻은 값이 DI= 70이면 10%정도의 사람이 불쾌감을 느끼고, DI= 75이면 50%, DI= 80이면 거의 모든 사람이, DI= 85 이상이면 견딜 수 없는 상태라고 보고되었다. 불쾌지수는 고온다습할수록 높고, 동양인과 서양인 사이에는 다소 차이가 있다고 알려져 있다.

3. 공기

1) 공기의 조성과 자정작용

인간은 공기를 항상 흡입하며 살아가므로 공기 중의 화학적 성분이나 분진, 세균 등과 기상변화의 영향을 받을 수밖에 없다.

(1) 공기의 구성성분

공기는 지구를 둘러싸고 있는 대기의 하층부를 구성하고 있는 기체로서 해발 10km 이내의 공기의 성분은 약 99%가 질소와 산소이며 1% 정도가 다른 화학성분으로 구성되어 있다. 온도 0℃, 기압 760mmHg, 건조 상태에서 대기 하층부에 존재하는 공기의 정상 화학적 조성은 표 3-3과 같다.

그림 3-20. 공기의 정상 화학적 조성

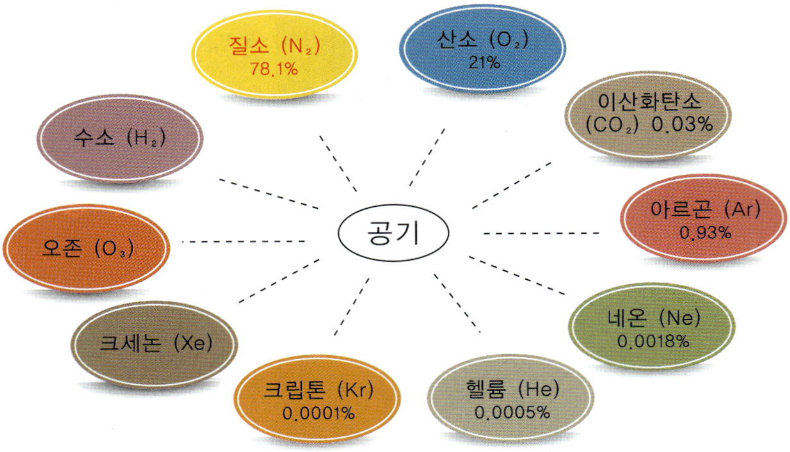

TIP! **공기의 유한**

대류권 : 10km / 성층권 : 10~50km / 중간권 : 50~90km / 열권 : 90~110km

(2) 공기의 자정작용

공기의 조성은 여러 가지 환경적 요인에 의해서 변화되지만 공기의 자정작용(self purification)이 부단히 지속되고 있기 때문에 특별한 경우를 제외하고는 조성에 큰 변화는 일어나지 않는다. 자정작용의 기전은 다음과 같이 이루어진다.

- 공기의 자체 희석작용(dilution)
- 태양광선의 자외선에 의한 살균작용
- 강설, 강우에 의한 용해성 가스나 분진의 세정작용
- O_2, O_3 및 H_2O_2 등에 의한 산화작용(oxidation)
- 식물의 탄소동화 작용(plant anabolism)에 의한 CO_2와 O_2의 교환작용

2) 공기와 건강

(1) 호흡작용(respiration)

호흡은 폐포 내에서 공기를 구성하고 있는 화학성분의 분압(partial pressure)의 압력경사에 의해 이루어지는데, O_2를 취하고 CO_2 및 수증기를 배출하기 때문에 흡기(吸氣)와 호기(呼氣)의 공기조성은 표 3-4와 같이 다르다. 호흡을 통해서 취해진 산소는 혈액중의 Hb와 결합하여 HbO_2로서 각 조직세포에 운반되며 조직세포에서 발생된 CO_2는 폐포로 운반되어 호기에 의해서 배출된다.

표 3-3. 흡기와 호기의 공기조성(%)

구 분	산소(O_2)	이산화탄소(CO_2)	질소(N_2)
흡기(inspiration air)	20.93	0.03	78.10
호기(expiration air)	17.00	4.00	79.00

(2) 군집독

실내의 공기는 실내의 환경조건에 따라 조성에 변화를 가져올 수 있는데, 다수인이 밀폐된 공간에 장시간 있게 되면 실내공기가 물리적, 화학적 변화를 초래해 불쾌감, 권태감, 현기증, 구토, 식욕저하, 두통 등을 일으키고 심하면 졸도까지 이르게 한다. 이러한 생리적 이상을 군집독(群集毒, crowd poisoning)이라고 한다.

이러한 유해 작용을 일으킬 수 있는 인자는 취기, 온도, 습도, 기류, 연소가스(CO, CO_2, SO_2 등), 공기이온, 분진 등이다.

TIP! 먼지

건조한 실내 또는 사람들이 밀집된 곳은 먼지 양이 증가한다. 먼지는 광물성, 동물성, 식물성 등으로 다양하게 존재하며 인체에는 호흡기나 피부, 소화기, 안구 등에 영향을 미친다. 가장 유해한 것은 호흡기를 통해 폐에 흡입된 0.25~5㎛의 작은 먼지로 체외로 배출되지 않고 폐에 침착되는 경우이다.

(3) 산소

산소(Oxygen, O_2)는 공기 중에서 인간생활과 가장 밀접한 관계가 있는데 생물체의 호흡이나 연소에 의해 소비된다. 인체는 1호흡마다 4~5%의 산소가 폐에서 소실되며 이산화탄소가 증가한다. 성인은 안정 시 1일에 약 550~600L의 산소가 필요하며, 적응할 수 있는 산소의 변동범위는 15~50%정도이다. 11~12%가 되면 위험하고 7% 이하가 되면 사망한다.

공기 중의 산소 변동 범위는 15~27%이며 일반적으로 21%이다. 산소가 결핍된 상태에서는 저산소증(hypoxia)이 일어날 수 있고 고농도 상태에서는 산소중독(oxygen poison)이 일어날 수 있다.

(4) 이산화탄소

이산화탄소(CO_2)는 무색, 무취의 비독성 가스이며 공기 중에는 0.03~0.04%가 함유되어 있다. 실내공기의 오염을 판정하는 지표로 사용되며 성인은 안정시에 흡기 중의 4%의 CO_2를 배출하며 1시간에 약 20L의 CO_2를 배출한다.

미량의 CO_2 자체는 인체에 유의하지 않으며 3% 이하에서는 호흡을 촉진하는 작용을 한다. 그러나 공기 중의 CO_2 농도가 3% 이상이면 불쾌감이 오고, 7% 이상에서는 호흡횟수가 현저히 증가하여 호흡곤란이 오고 10%에서는 의식을 잃고 사망할 수 있다.

그림 3-3. 세포와 조직에서의 기체교환과 이동

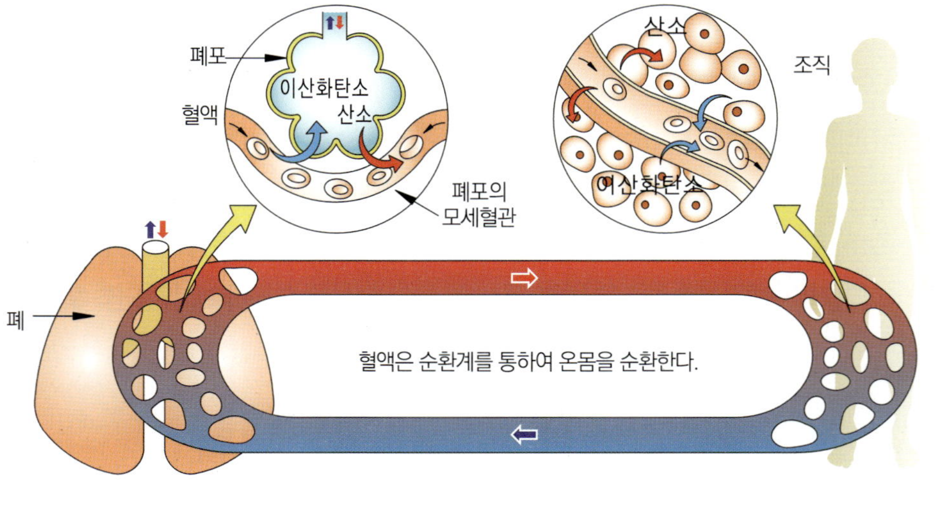

폐포와 조직에서의 기체 교환과 이동

(5) 일산화탄소

일산화탄소(CO)는 무색, 무미, 무취성 가스로 물체가 불완전 연소할 때에나, CO_2가 작열한 탄소와 접촉할 때 많이 발생한다. 독성이 크고 공기 중의 비중은 0.976으로 공기보다 가볍고, 확산성과 침투성이 강하다. CO는 혈중의 헤모글로빈(Hb)과의 친화성이 산소에 비해서 200~300배나 강해서 COHb(carboxy hemoglobin)을 형성하여, 결과적으로 혈중 O_2의 부족을 초래하게 되어 산소결핍증(anoxia)을 일으킨다.

일산화탄소중독(CO poisoning)은 흡기 중 CO가스가 0.05~0.1% 존재하면 일어날 수 있다. 목탄가스는 4~13%, 석탄가스는 7~10%, 담배연기는 0.5~1.5%의 CO가스를 함유하고 있다. CO 중독은 비교적 장시간인 경우 0.02~0.03%가 한도이고 단시간의 경우는 0.1%를 한도로 하고 있으며, 실내공기의 CO의 위생학적 허용한계는 0.01%이다.

표 3-4. 혈중 CO-Hb량과 중독증상

혈중 CO-Hb량 (%)	중독증상
10~20	앞머리의 중압감, 두통
20~30	현기증, 약간의 호흡곤란
30~40	시력감퇴, 호흡촉진
40~50	근력감퇴, 경련, 구토
50~60	호흡 및 맥박촉진, 혼수상태
60~70	의식상실, 호흡지연, 혼수, 방치시 사망
70~80	급격히 맥박 정지, 호흡곤란으로 사망
80 이상	즉사

(6) 질소

질소(N_2)는 공기의 약 78%를 차지하고 있는 불활성 기체로 정상기압에서는 인체에 직접적 피해를 주지 않으나 고기압환경이나 감압 시에는 영향을 미친다.

잠수작업이나 잠수함작업과 같은 고압환경에서 중추신경계에 마취작용을 일으키며, 정상기압으로 갑자기 복귀할 때 체액 및 지방조직에 발생되는 질소가스가 주원인이 되어 기포를 형성하여 모세혈관에 혈전(血栓)현상을 일으키게 된다. 이를 잠함병(caisson disease) 또는 감압병(decompression sickness)이라고 하며 증상으로는 동통성 관절장애를 수반한다. 예를 들면 3기압에서는 자극작용, 4기압 이상에서는 마취작용, 10기압을 초과하면 정신기능의 장애를 일으켜 의식의 상실을 초래할 수 있게 된다.

(7) 아황산가스

아황산가스(SO_2)는 석유의 연소과정에서 다량 발생되며, 석탄과 매연 중에도 내포된다. 공업지대의 대기, 황산 제조공장의 실내외, 기차가 다니는 터널 등에도 많이 존재한다. 자극성 취기가 있고 점막의 염증, 흉통, 호흡곤란 등을 일으킨다. Smog 경보는 SO_3 및 SO_3의 농도로 산출되기도 하며 기준은 0.03ppm 이하이다.

3) 대기오염물질의 발생원

오염이 심각하지 않던 옛날에는 화산폭발이나 산불이 대기오염의 주요원인이었으나 현재는 인간의 활동으로 생긴 오염물질의 증가가 공기를 오염시키며 지구상의 모든 생물계를 크게 위협하고 있다. 미국의 Engineers Joint Council(기술자 총연합회의)에서는 "대기오염이란 먼지, 퓸, 가스, 안개, 냄새, 연기 및 증기 등의 오염물질 한 가지 또는 그 이상이 인체, 식물, 동물 또는 재산에 피해를 주거나 또는 인간의 쾌적한 생활과 재산에 위해가 될 정도의 오염과 오염기간이 나타났을 때를 말한다."라고 정의하였다. 세계보건기구(WHO)에서는 "대기 중에 인공적으로 배출된 오염물질이 존재하여 오염물질량, 그 농도 및 지속시간이 어떤 지역주민의 불특정 다수인에게 불쾌감을 일으키거나 해당지역에 공중보건상 위해를 미치고 인간이나 동식물의 생활에 해를 주어 도시민의 생활과 재산을 향유할 정당한 권리를 방해받는 상태를 말한다."라고 규정하였다. 산업이 다양해지고 공업이 급진적으로 발전함에 따라 교통기관은 증가하게 되었고 도시로 인구가 밀집하여 나타나는 과밀현상으로 인해 대기오염은 더욱 심해졌으며 주요 오염원은 각종 난방용 · 조리용 연료의 불완전 연소, 산업현장에서 화학물질의 불완전 연소와 배기가스, 수송수단의 배기가스 등이다.

대기를 오염시키는 1차 오염물질은 발생원에서 직접 대기 중에 방출되는 CO, 황산화물(SOx), 질소산화물(NOx), 분진 등이며, 2차 오염물질은 1차 오염물질들이 대기 중에서 화학적 반응을 일으킬 때에 생기는 광화학산화물(photo chemical oxidants)인 O_3, Oxidants, Aldehyde, Peroxy-acetylnitrate(PAN) 등이 있다.

또한 대기오염물질(air pollutants)은 형태에 따라서 입자상 물질과 가스상 물질로 분류한다.

(1) 입자상 물질(particulates)

대기 중에 존재하는 직경이 0.001~100㎛의 고체 및 액체의 입자들로서 대부분 0.1~10㎛ 범위에 속하며, 실제 인체에 피해를 가장 많이 줄 수 있는 크기는 0.5~5.0㎛의 입자들이다.

- 분진(dust) – 대기 중에 부유하고 있는 고체상의 입자로서 연소, 제조, 가공 과정에서 발생하는 매연, 회분, 철분, 연, 비소, 마그네슘 등의 입자이다. 공기 중에서 확산하지 않고 중력에 의해 가라앉는다.

- 매연(smoke) – 연료의 불완전 연소에 의해 생성되는 탄소입자이며 석탄연기는 0.01~0.2㎛, 기름연기의 입자는 0.03~1.0㎛이다.

- 훈연(fume) – 용융된 물질이 휘발하여 생긴 기체가 응축할 때 생기는 고체입자이다. 상호응결하며 때로는 충돌 결합하기도 한다. 대부분 0.001~1㎛ 이하이며 ZnO, MgO, Pb, NH_4Cl 등이 증기이다.

- 연무(mist) – 가스나 증기의 응결이나 화학반응에 의하여 생긴 2~200㎛크기의 큰 액체입자가 낮은 상태로 분산되어 있는 것을 말한다.

· 안개(fog) – 아주 작은 수많은 물방울이 공기 중에 떠 있는 현상으로서 수평시정이 1km 에 미치지 않으며 습도 100%에 가까운 경우이다.

(2) 가스상 물질(gases)

대기오염물질의 약 90% 이상을 차지하며, 상온의 공기중에 액체나 고체의 물질이 기화된 상태로 존재하는 것을 말한다.

· 연료의 연소나 화학반응에서 생기는 기체 – 일산화탄소, 질소산화물, 황산화물 등

· 연소되지 않았거나 부분적으로 연소된 기체 – 탄화수소, 암모니아, 아민류, 휘발성 유기물 등

TIP! **대기환경기준**

- 대기는 SO_2, CO, NO_2, PM-10, O_3, Pb, 벤젠 등을 측정하여 오염도를 나타낸다.
- 오존(O_3) : 무색의 자극성 기체로 낮은 농도에서도 눈과 목에 자극증상을 일으킬 수 있으며 강력한 산화제이다.
- 알데히드(aldehyde) : 강한 자극성 가스이다.
- PAN류 : 무색의 자극성 기체로 PAN, PPN, PBN 등이 있다.
- 스모그(smog) : 일광의 광화학작용에 의하여 대기 중의 불순물로부터 오존이나 산화물 등이 생성된다. 생성된 부유 입자(aerosol)는 연기와 먼지 등의 입자와 함께 지상 300m내외에 머물며 smog를 형성한다. 스모그가 도시나 공업지대에서 발생하면 시계(視界)가 나빠지고, 인체에 해를 준다. 대기 중의 오염물은 그 자체로 정화 능력이 없기 때문에 비가 와서 씻어 내리거나 바람이 불어 희석하게 될 때까지 공중에 떠 있게 된다.

표 3-5. 스모그(smog)의 유형

항 목	London형	Los Angeles형
역전의 종류	방사성 역전	침강성 역전
발생시의 온도	-1~4℃	24~32℃
발생시의 습도	85% 이상	70% 이하
풍속	무풍	5m 이하
주된 사용 연료	석탄과 석유계	석유계
주된 성분	SOx, CO, 입자상 물질	O_3, NO_2, CO, 유기물
화학적 반응	환원	산화
발생하기 쉬운 달	12월, 1월	8월, 9월
시계	100m 이하	1.6~0.8km 이하
인체에 대한 영향	기침, 가래, 호흡기계 질환	눈의 자극

4) 대기오염의 영향

대기오염물질의 물리·화학적 성상이나 오염물질의 농도, 폭로시간, 환경적(생활환경 및 조건, 기후인자 등)·인적 요인(감수성, 오염조건 등) 등에 따라서 피해의 차이가 다르게 나타난다.

(1) 인체에 미치는 영향

SOx, NOx, CO, HC, 부유분진, Pb, Oxidants 등에 의해 만성기관지염, 기관지천식, 천식성 기관지염, 만성 폐기종, 인후두염 등 호흡기계 질병의 건강장애와 시야 방해, 악취, 불쾌감, 심리적 등으로 영향을 미친다.

표 3-6. 대기오염의 종류와 인체에 미치는 영향

항 목	시 간	기 준	발생원	피 해
아황산가스 (SO_2)	24시간 평균치 1시간 평균치	0.05ppm 이하 0.15ppm 이하	석탄의 연소과정	인체호흡기질환 식물의 성장피해
일산화탄소 (CO)	8시간 평균치 1시간 평균치	9.0ppm 이하 25.0ppm 이하	산소가 부족한 상태에서 연료가 연소할 때 발생	·혈중의 헤모글로빈과 결합하여 산소공급 저해 ·두통, 현기증 유발
이산화질소 (NO_2)	24시간 평균치 1시간 평균치	0.06ppm 이하 0.10ppm 이하	자동차배기가스, 질산을 사용하는 표면처리공정	·코와 인후자극호흡기에 나쁜 영향 ·HC와 광화학 스모그 생성
미세먼지 (PM-10)	24시간 평균치	100㎍/㎥ 이하	연료연소, 시멘트공장, 도로 등	아황산가스와 결합하여 호흡기질환 유발
오존 (O_3)	8시간 평균치 1시간 평균치	0.06ppm 이하 0.1ppm 이하	자동차배출가스 중 이산화질소와 탄화수소가 햇빛과 반응하여 생성	눈자극, 농작물피해
납(Pb)	연간 평균치	0.5㎍/㎥ 이하	자동차배기가스 (유연휘발유) 및 납사용 용해시설 등	중독시 신경염 및 두통, 현기증 등
탄화수소	1시간 평균치	10.0ppm 이하	휘발유가 연소되지 않은 상태에서 배출되거나 연소에 의하여 크렉킹을 일으킬 때 주로 발생	NO_2와 혼합될 경우 강렬한 햇빛에 의하여 광화학 스모그 생성

(2) 농작물에 미치는 영향

식물은 잎의 좁은 기공(stomata)으로 호흡을 하기 때문에 분진보다는 매연이나 유해가스에 대해 동물보다 더욱 예민하다고 알려져 있으며, 대기오염물질의 종류와 농도, 접촉시간, 식물의 종류나 품종, 온도, 습도, 광선 등의 기상조건, 생육시기 등에 따라 차이가 있다. 발육기 · 습도가 높을 때, 햇빛이 강할 때 저항력이 작다. O_3은 토마토, 담배, 콩에 많은 영향을 미치며 잎에 반점이나 탈색을 유도하여 잎세포를 파괴시킴으로써 성장을 둔화시킨다. SO_2는 상추, 백송, 보리 등에 영향을 준다. 대체로 농작물의 생장장애, 식물의 조직파괴 및 대사장애 등을 일으킨다.

(3) 재산 및 물질에 미치는 영향

금속제품의 부식 및 변색, 페인트의 변질, 세탁물 · 피혁제품의 손상, 건축물의 손상, 가축의 피해, 항공운항의 피해 등을 들 수 있다.

표 3-7. 대기오염물질로 인한 피해

물 질	SO_2, SO_3	O_3	입자상 물질
금속	철의 부식, 동의 녹청, 니켈 및 알루미늄의 표면 혼탁.	-	부식성물질을 흡착하고 있으므로 금속을 부식시킴.
피혁	강도 저하, 피혁안전벨트 2~3년이면 위험, 책 가죽표지도 손상됨.	-	-
의류	강도저하(특히 면제품)	섬유 강도저하	오손
건축자재	$CaCO_3$계의 건축자재의 손상	-	오손
종이	약해지고 손상됨	염료의 퇴색	-

(4) 기상에 미치는 영향

대기오염은 시정을 감소시키고 교통을 방해하며 안개생성 빈도수를 증가한다. 또한 강수량이 증가하고 기후를 변화시킨다.

① 대기오염에 영향을 미치는 기상조건

가. 기온역전(temperature inversion)

대류권에서는 정상적인 경우 고도가 상승함에 따라 100m에 0.98℃씩 대기온도가 하강한다. 그러나 특별한 경우 고도가 상승함에 따라 기온도 상승하여 상부의 기온이 하부보다 높게 된다. 이렇게 고도가 높을수록 기온이 상승하는 현상을 기온역전(氣溫逆轉)이라고 말하며 이러한 경우 대기층이 매우 안정화되고 공기의 수직확산이 강력하게 저지되어 대기오염이 증가하게 된다.

생성원인이나 생성위치에 따라 복사성 역전, 침강성 역전, 전선성 역전으로 나눌 수 있다. 복사성 역전(radiational inversion)이란 지표 200m 이하에서 주로 발생하여 접지역전, 지표성 역전, 방사성 역전이라고도 하며 낮동안의 지표 온도와 밤의 지표온도 변화로써 발생한다. 침강성 역전(subsidence inversion)은 고기압 상태에서 공기가 침강 단열 압축을 받아서 따뜻한 공기층을 형성한다. 전선성 역전(frontal inversion)은 해안지대에서 낮동안에 찬 해풍이 불어와 육지의 더운 공기가 상승함으로써 역전이 생기는 것을 말한다.

나. 열섬현상(heat island effect)

열섬현상(heat island)이란 도심의 온도가 주변지역보다 2~5℃정도 높은 특별한 기온현상을 말하며, 여름보다 기온의 교차가 큰 봄을 비롯하여 가을이나 겨울에 뚜렷하게 나타나며, 낮보다는 밤에 심하게 나타난다. 바람이 약할 때 두드러지게 나타난다. 열섬현상의 1차적 원인은 콘크리트빌딩의 밀집과 아스팔트 도로포장과 같은 도시구조에 있으며 2차적 원인은 자동차배기가스 배출과 각종 가전제품과 같은 에너지원의 사용에 있다. 도심 상공의 따뜻한 공기는 도심 주변 상공의 찬 공기에 눌려서 도심하늘을 뚜껑(dust dome)처럼 덮고 있어 공기가 정체하게 되고 오염농도는 더 높아져서 대기오염을 가중시키게 된다.

다. 난류

대기 중에서 오염물을 확산시키는 원인은 분자의 운동과 공기의 소용돌이이다. 일반적으로 대기는 층류로서 움직이고 있을 때는 적고 여러 가지 크기의 소용돌이의 흐름으로 되어 있는데 이것을 대기의 난류라고 한다.

② 대기오염에 의한 기상변화

가. 지구 온난화(global warming)

대기 중의 탄산가스가 지표로부터 복사하는 적외선을 흡수하여 열의 방출을 막을 뿐만 아니라 흡수한 열을 다시 지상에 복사하여 지구 기온을 상승시키는 것을 말한다. 공기 중의 CO_2량이 많아지면 태양열 흡수량이 증가하여 지표면의 온도가 상승하는데 이러한 CO_2의 보온효과를 온실효과(greenhouse effect)라고 한다. CO_2농도가 2배 증가되면 지표면의 평균기온이 3.6℃ 높아지게 된다. 주원인은 화석연료의 사용량 증가이며 이렇게 기온이 높아지면 기후 변화만 초래하는 것이 아니라 빙하를 녹이게 되어 21세기말에는 기온이 4℃ 상승할 것으로 예측하고 해수면이 1.4m 높아짐으로써 세계의 낮은 대부분의 도시가 물에 잠길 것이라고 우려하고 있다.

나. 오존층 파괴(ozone layer depletion)

오존층은 고도 20~30km에 있으며 지구를 완전히 둘러싸고 있어 인체 및 생태계에 유해한 태양의 자외선을 차단하고 지구에 도달하는 것을 막아주는 역할을 한다. 오존이 자외선을 흡수하면 오존분자들은 쪼개지고 쪼개진 분자들은 다시 새로운 오존분자들을 만든다. 이러한 반복 작용이 방해받지 않으면 대기 중의 오존은 일정한 양으로 균형을 이룬다. 1966년 영국 남극탐사팀에 의해 처음 발견된 후 1970년대 말 영국의 남극 기지에서 매년 10월이 되면 남극상공의 오존량이 감소한다는 사실을 처음 확인하였다. 미국 기상위성 님버스7호의 데이터베이스를 1978년 10월부터 조사한 결과 봄철에 해당하는 매년 10월이면 남극 상공의 오존층에 커다란 구멍(직경 4,000~5,000km)이 뚫린다는 사실이 재확인되었다. 1986년 NASA는 노르웨이 스피츠베르겐 상공에서 오존층의 구멍을 발견하였고 2006년에는 북아메리카 면적보다도 넓은 면적이 관측되기도 했다. 오존의 농도가 5% 감소하면 자외선 투과율은 10%가 증가하여 피부암 발생률은 10%가 증가한다. 또한 바다 속의 플랑크톤이 멸종하여 결국 생태계의 균형을 깨뜨리게 된다.

오존층 파괴의 유력한 원인은 에어졸의 충전제, 냉장고나 에어컨의 냉동제 등으로 사용되는 프레온가스(chlorofluorocarbon; CFC, 염화불화탄소)와 할로겐(Cl, F, Br, I의 총칭), 사염화탄소, 메틸클로로포름 등으로 알려져 있다. 프레온가스는 화학적으로 안정하여 분해되지 않고 성층권에 도달하여 태양빛이 조사되면 염소분자가 유리되어 오존과 반응함으로써 오존층이 파괴된다.

그림 3-4. 오존층의 역할

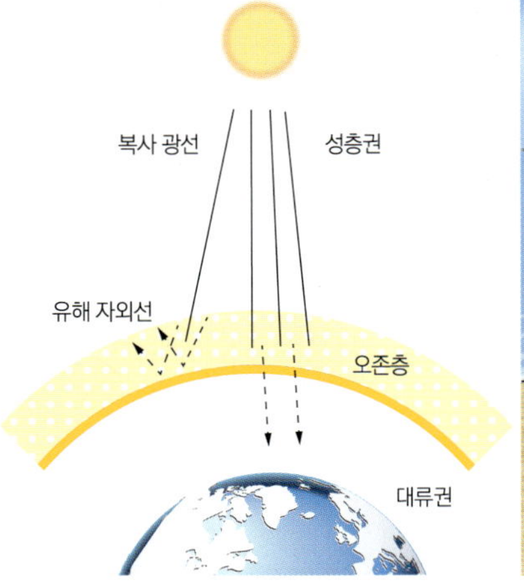

그림 3-5. 오존층의 파괴로 인한 피해

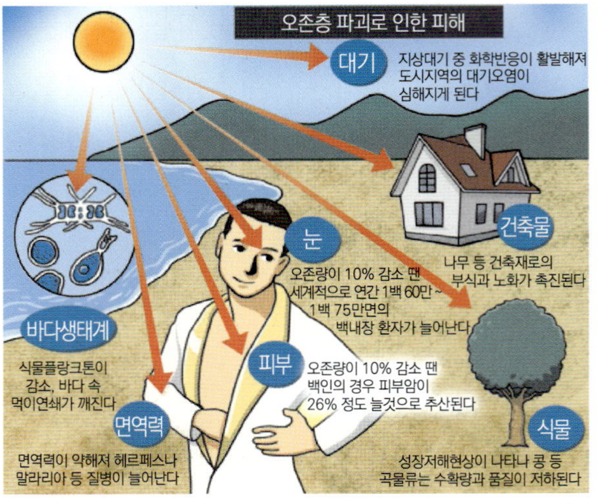

TIP!

북극 거대 오존층 구멍 생성

그동안 남극에서만 발견됐던 거대한 오존구멍이 사상 처음으로 2011년 4월 북극에서도 발견되었다. 평년에는 봄철 북극 상공에서 오존량이 30%정도 감소하는데 2011년에 40%정도나 줄면서 오존층이 크게 엷어졌으며 특히 성층권인 지상 18~20km에서는 오존량이 최대 80%나 사라짐에 따라 그린란드와 스칸디나비아 반도 사이에서 시베리아 북부로 통하는 길이 3000km, 폭 1000km의 타원형 오존 구멍이 뚫렸다. 이는 한반도(약22.3만㎢)의 9배 정도의 면적이며, 동서로 긴 일본열도가 그대로 들어갈 정도의 엄청난 크기이다.

그림 3-6. 남극 상공의 오존층 구멍

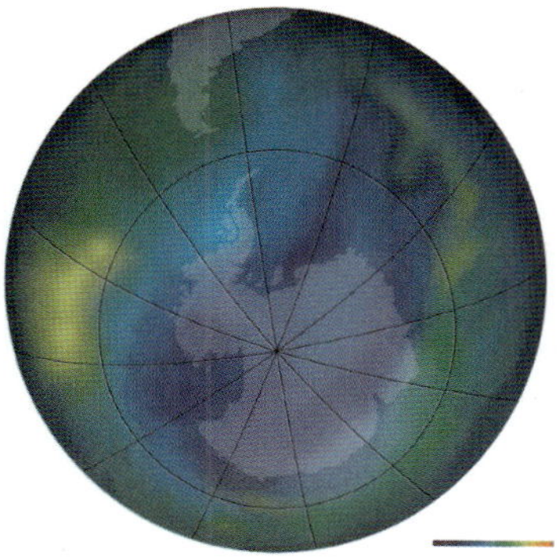

그림 3-7. 북극 상공의 오존층 구멍

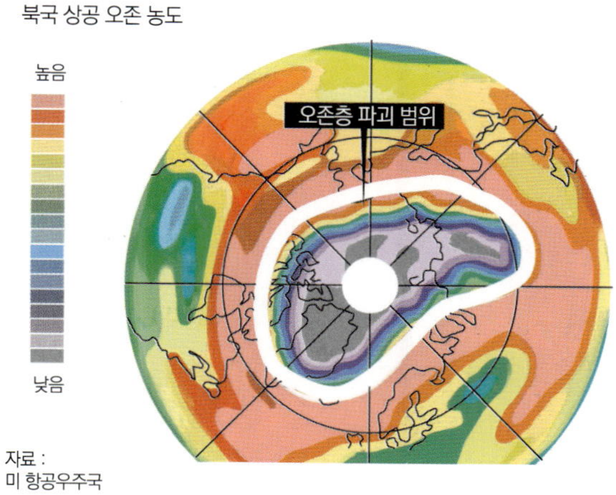

다. 산성비(acid rain)

pH 5.6 이하의 산도를 가진 빗물로서, 화석연료인 자동차의 배기가스와 공장지대의 연기 속에 들어 있는 질소산화물(이산화질소 등)과 황산화물(아황산가스), 염소화합물 등이 대기 중에서 황산, 질산, 탄산으로 변한 후 비에 함유되어 내리는 것이다. 콘크리트, 철 등을 부식시키며 삼림뿐만 아니라 호수나 하천을 산성화하여 담수생태계를 파괴하고 토양을 오염시켜 죽음의 땅을 만들어 초록의 흑사병으로 불린다.

그림 3-8. 산성비

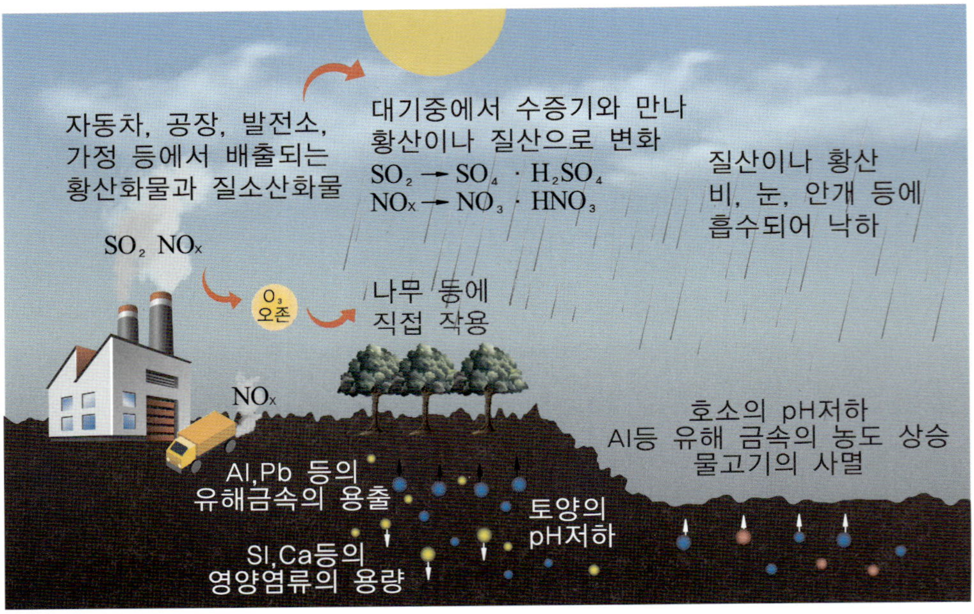

라. 황사

황사는 몽고(고비사막) 및 중국 대륙의 사막지대와 황하강 유역(타클라마칸 사막)의 황토지대에서 발생한 흙먼지가 바람에 의해 떠다니거나 낙하하여 시정 장애를 일으키는 현상이다. 급속한 산업화와 산림개발로 인해 토양유실과 사막화가 급속히 진행되면서 황사의 발생지역과 그 양은 증가하고 있으며 황사량은 30%가 발원지 부근에 재침적되지만 20%는 주변지역으로 수송, 50%는 장거리 수송되어 한국, 일본, 태평양 등에 침적된다. 우리나라는 주로 봄에 발생하며 황사입자들이 햇빛을 산란, 흡수시켜 시정이 악화되고, 미세입자가 호흡기에 침착되거나 눈에 들어가 기관지염, 천식, 안질 등의 질환을 유발한다.

그림 3-9. 황사의 이동경로

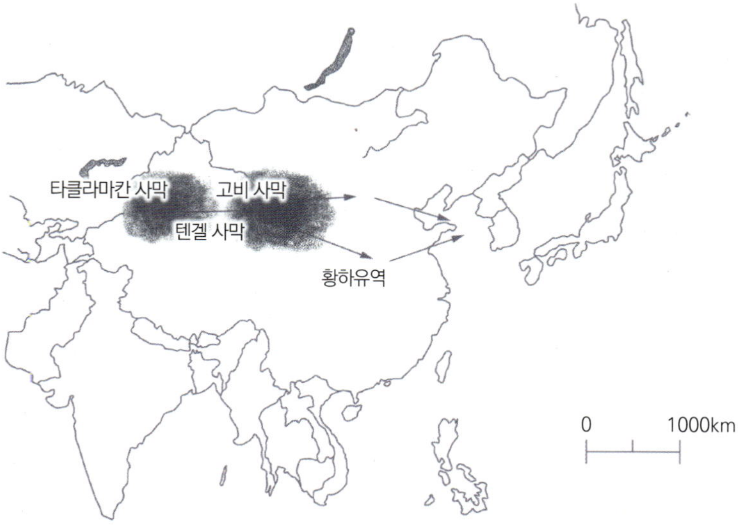

5) 대기오염의 방지대책

일반적으로 대기오염방지법의 강화, 자동차 배기가스의 저하, 광학 smog저하, 감시 체제의 효율적인 운영, 연료의 대기오염물질 함량 저하, 대기오염방지시설의 강화, 공업입지대책 등을 들 수 있다.

(1) 발생원에 대한 대책

· 입지대책 : 지형, 풍향, 인구밀도, 대류능력, 안개발생의 빈도, 오염물질의 배출량, 배출 오염물질의 종류 등의 대책을 세워야 한다.

· 연료대책 : 석유는 탈황시설을 확충하고 저황유를 사용한다.

석탄은 회분이나 유황성분, 휘발성분 등이 적은 것을 사용한다.

분진 · 매연 · 유해가스 발생을 억제한다.

자동차 매연가스에 대한 대책을 세워야 한다.

(2) 공공기관의 대책

· 대기오염의 정확한 실태를 파악한다.
· 대기오염의 측정기술을 개발하거나 도입시켜 발전시킨다.
· 도시계획의 합리화를 기한다.
· 대기오염 방지를 위한 법적 규제와 교육 등 적극적인 대책을 세운다.
· 국제적 협력 등이 강구되어야 한다.

4. 상수

1) 물

지구의 2/3는 물로 이루어져 있다. 바닷물이 약 98%, 남극과 북극 빙산이 약 1.2%이고 인간이 먹을 수 있는 물은 약 0.8%이다. 또한 인체의 약 60~70%가 물로 구성되며 성인은 약 40%가 세포 내에 있고 20%는 조직사이에 존재하며 5%는 혈액 내에 존재한다. 인체 내의 물은 체액 구성 및 정상농도 유지, 피부 및 점막의 마찰방지, 혈액 · 림프액 및 노폐물 제거의 운반체, 체온 조절 등의 작용을 한다. 인체의 수분은 구성량의 10%정도가 소실되면 생리적 이상을 초래하여 경련(cramp)이 일어나고 정신적으로 불안해지며 20%가 소실되면 사망에 이르게 된다.

생리작용을 위해 하루에 필요한 물의 양은 성인의 경우 2~3L이며, 생활용수는 도시를 기준으로 평균 300~400L 정도가 필요하다.

이렇듯 생리적 기능 외에도 조리, 세탁, 목욕, 청소 등 일상생활에 물은 항상 필요하다. 물의 사용량은 생활수준이 높을수록 많아지며, 생활수준이나 문화수준의 척도로 이용되기도 한다.

표 3-8. 1일 1인당 최대급수량(L)

인 구	최대급수량/인
10,000 이하	100~150
50,000 이하	150~250
500,000 이하	250~350
500,000 이상	350 이상

(1) 수원(Sources of water)

① **천수**(meteorologic water) : 연수의 특징을 가지며, 열대지방 · 섬 등에서 많이 이용된다.

② **지표수**(surface water) : 하천이나 호수 등지의 물이며 오염물이 많은 편이다.

③ **지하수**(ground water) : 샘물 · 우물물 등의 물로서 수온이 낮고 미생물과 유기물이 적으며, 탁도가 낮아서 수질이 좋은 편이다.

④ **복류수**(underflow water) : 하천 옆이나 바닥이 모래, 자갈로 되어 있는 경우 물이 스며들어 고여 있는 물이다. 탁도가 낮고 수질도 좋다.

⑤ **해수**(sea water) : 바닷물은 3%의 식염을 함유하고 있다.

(2) 상수도

상수도는 중앙급수시설로서 일정한 인구집단에 대하여 공공적으로 보건상 양질의 물을 공급하기 위한 설비를 말한다.

수원 → (도수로) → 정수장 → (송수로) → 배수지 → (배수관/급수관) → 가정, 학교, 산업장 등

우리나라는 '먹는물(수돗물, 먹는 샘물, 먹는 해양심층수 등)관리법'에서 모든 국민이 질 좋은 먹는물을 공급받을 수 있도록 합리적인 시책을 마련하고 먹는물 관련 영업

자에 대하여 알맞은 지도와 관리를 하도록 하고 있다. 환경부장관은 먹는물의 수질기준을 정하여 보급하는 등 먹는물의 수질관리를 위하여 필요한 시책을 마련해야 하고 환경부장관 또는 특별시장, 광역시장, 도지사, 특별자치도지사는 먹는물의 수질검사를 실시하여야 한다. 또한 환경부장관은 양질의 상수원 확보와 수질 보전을 위해서 필요하다고 인정되는 지역에 대하여 '상수원 보호구역'을 지정할 수 있으며, 지정되어 공고된 구역에서는 아래와 같은 행위를 할 수 없다.

① **유해화학물질을 버리는 행위**
② **수질오염물질 및 특정 수질유해물질을 버리는 행위**
③ **쓰레기, 연소제, 오니, 폐유, 폐산, 폐알칼리, 동물의 사체를 버리는 행위**
④ **오수, 분뇨를 버리는 행위**
⑤ **가축분뇨를 버리는 행위**
⑥ **그 밖에 상수원을 오염시킬 명백한 위험이 있는 행위로서 대통령령으로 정하는 금지 행위**(가축을 놓아 기르는 행위, 수영 · 목욕 · 세탁 또는 뱃놀이를 하는 행위, 행락이나 야영 또는 야외 취사행위, 어패류를 잡거나 양식하는 행위, 자동차를 세차하는 행위 등)

(3) 물의 자정작용(autopurification of water)

하수, 공장폐수 등의 오염된 물은 방치하면 점차 침전 분해하여 자연히 안정화된 자연수로 환원되는데 이것을 물의 자정작용이라고 한다.

① **물리적 작용 :** 희석작용, 분쇄작용, 침전작용
② **화학적 작용 :** 화학제에 의한 산화작용, 자외선에 의한 살균작용
③ **생물학적 작용 :** 미생물에 의한 유기물의 분해작용, 수중생물에 의한 식균작용

2) 정수법

물은 보건학적 의의도 커서 수인성 질병의 감염원, 기생충성 질병의 전파 등의 역할도 한다. 정수란 불결하거나 오염된 물을 위생적으로 안전한 물로 만드는 것이며, 정수의 목적은 병원성 세균의 제거 및 유해하고 맛이 나쁜 원인

이 되는 물질을 제거하는데 있다. 인공적인 정수법은 수원에서 채취된 물이 정수장으로 운반되고 침전, 여과, 소독의 순서로 정수되어 각 가정이나 학교 및 산업장으로 배수 및 급수된다.

(1) 침전법(sedimentation)

① 보통침전법(plain sedimentation)

침전지에서 유속을 느리게 하거나 정지상태로 두어 물보다 비중이 무거운 부유물을 침전시키는 것으로 색도, 탁도, 세균 등의 감소가 일어나도록 하는 방법이다. 완속사 여과지를 가진 정수장에서 이용되는 것으로 침전시간이 많이 소요된다.

② 약품침전법(chemical sedimentation)

물에 화학적 응집제를 주입하여 부유물을 불용성 응집물인 flock을 형성하게 하여 침전효과를 높이는 것으로 보통 5~35ppm의 황산알루미늄, 염화제1철, 황산 제2철, 알루미늄산소다 등을 사용하여 부유물, 색도, 탁도, 냄새 등을 제거하는 방법이다. 급속사 여과지를 가진 정수장에서 사용되는 것으로 침전시간이 빨라 대도시에서 주로 이용된다.

(2) 여과법(filtration)

① 완속사 여과법(slow sand filtration)

1829년 영국의 제임스 심슨(James Simpson)이 개발한 방법으로 원수를 12~40시간 정치시키면 부유물이 침전하여 투명해지고 세균이 감소한다. 침전이 끝난 물은 위로부터 세사(가는 모래), 조사(굵은 모래), 소석(작은 자갈), 중석(중간 자갈), 대석(굵은 자갈)으로 이루어진 여과지에서 15~30일간 여과시키면 세사층 상부에 콜로이드(colloid)상의 막(=여과막, 생물막)이 형성되어 미생물이나 조류, 부유물 등의 여과작용이 이루어진다. 여과막(dirt cover; vital layer)이 두꺼워지면 1~2cm의 막힌 모래층을 제거한 후에 새로운 모래를 깔아주는 사면대치를 실시한다.

② **급속사 여과법**(rapid sand filtration)

1893년 미국에서 시작된 방법으로 원수에 황산알루미늄($Al_2(SO_4)_3$) 등과 같은 응집제를 사용하여 교반시키면 응집물이 형성되어 물속의 불순물을 흡착하여 침전된다. 침전이 끝난 물을 조사(굵은 모래)를 이용한 여과지에서 여과시키면 응집물이 모래표면에 부착되어 여과막을 형성한다. 여과막이 빨리 두꺼워지므로 압축공기를 이용하여 물을 역류시켜 세척(back washing)한다.

표 3-9. 완속사 여과법과 급속사 여과법

구 분	완속여과법	급속여과법
침전법	보통침전법	약품침전법
생물막제거법	사면대치	역류세척
1회 사용일수(1일 처리수심)	1~2개월[3m(6~7m)/day]	1~2일(120m/day)
탁도, 색도가 높을 때	불리하다	좋다
이끼류가 발생되기 쉬운 장소	불리하다	좋다
수면이 동결되기 쉬운 장소	불리하다	좋다
면 적	광대한 면적이 필요	좁은 면적도 가능
비 용	건설비용이 많이 든다	건설비용이 적게 든다
	경상비용이 적게든다	경상비용이 많이 든다
세균제거율	98~99%	95~98%

그림 3-10. 상수의 정수과정

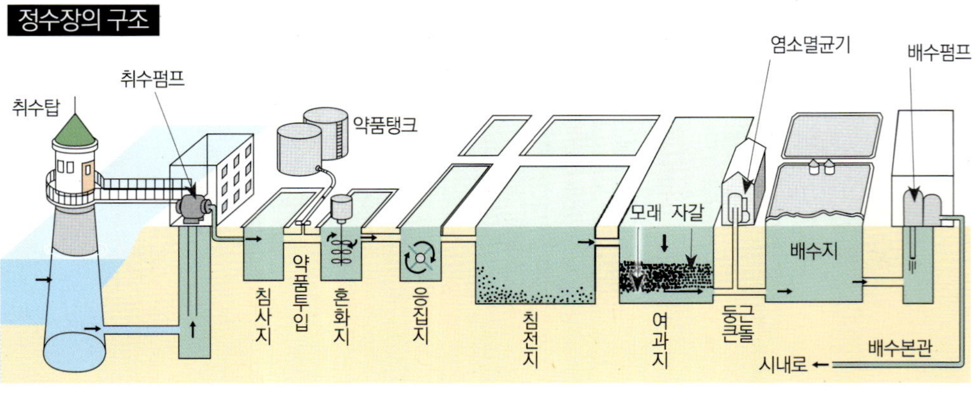

(3) 소독(disinfection)

침전과 여과과정을 통하여 원수 세균의 95~99%는 제거되지만 소독을 통하여 안전한 물을 얻을 수 있다. 물의 소독에는 열 처리법, 자외선소독법, 화학적 방법, 이온변화, pH변화 등의 방법이 있지만 상수소독에는 주로 염소소독법이 이용된다.

① 염소소독법(chlorination)

염소계의 소독제로는 염소, 이산화염소, 차아염소산나트륨, 표백분 등이 사용되며 상수도에서 가장 많이 사용되는 것은 액체염소(염소를 0℃, 4기압에서 액화시킨 것)이다. 염소는 살균효과와 잔류효과가 좋고, 조작이 간편하고 경제성이 있어 광범위하게 이용된다. 단점은 냄새와 독성이며 근래 발암성(트리할로메탄,THMs)과 관련한 보고가 있다. 염소의 살균효과는 온도, 반응시간, 염소의 농도가 증가하면 살균효과도 증가한다.

염소는 수중에서 가수분해하여 염산과 차아염소산이 되고($Cl_2 + H_2O \rightleftarrows HCl + HOCl$), 차아염소산은 다시 분해되어 차아염소이온($HOCl \rightleftarrows H^+ + OCl^-$)으로 된다. 이 온화는 pH의 지배를 받아서 pH3~6에서는 차아염소산으로 존재하나 pH7 이상에서는 OCl^-가 증가한다. 살균력은 차아염소산이 보다 강하기 때문에 소독 시에는 산성이나 중성에서 실시하는 것이 좋다. 잔류염소량(residual chlorine)은 수도관에서 0.2ppm이 필요하며 송수, 배수, 급수 그리고 사용과정에서 오염될 수 있는 미생물의 살균작용에 유효하다.

물에 염소를 주입하면 잔류염소가 염소주입량에 비례해서 증가하는데(그림 3-11의 a), 암모니아(ammonia)같은 물질이 함유되어 있을 때는 잔류염소가 어느 점에서 급격히 하강하기 시작하여 거의 0에 가깝게 하강하였다가 다시 증가한다(그림 3-11의 b). 이와 같은 잔류염소의 최하강점을 불연속점(break point)이라고 하고 이 점 이상에서 처리하면 경제적이고 소독효과가 크고 물의 냄새와 맛도 제거할 수 있게 되는데 이를 불연속점 염소처리(break point chlorination)라고 한다.

$NH_3 + HOCl \rightarrow H_3O + NH_3Cl$(monochloramine)

$NH_3Cl + HOCl \rightarrow H_3O + NHCl_3$(dichloramine)

$NHCl_3 + HOCl \rightarrow H_3O + NCl_3$(trichloramine)

이들 클로라민(chloramine)상태의 결합잔류염소(residual combined chlorine)는 차아염소산상태의 유리잔류염소(residual free chlorine)에 비해 살균작용이 훨씬 느리기 때문에 최소한 0.4ppm정도의 결합잔류염소량이 필요하다.

그림 3-11. 잔류염소의 불연속점

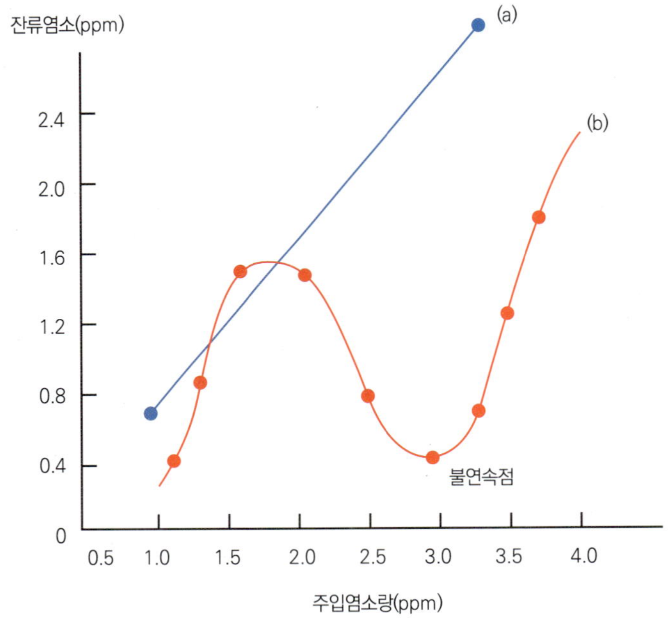

염소소독 후 상수의 세균은 0 또는 0에 가깝게 감소하나 일정시간 후에 다시 세균이 증가하는 경우가 있는 데 이를 부활현상(after growth)이라고 한다. 부활현상이 생기는 이유는 수중의 식균생물이 염소소독으로 전부 사멸하면 잔존세균이 크게 증가하고, 염소소독으로 조류가 사멸하면 잔존세균이 조류를 영양원으로 하여 증가하며, 염소가 소실되면 포자(spore)형성균이 다시 발아 증식하기 때문이다.

② 오존 소독법

오존은 염소에 비해 높은 살균력 및 산화력이 있고 세포막 등의 원형질을 직접 파괴하므로 박테리아는 물론 곰팡이, 조류, 바이러스까지 사멸시킬 수 있다. 1.5~5.8/㎥의 양을 15분간 접촉한다. 염소살균시 발생하는 소독냄새나 소독부산물이 발생하지 않는 장점이 있으나 잔류성이 없어서 송수, 배수과정에서 오염이 일어날 수 있다.

③ 자외선 소독법

파장이 2,500~2,800Å 사이의 자외선이 살균력이 가장 강하나 투과력이 약하기 때문에 혼탁하거나 색도가 높을 때에는 수면만 소독되는 단점이 있다. 효과가 적고 값이 비싸다.

3) 특수정수법

(1) 경수연화법(softening of hard water)

일반적으로 칼슘이나 마그네슘이 탄산염, 황산염의 형태로 수중에 많이 함유되어 있을 때에 이런 물을 경수라고 한다. 경수의 특징은 피부를 거칠게 하는 원인이 되며, 비누거품형성력이 떨어지고 보일러 파이프에 결석(boiler stone)을 만들어 돌발사고를 일으키는 경우가 있어 경수를 연수로 만들어 사용한다. 끓여서 연화되는 물을 일시경수, 끓여도 연화되지 않는 물을 영구경수라 한다.

- 일시경수(temporary hard water) – $Ca(HCO_3)_2$을 함유하는 물을 끓이면 물에 불용성인 $CaCO_3$, $Mg(OH)_2$가 생겨 침전되므로 물이 부드럽게 되는 것을 말하나 boiler stone이 만들어지므로 보일러 용수로서는 부적당하다.
- 영구경수(permanent hard water) – $CaSO_3$, $MgSO_3$ 등의 황산염같이 끓여도 불변하는 경우를 말하며 경수의 연화는 경도의 원인이 되는 이온을 제거하는 것으로 석회소다법과 제올라이트(zeolite)법을 이용하여 연수를 형성한다.

(2) 조류제거법(algae control)

조류현상은 유수보다 정체수에서 더욱 빈번하며 부영양호에서 잘 일어난다. 조류가 많이 발생하면 여과막이 막히므로 수원지에서 미리 제거할 필요가 있다. 조류제거에는 황산동($CuSO_3 \cdot 5H_2O$)이나 염소(Cl_2) 등이 사용되는데 조류의 종류나 발생량에 따라 다르나 허용농도는 0.6~1.2mg/L이 적당하다.

(3) 철 및 망간 제거법

철분을 함유한 물은 세탁시 옷에 물이 들고, 음료수로서 맛이 나쁘며, 공업용수로서도 부적당하다. 철분은 침전, 여과로도 제거되지만 폭기(aeration)를 하면, 용해성 철분은 수산화제이철이 되어 응괴를 형성, 침전되며 여과에 의해서도 제거된다.

망간의 제거도 폭기법이 이용되지만 효과가 철분만큼 높지 않으므로 과망간산칼륨의 주입에 의한 산화법, 망간 zeolite법, 양이온 교환수지에 의한 교환처리법 등이 사용될 수 있다.

(4) 불소주입(fluoridation)

치아형성기의 어린이에게 불소를 함유한 상수를 공급한 경우 우식치가 60~65%나 감소했다는 보고가 있다. 불소가 없는 물의 장기적 음용은 우식치가 될 수 있으나, 과량의 불소 함유수를 장기간 음용하면 반상치의 원인이 될 수 있다.

4) 수영장과 공중목욕탕

다수인이 사용하는 수영장과 공중목욕탕은 각종 수인성 질환, 안과 질환, 이비인후과 질환, 피부질환 등의 감염원이 될 수 있으므로 위생관리와 안전관리가 중요하다.

(1) 자연수영장

자연수영장의 오염요인은 분뇨 투기, 생활하수 유입, 공장 오폐수, 가축 분뇨, 수영장 욕객의 과밀 수영에 의한 오염 등을 들 수 있으며, 자연수영장의 등급은 100mL당 대장균수(MPN)로 정하는데 1,000을 초과하지 않아야 하며, 일반 세균수는 200/mL 이상이면 부적합하다.

A급 : 0~50 이하 / B급 : 51~500 / C급 : 501~1,000 / D급 : 1,000 이상

(2) 인공수영장

인공수영장의 오염원인은 하천수나 해수 등의 사용수자체의 오염, 공사장이나 공장지대 또는 교통기관으로부터의 분진과 같은 외부환경에 의한 오염을 들 수 있다. 또한 입욕 중에 소변이나 분비물, 수영복에 부착된 물질에 의한 입욕자에 의한 오염이 있다.

우리나라의 수영장 욕수의 수질기준은 체육시설의 설치 · 이용에 관한 법률 시행규칙 제23조에 따라 아래와 같다.

표 3-10. 수영장 욕수의 수질 기준

항 목	수질 기준
유리잔류염소량	0.4~1.0mg/L
수소이온농도	pH 5.8~8.6
탁도	2.8 NTU 이하(5도 이하)
과망간산칼륨소비량	12mg/L 이하
대장균군	10mL들이 시험대상 욕수 5개 중 음성이 3개 이상을 유지하도록 한다.

탈의실-화장실-세정장을 거쳐 수영조로 들어가도록 하고, 세정장에는 전신샤워를 하도록 해야 하며 이러한 시설은 1일 2회 이상 청소하여야 한다.

입욕한계 인원은 1인 2.5㎡ 이하로 하는 것이 좋고 수영장의 욕수는 1일 3회 이상 여과기를 통하도록 하고, 수영장 주변의 환경관리를 철저히 하며 해충 서식처를 제거하고 늘 청결을 유지할 수 있도록 하여야 한다.

(3) 공공욕장 위생

공공욕장에는 목욕탕이나 사우나, 온천 등이 있으며 안질, 피부병, 성병 등이 감염될 수 있다. 입욕 인원의 증가에 따라 탁도, 과망간산칼륨 소비량, 대장균 등이 증가하며 탈의실의 불결로 인해 질병의 전파도 발생할 수 있다.

- 원수의 수질기준은 온도 42℃, pH 5.8~8.6 이하, 탁도 1NTU 이하(2도 이하), 과망간산칼륨 소비량 10mg/L 이하, 총대장균은 100mL중에서 검출되지 않아야 한다.
- 욕조수의 수질기준은 탁도 1.6NTU 이하, 과망간산칼륨 소비량은 25mg/L 이하, 대장균1개/50mL을 초과해서는 안된다.
- 온천은 지하에서 솟아나는 25℃ 이상의 온수와 광천수를 이용하는 것으로 일반적으로 34~42℃이며, 고온 온천은 42℃ 이상이다.

5. 하수

1) 하수 처리

하수는 비나 눈, 공장폐수, 공장용수, 가정하수, 수세식 변소의 분뇨, 도로 세정수, 농업용수, 지하수 등으로 이루어지며 자체처리 및 공공처리 등을 하지 않고 방류하면 하천, 강 및 바다 등을 오염시켜 어류의 서식 및 생태계에 악영향을 끼쳐 균형을 파괴시킨다. 따라서 이러한 오수는 적당한 설비에 의해 집적되어 위생학적으로 처리하여야 한다.

하수도는 각종 하수를 운반하는 시설로서 합류식과 분류식, 혼합식이 있다. 합류식은 가정용수, 자연수 및 천수 등을 모두 함께 처리하는 것이고, 분류식은 천수를 별도로 처리하는 방법이며, 혼합식은 천수와 가정용의 일부를 함께 처리하는 방법이다.

우리나라는 합류식을 많이 쓰는데 장점은 시설비가 적게 들고, 우수에 의하여 하수관의 자연적인 청소가 가능하며 하수관이 크기 때문에 수리, 검사, 청소 등을 쉽게 할 수 있다는 것이다. 단점은 우기에 처리용량이 너무 많아서 범람의 우려가 있으며 천수를 별도로 이용할 수 없고 악취 발생의 가능성이 있다는 것이다.

그림 3-12. 합류식과 분류식 하수도

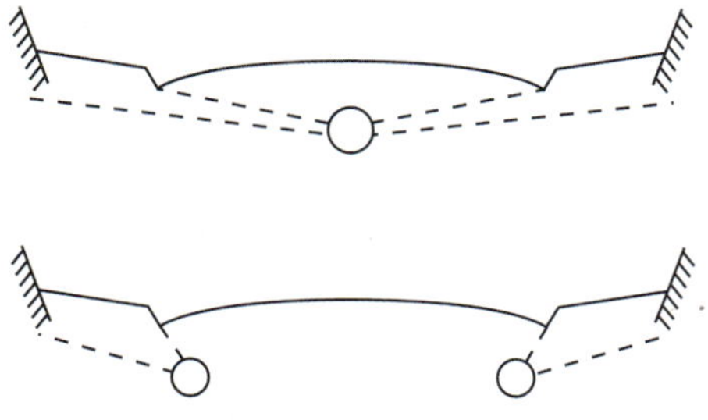

합류식

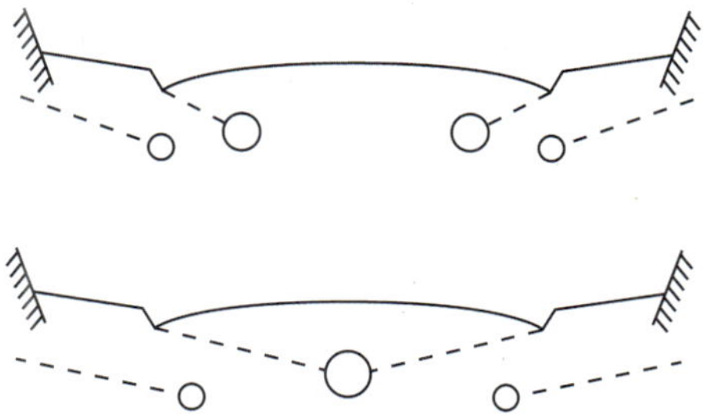

분류식

일반적으로 하수처리(sewage treatment)과정은 예비처리, 본처리, 오니처리의 순서로 이루어진다.

그림 3-13. 하수처리과정

- 하수처리
  - 예비처리: sceening / 침사법 / 침전법 : 보통침전, 약물침전
  - 본처리: 혐기성 처리 : 부패, Imhoff tank / 호기성 처리 : 활성오니법, 살수여과법 등
  - 오니처리: 건조법, 소화법, 소각법, 퇴비법 등

(1) 예비처리(pre-treatment)

하수의 예비처리는 하수 유입구에 제진망(screen)을 설치하여 큰 부유물이나 고형물 등을 제거하고, 침사조(gritchamber)에서는 유속을 감소시켜 토사 등의 비중이 큰 물질(비중 2.65, 직경 0.2mm 이상)을 침전시키는데 보통침전(유속0.3~0.6m/min,12시간)이나 약품침전(3~5시간)에 의해서 이루어진다. 일반적으로 보통침전을 하는데, 약품침전을 할 때에는 황산알루미늄이나 황산알루미늄에 소석회, 황산철 등을 섞어서 사용한다.

(2) 본처리(main-treatment, 생물학적 처리)

① 혐기성 처리(anaerobic treatment)

무산소 상태에서 혐기성 미생물을 발육, 증식시켜 탄소계 물질을 분해하여 이산화탄소, 메탄, 유기산 등을 발생시키며 단백질 등 질소계 물질을 분해하여 암모니아, 아미노산, 아미드 등을 생성하며, 황화물을 분해하여 황화수소, 메캅탄 등의 화합물을 생성하는데 이러한 과정을 혐기성 처리라고 한다.

혐기성 처리방법에는 부패조와 임호프조를 이용하여 처리하는 방법이 있다.

가. 부패조(septic tank)

단순한 탱크(tank)로서 하수의 부유물인 부사(浮渣, scum)를 형성하여 공기를 차단하며 무산소 상태로 만들어 혐기성균에 의한 분해작용으로 처리한다. 일반적인 분뇨처리에 사용되고 소규모처리에 사용된다. 유출하는 하수는 흑색이며 부사를 뚫고 올라온 가스로 악취가 나는 단점이 있다.

나. 임호프조(imhoff tank)

1907년 Karl Imhoff가 고안한 것으로 부패조의 결점을 보완하여 침전실과 오니 소화실로 나누어 처리한다. 액체와 고체의 분리 및 오니소화작용을 겸한 장치로서, 임호프 탱크의 가스 출구에서는 검은 거품이 생기고 불쾌한 냄새가 나는 단점이 있다.

그림 3-14. 임호프조

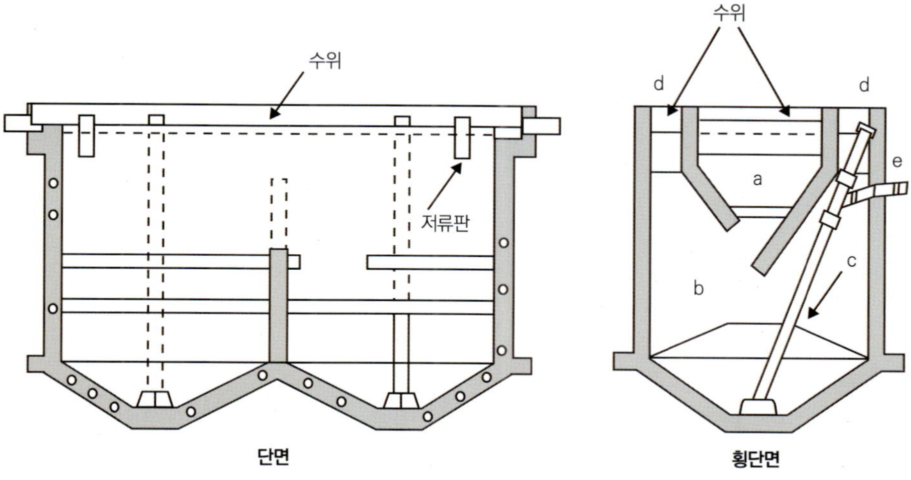

a. 침전실 b. 오니소화실 c. 오니제거관 d. 가스실 e. 부사실

② 호기성 처리(aerobic treatment)

대개 호기성 분해의 초기에는 먼저 혐기성 분해로 쉽게 분해 가능한 물질이 분해된 다음 활동적인 미생물의 호흡으로 이산화탄소가 많이 형성되며, 직접 산화가 일어나고 아질산염, 질소, 황이 생겼다가 질산염과 황산염으로 산화된다.

호기성 처리방법에는 살수여상법과 활성오니법, 접촉여상법, 관개법, 산화지법 등이 있으며 살수여상법과 활성오니법이 가장 많이 이용되는 방법이다.

가. 살수여상법(trickling filter)

폭기여상법, 접촉여상법 및 살수여상법 중 가장 많이 이용되고 있는 여과법으로 접촉여상법의 진보된 방법이라 할 수 있다. 큰 돌을 겹쳐 여과조로 하되, 여기에는 2.5~10cm크기의 돌을 사용하고 돌층의 두께는 1.8~3m정도로 한다. 여기에 예비처리된 하수를 살포하면 돌에 증식되는 미생물과 더불어 생물막을 형성하게 되는데, 표면의 미생물은 호기적 활동을 하나, 막의 아랫부분에서는 산소공급이 차단되어 혐기성 미생물에 의한 혐기성 작용이 진행되므로 살수여상법은 통상 혐기성 처리라 할 수 있다.

그림 3-15. 살수여상법에 의한 하수처리

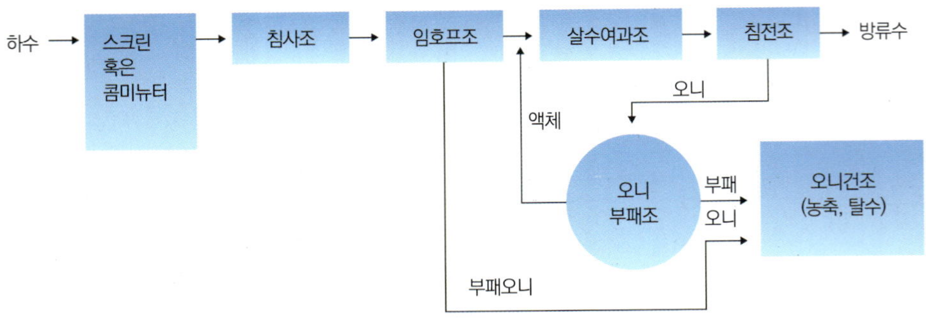

나. 활성오니법(activated sludge process)

가장 진보된 하수처리방식으로 도시의 하수처리법으로 이용되고 있다. 1912년 영국에서 시작되었으며, 제 1침전지를 거쳐 온 하수에 호기성균이 풍부한 활성오니를 하수량의 20~30%정도 첨가하고 2~4시간 충분한 산소를 공급함으로써 호기성균의 활동에 의해 유기물을 분해하는 방법이다. 폭기조를 거친 하수는 제 2침전지로 옮겨 2~3시간 체류시킨 후 상층액은 방류하고 침강오니의 일부는 반송하여 재사용하며, 여분의 활성오니는 예비처리에서 얻어진 오니와 함께 소화조에 보내 혐기성 처리한 후 처분한다.

그림 3-16. 활성오니에 의한 하수처리

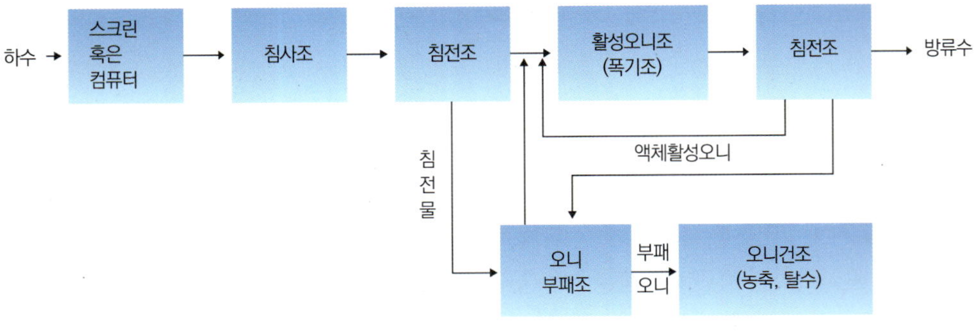

TIP! 살수여상법과 활성오니법

· 살수여상법	· 수량의 급격한 변화에도 처리가 가능하다. · 높은 수압 필요하다. · 파리가 발생하거나 악취가 생길 수 있다. · 산업폐수나 분뇨처리에 이용된다.
· 활성오니법	· 고도로 숙련된 기술을 필요로 한다. · 비용이 적게 든다. · 처리면적이 적어도 가능하다. · 도시의 하수처리에 주로 이용된다.

(3) 오니처리(sludge disposal)

오니의 종류나 지역의 특성에 따라 처리방법에 차이가 있지만 일반적으로 양을 줄이기 위해 농축, 탈수, 건조처리를 하기도 하고 안정화하기 위해 소화, 소각처리 등을 하기도 한다. 따라서 오니처리방법으로는 육상투기법, 해양투기법, 소각법, 퇴비화법, 사상건조법, 소화법 등이 일반적으로 이용되고 있다.

소화법이란 제일 진보된 오니처리법으로 소화조에 오니를 넣어 혐기성 부패를 일으키게 하여 유기물을 분해 안정화시키고 병원미생물을 사멸시키는 방법이다. 충분히 소화된 오니는 건조시켜 비료화할 수도 있고, 육상이나 해양에 투기할 수도 있다.

그림 3-17. 오니처리과정

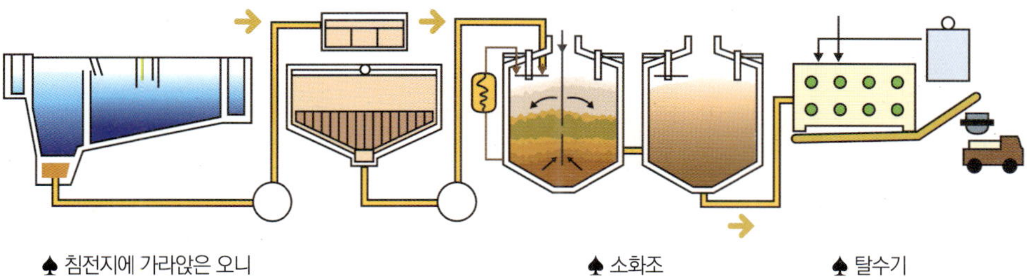

2) 수질오염의 측정

수질오염이란 이화학적 · 생물학적 오염으로 인하여 물의 자정능력이 없어지거나 생물체 내에 유해작용을 할 수 있는 상태를 말한다. 수질오염원의 발생원은 생활하수, 산업폐수, 분뇨 및 축산폐수, 발전소로부터 배출되는 냉각수, 농경지나 거리청소로 인한 배수 등이 있다.

(1) 이화학적 수질오염지표

① **수소이온농도**(pH) : 수중에 존재하는 수소이온량을 나타내는 지수로서 수중에서 일어나는 모든 화학 및 생화학 변화에 대한 지배적인 인자이다.

② **용존산소량**(DO, dissolved oxygen) : 수중에 용해되어 있는 산소량으로, 용존산소가 부족하면 혐기성 부패에 의하여 메탄가스가 발생하고 악취가 난다. DO가 5ppm 이하가 되면 어류가 생존할 수 없는 오염상태이기 때문에 수산용수는 5ppm 이상으로 규정하고 있으며, 담수는 6.5ppm 이상, 해수는 5ppm이 되도록 하여야 한다.

③ **생물화학적 산소요구량**(BOD, biochemical oxygen demand) : 물속의 유기물질이 호기성 상태에서 미생물에 의해 분해되어 안정화되는 데 소비되는 산소량을 의미한다. 보통 20℃에서 5일간 mg/L(ppm)으로 측정하며 BOD가 높다는 것은 분해 가능한 유기물질이 많이 함유되어 있다는 것으로 오염도가 높다는 것을 말한다. 가정하수의 기준은 20ppm 이하이며, 폐수는 30ppm 이하이다.

④ **화학적 산소요구량**(COD, chemical oxygen demand) : 물속의 피산화성 물질인 유기물질이 산화제에 의해 산화될 때 소비되는 산소량을 말하며 mg/L(ppm)으로 측정한다.

⑤ **부유물질**(SS, suspended solids) : 불용해성 물질과 미소물질을 측정한 것으로 여과나 원심분리에 의해 분리되는 o.1㎛ 이상의 입자이며 현탁물질이라고도 말한다.

⑥ **질소, 인, 염화물, 중금속 등**

(2) 생물학적 수질오염지표

① **미생물**(일반세균, 대장균 등)

② **저서생물**

③ **어류**

④ **조류 등**

3) 수질오염의 기전

(1) 하천의 오염

하수가 하천에 방류될 경우 하천의 유량에 의해 희석될 수 있으나 현탁물질은 침전되어 퇴적된다. 이 퇴적된 침전물은 때로는 떠올라 수질을 급격히 오탁시키기도 하고 하류로 운반되기도 한다. 또 용존산소가 부족할 때에는 퇴적물이 부패되어 수질에 악영향을 미치기도 한다.

(2) 부영양화 현상(eutrophication)

가정하수, 도시하수, 공장폐수, 농업폐수 등에는 합성세제와 비료 등에서 유래되는 인산염과 더불어 유기물질이 함유되어 있어서 수조류, 플랑크톤 등 수생식물이 과도하게 번식하게 되고, 물에서 악취가 나며 물의 이용가치를 상실하게 된다.

(3) 적조현상(red tide)

미세한 식물성 플랑크톤(plankton)이 바다에 무수히 발생해서 해수가 적색을 띠는 현상이며, 수산 피해를 가져오는 해역오염의 중요한 문제점이다. 플랑크톤의 호흡작용으로 인해 산소가 부족해지고 플랑크톤이 어류의 아가미를 막히게 하여 어류도 질식사시킨다.

4) 수질오염의 영향

(1) 인체에 대한 피해

① **미나마타병**(minamata disease)

메틸수은폐수에 오염된 어패류를 섭취할 경우 미나마타병을 일으킨다. 수은은 뇌나 중추신경계에 영향을 주어 신경마비를 유도하고 언어장애, 시청각기능장애, 팔다리나 입술 등에 통증, 두통, 시야 흡착 등을 유도한다. 급성독성은 구토, 설사, 단백뇨, 구내염을 일으킨다.

TIP! **미나마타병**

1953~1979년까지 일본의 구마모토현 미나마타시의 Minamata만 연안에서 발병한 환자 1,583명 중 284명이 사망하였다. 그 원인을 조사한 결과 인근 도시의 공장에서 acetaldehyde합성과정에서 흘러나온 methyl 수은폐수에 오염된 어패류를 장기간 먹은 사람들에게서 발병된 것이 확인되었다. 그래서 미나마타병이라고 명명되었다.

② **이타이 이타이병**(itai itai disease)

카드뮴은 지하수나 지표수에 오염되어 농산물에 축적되어 이를 섭취한 사람에게 이타이 이타이병을 일으킨다. 카드뮴은 전신권태나 피로감, 요통, 골연화증, 보행곤란, 전신통증 등을 유도한다.

TIP! **이타이 이타이병**

1929~1946년까지 일본 도야마현에 있는 미쯔이 아연 제련공장에서 버린 폐광석에 함유된 카드뮴(Cd)이 스며들어 자란 농산물(쌀, 대두 등)을 섭취한 사람들에게서 카드뮴 중독증상이 나타나 환자 258명 중 128명이 사망하였다. itaiitai는 통증을 호소하는 일본의 지방 방언 소리로서 신음하면서 죽어가는 비참한 질병이다.

(2) 경제적 피해

오염된 물은 토양성분이나 농작물에 직접적인 피해를 주고, 수중 용존산소량(DO)의 감소로 수중생물이 서식할 수 없어지거나 어패류에 직접적으로 어독을 일으키게 된다.

(3) 상수원의 오염

유기물이 많은 유기폐수나 시안, 카드뮴, 수은, 크롬, 납과 같은 유독 물질에 의해 상수원이 오염된다.

(4) 생태계의 파괴

양조장, 도축장, 피혁공장 등에서 유출되는 유기폐수는 수중의 용존산소(DO)를 감소시키고 부영양화를 촉진하며 자정작용을 저해하여 악취를 발생시키며 생태계를 파괴한다.

5) 수질오염의 방지대책

(1) 하수도 정비 및 하수처리장을 증설한다.
(2) 선업폐수처리 시설을 완비한다.
(3) 폐수처리방법을 연구하고 개발한다.
(4) 법적 규제를 강화한다.
(5) 수질보전을 위한 계몽 및 교육을 강화한다.

6) 수질환경기준

1990년의 수질 환경보전법에서는 '수질오염으로 인한 국민건강 및 환경상의 유해를 예방하고 하천, 호수 등 공공수역을 적정하게 관리 보전함으로써 모든 국민이 건강하고 쾌적한 환경에서 생활할 수 있게 함을 목적으로 한다'라고 규정하고 있다.

우리나라의 수질환경기준은 환경정책기본법에서 하천, 호소, 지하수, 해역으로 구분하여 규정되어 있으며, 항목별로는 하천수의 경우 생활환경의 기준과 사람의 건강보호를 위한 기준으로 구분하여 규정하고 있다.

표 3-11. 우리나라의 하천 수질환경기준

구분	등급	이용 목적별 적용대상	기 준				
			pH	BOD (mg/L)	SS (mg/L)	DO (mg/L)	MPN /100mL
생활환경	Ⅰ	상수원수 1급 자연환경보전	6.5~8.5	1 이하	25 이하	7.5 이상	50 이하
	Ⅱ	상수원수 2급 수산용수 1급 수영용수	6.5~8.5	3 이하	25 이하	5.0 이상	1,000 이하
	Ⅲ	상수원수 3급 수산용수 2급 공업용수 1급	6.5~8.5	6 이하	25 이하	5.0 이상	5,000 이하
	Ⅳ	공업용수 2급 농업용수	6.5~8.5	8 이하	100 이하	2.0 이상	-
	Ⅴ	공업용수 3급 생활환경보전	6.5~8.5	10 이하	쓰레기 등이 떠있지 아니할 것	2.0 이상	-

구 분	등 급	기 준
사람의 건강보호	전 수 역	카드뮴(Cd) – 0.01mg/L 이하 비소(As) – 0.05mg/L 이하 시안(CN) / 수은(Hg) / 유기인 – 검출되어서는 안됨 연(Pb) – 0.1mg/L 이하 6가크롬($Cr6^{+}$) – 0.05mg/L 이하 포리크로리네이티드비페닐(PCB) – 검출되어서는 안됨 음이온 계면활성제(ABS) – 0.5mg/L 이하

비고
1. 상수원수1급 – 여과 등에 의한 간이정수처리 후 사용
2. 상수원수2급 – 침전여과 등에 의한 일반적 정수처리 후 사용
3. 상수원수3급 – 전처리 등을 거친 고도의 정수처리 후 사용
4. 수산용수1급 – 빈부수성수역의 수산생물용
5. 수산용수2급 – 중부수성수역의 수산생물용
6. 자연환경보전 – 자연경관 등의 환경보전
7. 공업용수1급 – 침전 등에 의한 통상의 정수처리 후 사용
8. 공업용수2급 – 약품처리 등 고도의 정수처리 후 사용
9. 공업용수3급 – 특수한 정수처리 후 사용
10. 생활환경보전 – 국민의 일상생활에 불쾌감을 주지 아니할 정도

6. 폐기물 처리

1) 폐기물의 분류

우리나라의 폐기물관리법에 의하면 '폐기물(廢棄物)이란 오니(찌꺼기), 폐유, 폐산, 폐알칼리, 쓰레기, 연소재, 동물의 사체 등으로 인간의 생활이나 사업 활동에 불필요한 물질'을 말한다. 폐기물은 생활폐기물과 사업장 폐기물로 구분된다.

(1) 생활폐기물

생활폐기물이란 일반가정이나 소규모 사업장에서 발생되는 것으로서 단독주택이나 공동주택에서 배출되는 '가정생활폐기물'과 제조업에서 배출시설계 폐기물을 제외한 모든 폐기물과 시장이나 상가 등의 비제조업에서 배출되는 '사업장 생활폐기물'이 있다.

(2) 사업장 폐기물

사업장 폐기물에는 사업장 배출시설계 폐기물, 건설폐기물, 지정폐기물이 있다.

'사업장 배출시설계 폐기물'은 대기환경, 수질환경 등 배출시설을 설치한 사업장의 제조 공정 등에서 배출되는 오니류나 폐금속류 같은 폐기물을 말하고, '건설폐기물'은 건설공사기간동안 현장에서 발생되는 콘크리트를 포함한 5톤 이상의 폐기물이다. '지정폐기물'은 사업장 폐기물 중 폐유, 폐산, 폐알칼리, 인체적출물 및 감염 우려가 있는 폐기물 등을 말한다.

2) 생활 폐기물의 처리

(1) 생활폐기물의 출처에 따른 분류

① **주개**(garbage) **:** 식료품류, 생선류, 저장식품류 등의 동식물성 유기물로 부엌에서 나오는 쓰레기

② **잡개**(rubbish)

- 가연성 진개 : 종이, 나무, 직물류, 피혁류 등 가정, 사무실, 슈퍼 등의 쓰레기
- 불연성 진개 : 금속, 도자기, 석기 등 가정, 사무실, 슈퍼 등의 쓰레기
- 혼합 진개 : 주개와 잡개가 혼입된 쓰레기

③ **가로 진개**(street refuse) **:** 낙엽, 오물, 동물의 사체 등과 같은 가로 쓰레기

④ **공장 진개**(industrial refuse)

⑤ **시장 진개**(market refuse)

⑥ **동물 사체**(dead animals)

⑦ **재**(ash)

(2) 생활폐기물의 수집방법

① 용기수집

플라스틱 등의 용기를 이용하여 수집하였다가 쓰레기 수집차가 오는 날에 일정장소에 운반하여 내놓고 용기가 비워지면 비운 용기만을 다시 회수해 오는 방법이다.

② 대수집

폴리에틸렌이나 지류(紙類)의 주머니나 부대에 쓰레기를 넣어서 수집해 가도록 하는 방법이다.

③ 분리수거함 수집(dust box)

일정장소에 대형 dust box를 비치하여 놓고 수집차에 설치된 크레인을 이용해서 들어 올려서 수집하는 방법이다.

(3) 생활폐기물의 처리방법

생활폐기물의 수집, 운반, 보관, 처리는 지방자치단체가 직영하는 체계와 법 제14조 제2항에 따라 민간업체에게 계약 후 위탁대행하게 하는 체계로 운영되고 있다. 생활폐기물의 양적인 증가로 인해서 처리장소 선정 및 처리방법 채택 등이 문제점으로 제기되고 있는데 생활폐기물 처리방법에는 위생적 매립, 퇴비화, 투기, 소각, 가축사료 이용 등이 있다.

① 위생적 매립법

위생적 매립법이란 저지대에 쓰레기를 매립 후 매일 복토를 하는 방법이다. 처리비용이 적게 들고 처리방법이 용 이하며 매립 후 토지를 이용할 수 있는 장점이 있으나 부엌쓰레기만을 매립할 때는 그 과정에서 악취, 쥐 · 파리 등의 발생률이 높아지며 생활환경의 오염 및 지하수의 오염 등의 문제점이 있다. 매립방법에는 면매립법(areafill method, 저지매립법), 구매립법(tranch method), 경사매립법(arearamp method)이 있다. 생활폐기물의 경우 발효가 이루어져야 하므로 통기성이 좋아야 하고, 매립생활폐기물의 가장 적당한 높이는 1~2m이며 한 층의 높이는 3m 이내로 해야 한다. 어느 매립법이든지 매립경사는 30℃의 경사가 좋고, 매립 직후에는 반드시 흙 등으로 24시간 이내에 15~20cm 이상의 복토를 실시해야 하며, 최종 복토인 경우는 0.6~1m 두께로 복토한다. (폐기물관리법 규정은 50cm 이상)

매립 시에는 저지대나 산골짜기 등이 적당하고 수질오염이나 화재의 발생이 없도록 해야 하고, 악취발생으로 쥐나 위생해충의 서식이 없도록 복토 등 완벽한 처리를 하도록 주의한다. 민가에서 멀리 떨어져 있는 곳이나 수거차량의 진입이 용이한 곳이 좋으며 수거지역과의 거리도 너무 멀지 않아야 한다. 보통의 매립지는 매립 후 5년 정도면 지반 침하는 안정화되어 도로나 운동장 또는 농장 등으로 사용가능하고, 주택으로 사용할 경우는 복토 후 10년 이상 경과한 후에 이용하는 것이 좋다.

그림 3-18. 폐기물의 분해 기간

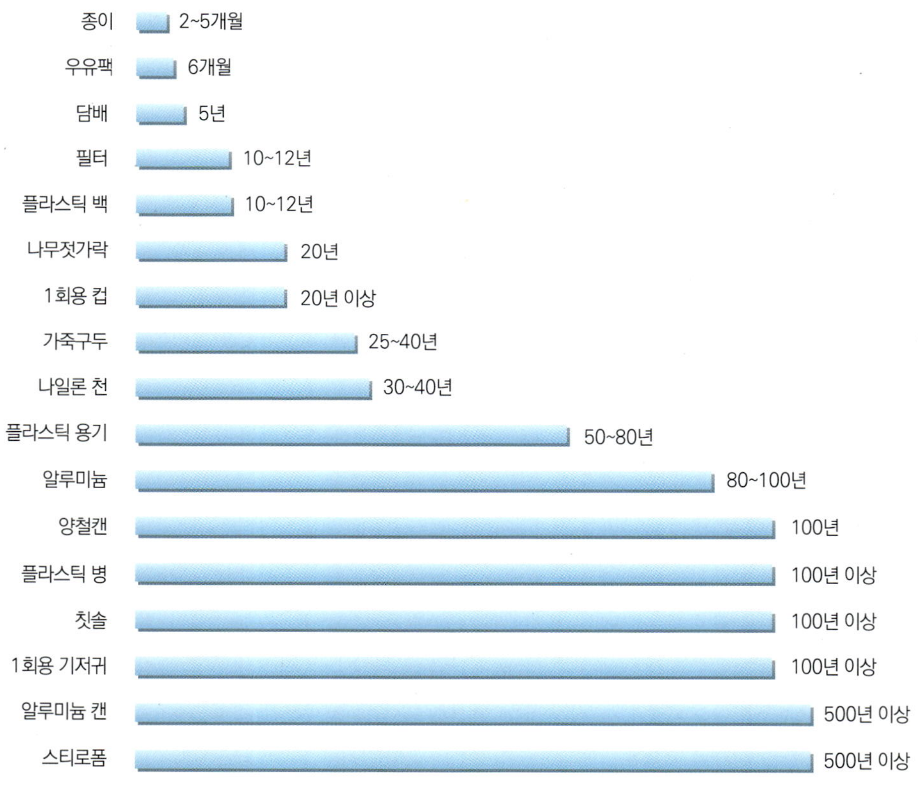

② 퇴비화법

농촌이나 농촌 주변의 도시에서는 4~5개월을 발효시켜서 퇴비로 이용하고 있는데 최근에는 고속퇴비화 시설이 설비되어 2~3일이면 좋은 비료를 얻을 수 있다. 특히 발효과정에서는 60~70℃의 발열이 생겨서 병원미생물이나 기생충을 사멸시킬 수도 있다.

③ 투기법

투기법은 가장 간단한 방법으로 저지대투기법과 해양투기법이 있다. 저지대투기법은 악취가 발생하고 쥐나 파리의 서식처가 되어 감염병 발병위험이 있다. 해양투기법은 지하수나 해양오염 등의 문제가 생길 수 있어서 우리나라에서는 폐기물 관리법으로 금지하고 있다.

④ 소각법

소각법은 폐기물의 부피를 90~95% 감소시키고, 잔사가 안정화되기 때문에 각종 가연성 쓰레기가 많은 도시 쓰레기의 처리에 가장 이상적인 방법이다. 설치 소요면적이 적고, 잔유물이 적으며 매립에 적합하다. 또한 기후 및 기상에 영향을 받지 않고 위생적이며 소각에서 발생하는 열을 이용할 수도 있다. 하지만 건설비가 많이 들고 소각시설 건설부지의 취득에 어려움이 있다. 대기오염방지시설도 필요하며 소각시 불완전 연소가 되면 일산화탄소가 심하게 발생되고 악취가 발생하는 등 2차 오염문제를 야기할 수도 있다. 특히, 인류가 만든 최고의 맹독성 물질이라는 다이옥신(tetrachloro-dibenzo-p-dioxin)을 발생한다는 문제가 있다.

⑤ 재활용법

재활용법은 폐기물의 양을 감소시킴으로써 처리비용을 절감시킬 수 있고, 한정된 천연자원을 절약, 환경악화를 방지하는 등의 장점이 많다. 하지만 회수 문제나 소비자의 선호도가 떨어지는 점, 사용상의 제한 등의 단점을 가지고 있다.

7. 의복과 주택보건

1) 의복과 건강

의복은 여러 벌의 피복으로 한 벌의 복장을 이룬 것을 말하며, 인간은 신체 보호와 위엄, 예의 등을 위해 의복을 입고 생활한다.

의복재료의 종류에는 식물성섬유(목면, 마, 아마 등), 동물성섬유(견, 모, 피혁 등), 광물성섬유(석면, 고무 등) 그리고 인조섬유가 있다. 인조섬유에는 재생섬유(viscose인견, 동암모니아인견 등), 반합성섬유(estron인견, acetate인견 등), 합성섬유(nylon, amylan 등의 polyamide계, vinylon 등의 polyester계 등)가 있다.

(1) 의복의 위생적 조건

① 온도, 습도, 기류 등의 기후조절력이 좋아야 한다.

② 피부의 감촉이 좋아야 한다.

③ 신체활동에 적합해야 한다.

④ 잘 더러워지지 않아야 한다.

⑤ 세탁에 적합해야 한다.

⑥ 가볍고 외부 위험에 대한 방어력이 강해야 한다.

(2) 의복기후 조절작용

인간은 의복을 착용함으로써 의복 최외층과 신체의 피부표면과의 사이에 형성된 의복기후(clothing climate)에 의하여 체온조절에 영향을 주는데, 의복에 의해서 조절할 수 있는 외기온도는 10~26℃이며 일반적으로 30℃ 이하에서는 냉감을 느끼고 34℃ 이상에서는 더운 감을 느낀다.

Rubner에 의하면 동물 털의 열전도율은 6.1, 견직물 19.2, 마직 29.5이며 함기량은 모피 98%, 모직 90%, 무명 70~80%, 마직 50%라고 하였다. 대체로 피복재료의 열전도율은 피복의 함기량과 반비례한다.

2) 주택보건

주택은 인간의 신체적, 정신적 건강을 유지 및 증진시킬 수 있는 중요한 인위적 환경요인이 되어야 한다.

(1) 주택의 보건학적 조건

쾌적하고 편안한 주거환경을 위해서는 주택이 갖추어야 할 기본적인 조건이 충분히 구비되어야 한다.

① 외부의 냉(冷) · 온(溫) · 건(乾) · 습(濕) · 풍(風)에 대처할 수 있어야 한다.

② 사고발생, 질병발생의 요인이 없어야 한다.

③ 안전, 보안 및 재해를 방지할 수 있어야 한다.

④ 생리적인 조건에 적합하고 심리적으로 안정감을 느낄 수 있어야 한다.

⑤ 일상생활을 편리하고, 건강하게, 정서적으로 즐겁게 영위할 수 있어야 한다.

⑥ 가계의 주거비 부담이 과대하지 않고 능률적인 생활을 할 수 있어야 한다.

(2) 대지

① 인근환경에 공해발생의 공장이 없어야 하고, 교통이 편리해야 한다.

② 지형은 지나치게 저지대나 고지대가 아닌 언덕의 중턱이 좋으며 주택을 남향, 동남향이나 동서향 10° 이내로 건축할 수 있는 대지여야 한다.

③ 토양은 건조하고 물의 침투성이 크며 쓰레기 등 유기물의 매립지가 아닌 지질이어야 한다.

④ 지하수위는 지표로부터 1.5m 이상 3m 정도이고 좋은 수질의 지하수를 얻을 수 있는 곳이어야 한다.

⑤ 하수처리가 잘 되어야 한다.

(3) 주택의 구조

주택의 구조는 그 지방의 기후나 생활습관 등에 따라서 달라질 수 있다.

① 지붕과 벽은 방서, 방한, 방수, 방음이 잘 되어야 한다.

② 방열을 위해 천정과 지붕의 공간은 넓게 하고, 천정높이는 2.1m 정도가 좋다.

③ 마루는 통기를 고려하여 지면으로부터 45cm 이상의 간격을 두도록 한다.

④ 거실, 침실 및 어린이방은 남향으로 하고, 잘 쓰지 않는 방은 북쪽으로 한다.

(4) 채광 및 조명

일광은 시력이나 정신, 사고 등 우리의 건강과 밀접한 관계가 있다.

주간의 태양광선에 의한 채광 즉, 자연조명과 연소산물이나 전기에너지를 이용하는 인공조명이 있다.

① 자연조명(채광)

자연조명이란 직사광선과 천공광(天空光)에 의한 조명을 말하며 천공광은 창을 통하여 실내에 이용되는 것의 주를 이룬다. 자연조명은 인공조명에 비하여 연소물(고체, 액체, 가스 등)이 없고 경제적이며 조도의 평등으로 눈의 피로가 적은 장점이 있다. 거실의 창면적은 바닥면적의 1/7~1/5, 벽면적의 70%가 적당하며, 우리나라는 건축법 제 18조에 의해 바닥면적의 1/10 이상 되어야 한다. 같은 면적에서 창이 세로로 긴 것이 조도를 균등히 할 수 있어 유리하고, 조명의 평등을 요하는 작업실은 동북 또는 북향의 창이 좋으나 일반적으로는 남향이 가장 밝고 일조시간이 길어서 좋다. 거실의 안쪽길이는 바닥에서 창틀 윗부분까지 높이의 1.5배 이하인 것이 좋고 광량이 많으면 커튼이나 그 밖에 차광물을 사용한다. 또한 실내의 밝기는 천정이나 벽의 색에 영향을 받는데 흰색의 반사율은 70~80%, 황색 55~65%, 회색 15~55%, 진녹색은 10~20%이다.

그림 3-19. 창문의 개각과 입사각

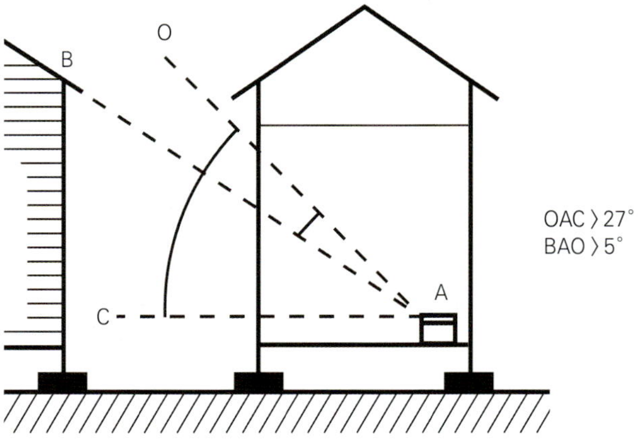

• 개각(open angle) : 창을 통하여 실내조명을 꾀할 때, 창 상단과 작업점을 연결하는 선(O)과 작업점과 창전면 차폐건물 상단을 연결하는 선(B)과의 사이에 이루어지는 각도이며 보통 4~5° 이상이 좋다.

• 입사각(angle of incidence, cross angle) : 높은 곳에 있는 목표물을 관측할 때, 관측자의 시선(O)과 지평선(C)이 이루는 각도이며 보통 27° 이상이 좋다.

② 인공조명

가장 위생적인 인공조명은 전기에너지를 이용하는 것이며 적절한 조도는 정상시력의 유지와 작업능률의 향상, 사고방지를 위하여 중요하다. 일반 작업의 경우는 100~200Lux, 독서를 할 때는 150Lux, 정밀작업의 경우에는 300~500Lux가 필요하다. 부적당한 조명으로 인해 근시, 안정피로, 안구진탕증, 백내장 등의 신체장애 등이 생길 수 있다.

가. 인공조명의 구비조건

조도는 작업이나 생활에 충분한 밝기여야 하며 조명의 색은 주광색에 가까운 것이 좋다. 폭발 및 발화 등의 위험이 없어야 하며 너무 강한 음영이나 현휘를 일으키지 않아야 한다. 취급이 간편하고 저렴하며 다량의 열이나 유해물질을 발생해서는 안 된다.

나. 인공조명의 방식

직접조명은 조명효율이 크고 경제적이며 설비가 간단하지만 강한 음영과 현휘를 일으켜 불쾌감을 느끼게 할 수 있다. 간접조명은 반사에 의한 산광상태가 되어 고른 조도를 얻을 수 있어 온화한 감을 느낄 수 있으나 조명효율이 낮고 설비의 유지비가 약간 많이 들어 비경제적이다. 반간접조명은 직접조명과 간접조명의 절충식으로 반투명의 역반사 갓에 의해 작업면에 오는 광선의 1/2 이상은 간접광, 나머지는 직접광으로 이용하는 방법으로 가장 위생적인 조명방식이다.

· 직접조명 : 90~100%

· 반직접조명: 60~90%

· 전반확산조명: 40~60%

· 반간접조명 : 10~40%

· 간접조명 : 0~10%

그림 3-20. 조명방식

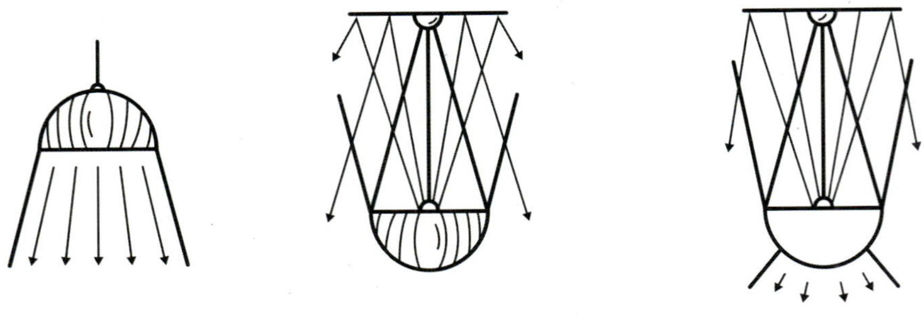

표 3-12. 인공조명의 표 준 조도

구 분	표준 조도(Lux)
사무실, 도서실, 교실	80~120
옥내 체조장, 대합실, 강당	30~80
정밀 작업실(식당, 정밀기계작업), 미용실, 시계점, 의상실	100~200
보통 작업실, 거친 작업실	5~100, 25~50
보통 상점	50~100
백화점(지하 - 상층)	100~200, 80~120

(5) 실내온도 조절

적당한 실내온도 범위는 18±2℃이고, 실내습도범위는 40~70%이다. 실내의 온도는 일정해야 하며, 두부와 족부의 온도차는 2~3℃ 이상이어서는 안 된다.

의복에 의한 온도조절범위가 10~26℃이므로 쾌적한 실내온도의 조절을 위해서 보통 10℃ 이하에서는 난방이 필요하며, 26℃ 이상에서는 냉방이 필요하다.

① 난방(heating)

실내의 열손실은 벽의 방열과 환기 등에 의해서 일어난다. 실온은 수평, 수직으로 균등해야 하며 온도조절이 자유롭고 편리하며 습도조절이 가능하고 가스 등 유해물질이 발생되지 않으며 화재나 폭발의 위험이 없고 경제적이어야 한다.

난방법에는 국소난방과 중앙난방이 있다.

국소난방은 온원을 국소에 두는 방법으로 경제적이나 불편하고 가스 및 진애 등의 오염, 화재 사고의 위험이 크다. 중앙난방은 일정한 장소에 온원을 설치하여 배관을 통하여 필요한 곳에 공급하는 방법으로 실내오염과 화재위험은 적으나 시설비와 관리비가 많이 든다. 중앙난방법에는 공기조절법(carrier system), 온수난방법, 증기난방법, 지역난방법 등이 있다.

② **냉방**(cooling)

방서는 지붕과 벽의 수열량을 적게하고 식수 등을 하여 적당한 해가림을 하며 벽체는 열차단력이 큰 자재를 이용한다. 냉방법에는 국소냉방과 중앙냉방이 있다.

국소냉방에는 room cooler와 air conditioner, 선풍기 등이 있고 중앙냉방에는 carrier system이 있다. 냉방시 실내외 온도차는 5~7℃ 이내가 좋으며, 10℃ 이상의 온도차는 인체에 유해하다. 온도차가 너무 심하면 정신적인 스트레스, 두통, 감기, 설사, 신경통 등이 발생한다.

표 3-13. 적정 실내 온도

구 분	표준 조도(Lux)
거실, 사무실, 작업실, 교실	18~20
침실	14~16
욕실	20~22
병실	22
강당, 집회장, 경작업실	16~18
중작업실, 체육관, 대합실, 외출복 착용 장소	10~15

(6) 환기

실내의 오탁된 공기를 내보내고 신선한 공기가 들어오게 하는 것으로 자연환기와 인공환기가 있다.

① 자연환기

실내의 공기는 실내외의 온도차, 옥외의 풍력, 기체의 확산력 등에 의해서 이루어진다. 무풍 시에 환기는 주로 실내외의 온도차에 의해 이루어지는 데 이를 중력환기(gravity ventilation)이라 하며 이것은 온도차에 의해 밀도차가 생기며 이에 의해 압력차가 발생하여 일어나는 현상이다. 실내의 온도가 외부보다 높으면 실내공기가 팽창하여 상승하고 실내의 상부기압이 증가하여 공기가 밖으로 나가려고 한다. 밖에서 실내로 들어오는 공기는 하부를 통해서 유입되고 실내에서 밖으로 나가는 공기는 상부를 통해 유출되는데 이 중간에 '압력0(zero)지대'가 형성된다. 이를 중성대라고 하며 중성대는 천정 가까이 형성되는 것이 환기량이 크며 방바닥 부분에서 형성되면 반대로 환기량이 적어진다. 따라서 실내의 기온이 외부보다 높을 때에는 높은 곳에 창을 이용해야 한랭을 직접 느끼지 않고 빠르게 환기할 수 있다.

기온이 낮은 계절에는 기온차에 의한 환기가 크며, 따뜻한 계절에는 풍력에 의한 환기가 크다.

② 인공환기

주방이나 극장, 강당, 화장실, 공장, 실험실 등 자연환기만으로 불충분할 경우에는 인공환기가 필요하다. 인공환기시에는 온도와 습도의 신속한 교환과 생리적 쾌적감(취기, 오염공기)이 이루어야 하며, 신선한 공기가 유입되고 교환 공기가 고르게 확산되어야 한다. 인공환기법에는 송풍법, 배기법, 병용법 등이 있다.

송풍법은 옥외 신선한 공기를 실내로 보내는 방법이고, 배기법은 실내의 오염된 공기를 흡입하여 옥외로 내보내는 방법이다. 이 두 가지 기능을 갖춘 효과적인 방법이 병용법이다.

그림 3-21. 환기

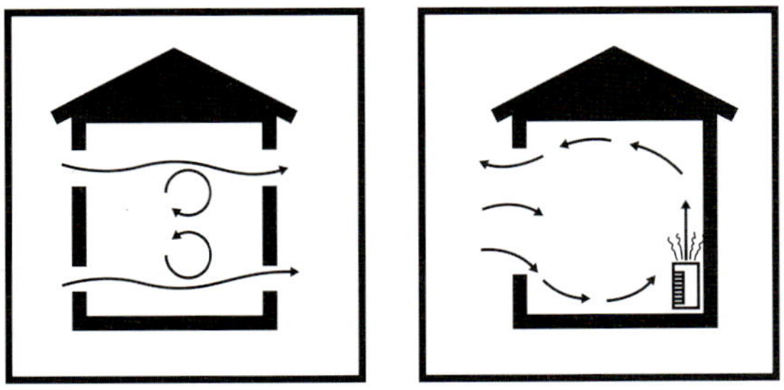

(a) 통풍 (b) 환기

3) 소음과 진동

(1) 소음의 환경기준

소음(noise disturbance)이란 듣기 싫은 음, 불쾌한 음, 일상생활을 방해하는 음, 생리적 변화를 주는 음, 청력을 장해하는 음 등을 총칭하는 말로서 환경정책기본법에서는 기계, 기구, 시설, 기타 물체의 사용으로 발생되는 강한 소리를 말한다.

소음의 주 발생원인은 공장소음, 건설작업장 소음, 교통소음(자동차, 기차, 항공기 등), 생활소음(영업장, 시장, 냉난방기 등) 등이 있다.

매 초당 음의 진동횟수를 주파수라고 하여 Hz(Hertz) 또는 c/s(cycle)로 나타내는데 인간이 소리로서 감지할 수 있는 가청음역의 범위는 16~20,000Hz, 일상회화 음역범위는 250~3,000Hz이다. dB(decibel)은 Bel의 1/10이며, 음의 강도와 음압의 범위를 상용대수로 사용하여 만든 단위로서 음의 강도는 음파가 진행되는 방향으로 수직면의 단위방향에 대해서 단위시간에 통과하는 평균 에너지를 말한다. 음압은 밀도가 낮은 부분과 높은 부분의 압력의 변화를 말한다.

우리나라에서는 1990년 소음진동규제법을 제정하고 공포하여 시행하고 있다.

작업환경의 소음의 허용기준은 개인의 감수성에 따른 차이가 있으나 1일 8시간 기준 90dB(A)를 넘어서는 안 되며, 어떠한 경우에도 115dB(A)를 넘어서는 안 된다.

환경정책기본법 시행령 제2조에서는 소음의 환경기준을 일반지역과 도로변지역으로 구분하여 낮과 밤으로 나누어 규제하고 있으며, 주간은 50~70dB, 야간은 40~65dB로 규제하고 있다.

표 3-14. 소음환경기준

지역 구분	적용대상지역	기준(dB(A))	
		낮(06:00~22:00)	밤(22:00~06:00)
일반 지역	"가" 지역	50	40
	"나" 지역	55	45
	"다" 지역	65	55
	"라" 지역	70	65
도로변 지역	"가" 지역 / "나" 지역	65	55
	"다" 지역	70	60
	"라" 지역	75	70

- "가"지역: 국토의 계획 및 이용에 관한 법률 제 36조제1항의 규정에 의한 관리지역 중 보전관리지역과 자연환경 보전지역 및 농림지역, 도시지역 중 녹지지역, 시행령 제 30조의 규정에 의한 주거지역 중 전용주거지역, 의료법 제3조의 규정에 의한 종합병원의 부지경계로부터 50미터 이내의 지역, 초 · 중등교육법 제 2조 및 고등교육법 제2조의 규정에 의한 학교의 부지경계로부터 50미터 이내의 지역, 도서관 및 독서진흥법 제 2조의 규정에 의한 공공도서관의 부지경계로부터 50미터 이내의 지역.
- "나"지역: 국토의 계획 및 이용에 관한 법률 제36조제1항의 규정에 의한 관리지역 중 생산관리지역, 시행령 제 30조의 규정에 의한 주거지역 중 일반주거지역 및 준주거지역.
- "다"지역: 국토의 계획 및 이용에 관한 법률 제36조 제1항의 규정에 의한 도시지역 중 상업지역과 동조동항의 규정에 의한 관리지역 중 계획관리지역, 시행령 제30조의 규정에 의한 공업지역 중 준공업지역.
- "라"지역: 국토의 계획 및 이용에 관한 법률 시행령 제30조의 규정에 의한 공업지역 중 일반공업지역 및 전용공업지역, '도로'라 함은 1종렬의 자동차(2륜자동차를 제외한다)가 안전하고 원활하게 주행하기 위하여 필요한 일정폭의 차선을 가진 2차선 이상의 도로를 말한다. 이 소음환경기준은 항공기소음 · 철도소음 및 건설작업 소음에는 적용하지 아니한다.

시장 · 군수 · 구청장은 주민의 정온한 생활환경을 유지하기 위하여 사업장 및 공사장 등에서 발생되는 소음진동을 규제하여야 하며 이와 관련된 규제대상 및 규제 기준은 환경부령으로 정하고 있다.

(2) 소음의 영향

일반적으로 저주파음보다 고주파음이 더욱 불쾌감을 일으키고 상업지역이나 공업지역 등은 55~59dB(A)에서 불쾌감을 일으킨다. 주거지역에서는 50dB(A)에서, 병원이나 요양시설 및 녹지지역에서는 45~49dB(A) 이상에서 불쾌감을 느끼고 야간에는 35dB(A) 이상에서도 수면방해를 일으킨다. 이렇듯 소음은 불쾌감이나 수면장애는 물론 교감신경에 작용하여 흥분 · 불안 · 두통 및 위장기능 저하 등의 생리적 장애를 일으킨다. 또한 맥박수 증가, 호흡곤란 및 신진대사 항진, 체중증가 및 발육장애, 청력장애, 회화 방해 및 작업 능률 저하 등을 초래한다.

TIP! **소음성 난청**

인체가 강력한 소음에 일시적으로 노출된 직후에는 어느 정도의 청력손실이 발생하지만 시간이 경과하면서 점차 회복되는 현상을 보인다. 그러나 반복 노출되면 청력회복시간이 길어져서 결국은 불가역적인 영구성 청력손실을 일으키게 되며 이것이 소음성 난청이다. 소음성 난청은 3,000~6,000Hz의 고주파음에 대한 청력손실로부터 나타나며 청력장애의 원인 중 가장 많은 것이 소음작업으로 인한 직업성 난청이다.

표 3-15. 소음환경기준

dB(A)	소음의 정도
20~30	속삭이는 소리
50~60	일반적으로 대화하는 소리
70~80	거리에서의 시끄러운 소리
80~90	지하철 속에서의 소리
110~120	제트기 등의 이착륙 지점에서의 소리
140	통각의 소리

(3) 소음방지 대책

① 공장, 건설장 및 교통 소음의 발생을 방지한다.

(무음해머 사용, 방음시설, 폭약사용 규제, 발생음이 적은 기계 사용, 소음기 부착, 속도 제한, 경적제한 등)

② 도시계획을 정비하며 소음의 확산을 방지한다.

③ 소음 피해자의 대책수립 및 소음방지의 지도, 교육을 실시한다.

④ 법적 규제 등이 필요하다.

(4) 진동

기계, 기구, 시설, 기타 물체의 사용으로 발생되는 강한 흔들림을 진동이라고 한다. 진동의 주 발생원인은 공장진동, 건설진동, 교통진동 등이 있다. 인간이 느낄 수 있는 주파수의 범위는 0.1~500Hz이며 인체에 악영향을 주는 주파수의 범위는 1~90Hz이다. 철도차량의 진동수는 10~13Hz이다.

공장진동의 배출허용기준을 보면 대상진동레벨에서 보정표에 의해 보정한 평가진동레벨이 60dB(V) 이하가 되도록 규정하고 있다.

표 3-16. 생활진동 규제기준

대상 지역	기준(dB(V))	
	낮(06:00~22:00)	밤(22:00~06:00)
주거지역, 녹지지역, 관리지역 중 취락지구 및 관광·휴양개발진흥지구, 자연환경보전지역, 그 밖의 지역에 소재한 학교·병원·공공도서관	65 이하	60 이하
그 밖의 지역	70 이하	65 이하

♠ 진동의 측정 및 평가기준은 환경분야 시험, 검사 등에 관한 법률 제 6조 제1항 제2호에 해당하는 분야에 대한 환경오염공정시험기준에서 정하는 바에 따른다.
♠ 대상지역의 구분은 국토의 계획 및 이용에 관한 법률에 따른다.
♠ 규제기준치는 생활진동의 영향이 미치는 대상지역을 기준으로 하여 적용한다.
♠ 공사장의 진동 규제기준은 주간의 경우 특정공사의 사전신고 대상 기계·장비를 사용하는 작업시간이 1일 2시간 이하일 때는 +10dB을, 2시간초과 4시간 이하일 때는 +5dB을 규제기준치에 보정한다.
♠ 발파진동의 경우 주간에만 규제기준치에 +10dB을 보정한다.

(5) 진동의 영향

진동은 신체에 주는 영향에 따라 국소진동과 전신진동으로 분류하며 국소진동은 대개 8~1,500Hz정도로 벌목공, 토건공, 착암공, 연마공 등에서와 같이 진동이 상지를 거쳐 신체구간으로 전파된다. 지관절 부분에서는 전달률이 약해지지만 증폭되는 경우도 있으며 레노이드병(Raynaud's phenomenon)과 골 · 관절장애 등을 일으킨다.

전신진동은 대개 2~100Hz정도가 문제가 되는데 기중기 운전공, 발전기 조작원, 교통기관 승무원 등과 같이 진동이 전신적으로 작용하는 경우로 내장하수, 위장장애, 월경장애, 현기증, 두통 등의 증상을 일으킨다. 불쾌감, 요천부의 동통, 운동지각, 자세반사 등의 장애가 있다.

TIP! 국소진동 장해

· 레노이드병 : 손가락에 있는 말초혈관 운동의 장해로, 혈액순환이 저하되어 손가락이 창백해지고 동통, 저림, 냉감 등을 일으킨다.

· 골, 관절장애 : 심한 진동을 받으면 골, 관절, 신경, 근육, 건, 인대, 혈관 등 연부조직에 장해가 나타난다.

(6) 진동 방지 대책

① 진동원을 제거하거나 개량한다.

② 인체와 진동원과의 전파경로의 차단 및 완충물(고무, 스펀지 등)을 설치한다.

③ 보호용 장갑 및 의복을 착용한다.

④ 작업시간의 단축 등이 있다.

Chapter 3. 산업보건

1. 산업보건의 개념

1) 산업보건의 정의

산업보건(industrial health)은 국제노동기구(ILO)와 세계보건기구(WHO) 공동위원회(1950년도)에서 다음과 같이 정의를 하였다.

"산업보건이란 모든 직업에서 일하는 근로자들의 육체적, 정신적 그리고 사회적인 안녕을 최고도로 유지 증진시키며, 작업조건으로 인한 질병을 예방하고, 건강에 유해한 작업조건으로부터 근로자들을 보호하며 그들을 정서적으로나 생리적으로 알맞은 작업조건에서 일하도록 배치하는 것이다." ("The promotion and maintenance of the highest degree of physical, mental, and social well~being of workers in all occupation.")

즉, 산업보건의 중요임무는 근로자의 건강관리, 작업환경관리, 직업병의 예방과 치료를 통해 작업능률과 효율을 극대화하는데 있다고 볼 수 있다.

우리나라의 산업안전보건 제1조에서는 "이 법은 산업안전보건에 관한 기준을 확립하고 그 책임의 소재를 명확하게 하여 산업재해를 예방하고 쾌적한 작업환경을 조성함으로써 근로자의 안전과 보건을 유지 증진함을 목적으로 한다."라고 규정하고 있으며, 산업보건의 관련분야에는 ① 산업의학 ② 산업위생학 ③ 인간공학 ④ 산업간호학 ⑤ 안전공학 ⑥ 역학 및 통계학 등이 있다.

2) 근로자의 관리

근로자를 채용할 때에는 건강진단을 의무화하고 있으며, 건강진단의 목적은 개인의 질병 유무뿐만 아니라 건강장애를 일으킬 수 있는 소인을 가진 근로자들을 발견하기 위한 것이며, 육체적 · 정신적으로 어느 작업을 수행할 수 있는지를 파악하기 위해 작업에서의 적성도 아울러 검토하고 있다.

TIP! **건강진단의 종류**

· 실시시기에 따른 분류 : 채용시 건강진단, 정기건강진단, 임시건강진단
· 색출대상 질병에 따른 분류 : 일반건강진단, 특수건강진단
· 실시 절차에 따른 분류 : 1차 건강진단, 2차 건강진단

(1) 근로자의 적정배치

건강진단 결과 신체적 이상이 있다든지, 근무를 수행하는 중 건강 이상 또는 신체적 결함이 발생했을 경우에는 근로자의 건강 적성에 맞는 배치전환이 이루어져야 한다. 근로자의 적재적소의 배치는 생산성에 직접적인 영향을 미치고 근로의욕을 고취하여 기업이윤에 좋은 영향을 미칠 수 있다.

표 3-1. 신체적 결함에 부적합한 작업군

신체적 결함 내용	부적합한 작업군
신체허약(근육발달 미숙한 경우)	중근(重勤) 작업
빈혈증(피로하기 쉬우며 어지럽기 쉬운 경우)	화학공업, 중근작업, 유기용제 취급작업
편평족(서거나 보행시 발이 몹시 아픈 경우)	서서하는 작업, 보행작업
시력부족(0.4 이하인 경우)	정밀작업, 안경을 사용치 못하는 작업

신체적 결함 내용	부적합한 작업군
색약(특히 적록색의 경우)	교통, 통신작업, 화학공업 등 색채, 음영 등을 자세히 구별하여야 하는 작업
청력장해(보통 대화에 지장이 있는 경우) 비만증(기준체중보다 50% 초과하는 경우) 천식, 만성기관지염(자주 증상이 오는 경우)	통신작업, 일반기계공업, 재해위험 작업 고열작업, 고소작업 분진작업, 유해가스작업
고혈압(최저100mmHg, 최고 160mmHg 이상인 경우)	이상기온, 이상기압하에서 작업, 정신적 긴장작업
간기능장애(GOT50 이상, GPT45 이상인 경우) 당뇨증(공복시 혈당 120mg/dl 이상인 경우)	화학공업 외상받기 쉬운 작업, 기타 중노동

(2) 작업시간 및 휴식시간의 배분 합리화

작업의 강도 및 작업 계속시간에 따라 피로의 성질과 피로의 정도, 피로가 나타나는 시간이 달라지므로 작업시간 동안에 적정한 휴식시간이 필요하다. 일반적으로 작업의 강도가 클 때는 작업강도를 완화하는 뜻에서 휴식시간을 여러 번 취하게 하고, 작업강도가 크지 않을 때에는 피로를 회복하는 의미에서 적당한 휴식을 취하게 한다. 근로시간은 근로자들의 피로, 질병 및 재해발생과도 밀접한 관계가 있으므로 일/주/년 단위로 폭넓게 고려되어야 한다. 따라서 근로기준법에서도 최저기준이 설정되어 있으나 잔업형태로 근무시간이 연장되는 수가 많은 것이 현실이다.

근무시간이 길어지면 2번 식사해야 하는 불편함도 있고, 피로가 축적되어 다음날 까지 피로가 풀리지 않는 수가 많으며, 피로의 축적으로 작업밀도가 감소하여 생산량이 늘지 않을뿐더러 결근율, 재해율, 질병율이 늘 수 있다. 또한 식사시간은 작업에 의한 피로를 회복시키는 것만이 아니라 음식물을 소화시키는데 필요한 시간이기도 한다. 식사시간은 약 60분 정도 되어야 한다.

(3) 근로강도에 따른 작업의 적정화

오래 지속된 작업은 근로자의 작업능률을 감소시키고 피로를 느끼게 하며 건강을 위협하기도 한다. 따라서 근로의 강도나 양을 조사하여 작업능률의 향상과 근로자의 건강관리를 위해 적정한 관리가 이루어져야 한다. 노동의 강도는 격 · 중(重) · 강 · 중(中) · 경의 5종이 있으며 강도별로 소요칼로리가 결정되어 있다.

표 3-2. 에너지대사율(RMR)에 따른 근로강도의 분류

구분	근로강도	실동률 (%)	주작업의 RMR	근무시간 중의 RMR	근무시간중의 남녀 소비열량 (kcal)	1일 남녀 소비열량 (kcal)
A	경노동	80 이상	0~1	0~0.8	920 이하 720 이하	2,200 이하 1,920 이하
의자에 앉아서 하는 손작업(2,200kcal)						
B	중등노동	80~76	1~2	0.8~1.5	920~1,250 720~1,020	2,200~2,550 1,920~2,220
지적 작업, 6시간 무휴 가능한 작업(2,500kcal)						
C	강노동	76~67	2~4	1.5~2.7	1,250~1,750 1,020~1,420	2,550~3,050 2,220~2,600
전형적인 지속작업(3,000kcal)						
D	중노동	67~50	4~7	2.7~3.5	1,750~2,170 1,420~2,920	3,050~3,500 2,620~2,920
휴식이 필요한 작업(3,500kcal)						
E	격노동	50 이하	7 이상	3.5 이상	2,170 이상 1,777 이상	3,500 이상 2,977 이상

* **에너지대사율**RMR: relative metabolic rate

$$= \frac{\text{작업시 소비에너지}}{\text{기초대사량}} - \frac{\text{동시간의 안정시 소비에너지}}{\text{기초대사량}} = \text{근로(작업)대사량}$$

육체노동 중에서 정적작업은 동적작업에 비해 작업대사량은 낮지만, 특정 근육의 긴장에 의한 인체의 피로도는 훨씬 높다. 정적작업을 줄임으로써 피로도를 감소시킬 수 있다.

(4) 작업자세

작업자세는 피로 또는 작업능률과 밀접한 관계가 있으며 바람직한 작업자세가 중요하다. 의자에 앉을 때는 작업대의 높이와 의자의 높이를 적절하게 조절하고 순환장애가 일어나지 않도록 팔은 심장높이에 두도록 하고 가급적 정적 작업은 피한다. 눈과 작업물체 사이는 약 30cm 이상의 거리를 유지하고 불안정한 자세를 피하며 작업해야 한다.

3) 산업장의 환경관리

산업장의 환경에 있어서 공장의 입지는 폭발, 화재, 오폐수 및 폐기물, 소음 등 공해발생방지에 대한 대책이 되어 있어야 하고 주거나 교통수단, 보건시설, 여가선용시설 등이 구비되어야 한다. 작업환경에 있어서 채광 · 조명설비, 난방과 냉방, 환기설비, 소음과 진동 방지 설비, 재해예방과 피난설비 등도 고려해야 하며 근로자의 후생복지를 위해 탈의실, 휴게실, 식당, 세면장, 화장실, 세탁실, 진료실 등이 설치되어야 한다.

(1) 산업심리

작업환경이 좋지 못하면 작업의욕도 줄어들고 생산성도 감소하기 때문에 근로자 개인 및 집단의 심리진단과 분석으로 원인을 규명하여 불건강이나 심리적 동요가 없도록 예방책을 마련하고 해결하려고 하는 것은 매우 중요하다.

- 작업환경의 불량(고온, 고습, 저온, 소음, 유해가스 발생 등)
- 작업조건의 불량(고립, 단조, 긴장의 연속, 고속 등)
- 작업제한제도의 부적절(교대제, 작업방법의 변경, 휴식, 휴일근무 등)
- 작업집단의 지나친 크기, 지도력의 불확립(동료간, 상하간의 명령체계 등)

(2) 산업피로

산업피로(occupational fatigue)는 휴식이나 수면으로 회복되지 않고 축적되는 피로를 말한다. 산업피로의 발생요인으로는 작업조건의 불량에 기인하는 작업적 인자와 근로자의 신체적 조건에 기인하는 신체적 인자, 심리적 갈등으로 인한 심리적 인자 등이 있다.

표 3-3. 산업피로의 발생요인과 종류

발생 요인	종류
작업적 인자	근로시간 및 작업시간의 연장 작업강도의 과대 및 근무시간 중의 에너지대사율의 과대 휴식시간 및 휴일의 부족 주야근무의 연속이나 수일간 연속작업조건(자세, 속도, 운반방법 등)의 불량 작업환경(조도, 소음, 환기, 기온, 습도 등)의 불량
신체적 인자	약한 체력(연소자와 고령자) 체력 저하(수면부족, 과음, 여성의 생리현상, 임신 등) 건강 이상(고혈압, 심장병, 결핵, 설사, 장염 등) 신체적 결함(시력, 청력, 신체결함 등)
심리적 인자	피로의 계속, 흥미상실, 성격부적응 작업불안, 구속감, 신체에 대한 불안, 위험감 인간관계의 마찰, 가정불화 및 걱정, 불건전한 이성관계 과중한 책임감, 각종 불만(임금, 대우, 승진, 사회, 정치 등)

피로의 증상은 개인의 상태, 작업의 종류, 동작의 종류에 따라 다르며 피로의 정도와 반드시 일치하지는 않지만 일반적으로 아래와 같다.

- 맥박이 빨라지고, 혈압이 초기에 높아지나 피로가 진행되면 도리어 낮아진다.
- 체온이 높아지나 피로정도가 심해지면 도리어 낮아진다.
- 호흡이 얕고 빠르다. 체온이 상승하여 호흡중추를 흥분시킨다.
- 단백질 또는 교환물질의 배설량 증가로 오줌량이 줄고 색이 진해진다.
- 맛, 냄새, 시각, 촉각 등 지각기능이 둔화되고 반사기능이 떨어진다.
- 혈당치가 낮아지고, 젖산과 탄산량이 증가하여 산혈증(acdosis)이 된다.
- 머리가 무겁고 아프고, 전신이 나른하고 어깨, 가슴이 결리고, 사지가 쑤시며 입이 마르고 하품이 나며 식은땀이 난다.
- 생각이 정리되지 않으며 졸음이 오고 주의력이 산만해지고 마음이 안정되지 않는다.

피로는 작업이 끝난 후 단시간에 오는 급성증상부터 오랜 시일에 걸쳐서 일어나는 만성증상까지 다양하며, 피로의 판정은 주관적 · 객관적 측면에서 측정하여 종합적으로 판정한다. 피로의 상태가 악화되면 얼굴의 부종, 근육통, 호흡곤란, 이상발한, 소화기 장애, 허탈감, 심계항진 등의 증세가 나타나게 된다.

표 3-4. 피로판정을 위한 중요기능 검사법

생리적 기능검사	반사역치 근력, 근활동 대뇌피질 활동 호흡순환 기능 인지역치	실역측정기(PSR) 근력계 근전도(EMG) 뇌파계(EEG) Schnieider test, Havard test 청력검사, 근점거리계, Flicker test
생화학적 검사	혈액수분, 혈단백 혈색소 농도 혈액응고 혈액, 요전해질 요단백, 요뮤코단백 배설량 부신피질 기능	혈청굴절율계 광도계 Storanbelt graph Na, K, Cl 변동측정 요단백침전, Donaggio 검사 17-OHCS, 혈중 에오지노필수검사
심리학적 검사	변별역치 피부저항 동작분석 행동기록 연속반응시간 정신작업 집중유지기능 전신자각증상	Ebbinghaus촉각계 피부전기반사(GSR) 진연속촬영 포리그라프 전자계산 Kkeapelin 가산법 조준장치, 기록계 CMI조사

산업보건관리측면에서 산업피로의 회복과 예방을 위해서는 먼저 작업과정에 따라 적절한 휴식시간을 부여하는 것이 필요하며 불필요한 동작을 피하고 작업에 숙련되도록 훈련이 필요하다. 될수록 정적인 작업보다 동적인 작업으로 전환하도록 하며 작업속도가 너무 빠르거나 느리면 에너지 소모가 많아지므로 작업속도를 적절하게 하여야 한다. 유해 작업환경을 개선하여 피로방지에 도움을 주고 작업시간 중이나 전. 후에 간단한 체조 및 오락시간을 갖도록 한다. 작업자가 충분한 영양을 섭취하는 것은 휴식과 더불어 피로방지의 중요한 방법이기도 하다. 충분한 수면을 취한다. 정신적인 작업이 증가되고 있으므로 정신건강 면에서도 적성과 피로의 문제를 다각도로 연구해야 한다.

(3) 교대근무제도

석유경제, 화학공업, 금속제련 등의 생산과정이 밤낮으로 연속되는 사업인 경우 24시간 계속해서 작업을 해야 하나 근로자가 매일 24시간을 작업할 수 없으므로 2조 이상의 작업반을 편성하여 같은 역일(曆日)내에서 다른 시간대를 가지고 근무하는 교대제를 채택하고 있다. 공공사업(운수, 통신, 전기, 가스, 수도, 신문방송, 병원, 소방, 보안 등)에서도 국민생활과 이용자의 편의를 위해서 교대제를 운영하고 있으며, 기계공업이나 방직공업 등 시설투자의 감가상각을 조속히 달성하기 위해 생산설비를 완전히 가동하고자 하는 사업일 경우에도 교대제를 채택하고 있다. 따라서 산업보건면이나 사회생활면에서 합리적인 교대제를 선택하는 것은 중요하다. 교대제 근무에 따른 야간 근무자는 주간 근무자에 비해 재해발생률이 2배나 높으며 특히 충분한 휴식과 수면이 부족한 경우 재해발생 빈도가 뚜렷이 증가한 것으로 밝혀졌다. 야근 후 다음 반으로 갈 때에는 적어도 48시간의 휴식이 필요하다는 것에 유의해야 하며 산모는 산후 1년까지는 야근을 피하도록 권장한다. 중년 근로자에서는 수분부족현상이 나타나기 쉽기 때문에 야간 근무 중에는 음료수와 영양제를 공급하도록 해야 한다.

TIP! **야간 근무의 특징**

- 야업주면에 의하여 생리적인 내부환경은 반드시 역전되지 않는다.
- 생리적 기능 저하는 야근시에 현저하다.
- 생체부담도는 야근, 석근, 주근의 순서이다.
- 주간수면의 효율이 나쁘다. 혈액, 수분의 증가가 충분하지 않고 에너지 대사량이 저하되지 않으며, 깊이 잠이 들지 않아 야간 수면만큼 충분하지 못하다.

2. 산업재해

1) 산업재해의 정의

우리나라의 산업안전보건법에 의하면 “산업재해(industrial accident)란 근로자가 업무에 기인하여 사망 또는 부상하거나 질병에 이환되는 것”이라고 정의하고 있으며 산업장에서 발생하는 각종 재해는 인력과 경제적인 손실뿐만 아니라 생산력의 감퇴와 사회적 불안까지 조성한다.

하인리히(Heinrich, 1980)는 사고의 88%는 인적요인에 의하고, 10%는 불완전한 물적 요인에 의하며, 불가항력으로 인한 것은 단지 2%에 불과하다고 하였다.

2) 재해발생의 요인

재해는 크게 환경적 요인과 인적요인으로 발생한다. 환경적 요인에는 시설물이나 공기구의 불량, 안전장치의 미비, 낮은 조도나 강한 소음, 환기불량 등의 작업환경의 불량 등이 크게 작용하며 작업장소나 높은 작업밀도, 감독자의 재해예방에 대한 태도 등이 문제가 된다. 인적요인에는 근로자의 방심과 태만, 무모한 행위, 관리자의 감독 불충분 등의 불안전행위가 관여된다. 작업지시 사항의 불명확함, 인원부족 또는 과잉, 작업진행의 혼란 등이 산업재해의 요인이 되며, 불건강이나 수면부족 등의 생리적인 요인과 부주의, 태만, 착오, 무리한 행동 등의 심리적 요인이 작용한다.

3) 산업재해 지수

재해통계는 항목과 내용, 재해요소가 정확하게 파악된다. 이에 따른 재해방지대책을 세우게 된다. 재해의 지수로서 도수율(frequency rate)과 강도율(severity rate)이 표준으로 재해의 발생빈도와 재해의 결과의 정도를 가리킨다.

(1) 연천인율

근로자 1,000명당 1년간 발생하는 사상자수를 말한다.

$$연천인율 = \frac{사상자수}{평균근로자수} \times 1,000$$

(2) 도수율(빈도율)

연근로시간 100만 시간당 몇 건의 재해가 발생했는지를 나타낸다.

$$도수율 = \frac{재해발생건수}{연근로시간수} \times 1,000,000$$

(3) 강도율

근로시간 1,000시간당 발생한 근로손실일수를 말하며, 산업재해의 경중 정도를 알기 위해 많이 사용한다.

$$강도율 = \frac{근로손실일수}{연근로시간수} \times 1,000$$

(* 사망과 영구폐질의 경우는 손실일수를 7,500일로 계산한다.)

4) 산업재해로 인한 상병분류

(1) 재해정도별 분류

사망, 중상(휴업 14일 이상), 중등상(휴업 8~13일), 미상(휴업 1~2일), 불휴재해

(2) 상해명별 분류

화상, 열상, 탕상, 동상, 절단상, 절상, 자상, 찰과상, 골절, 탈구, 염좌(회복가능탈구), 좌상, 파쇄상, 흉부 · 복부 · 골반부의 내부손상, 신경손상, 척추손상, 중독 등

(3) 상해부위별 분류

두부, 안면, 경부, 배부, 흉부, 요부, 팔, 손, 손가락, 대퇴부, 발, 발가락 등

5) 산업재해의 보상

산재보상보험의 적용 사업장규모는 5인 이상의 사업체이며, 산재보상보험법에서는 경영주체가 정부이고 각 사업장의 사업주가 이에 가입하여 보험금을 지불하도록 규정되어 있다. 업무상 재해 인정 범위는 업무상 사유에 의한 부상, 질병, 신체장애 또는 사망의 범위이며 요양급여, 휴업급여, 장해급여, 유족급여, 장의비 등의 보험급여 종류가 있다.

3. 직업병

1) 직업병의 정의

(1) 직업성 질환

우리나라 근로기준법에 정의된 직업성질환(업무상 상병)은 근로자들이 그 직업에 종사함으로써 발생하는 질병을 말한다. 직업성 질환에는 발생상태와 성질에 따라 재해성 질병과 직업병으로 나눈다. 재해성 질병이란 부상에 기인하는 질병(업무-재해-부상-질병 : 재해성 외상)과 재해에 기인하는 질병(업무~재해~질병: 재해성 중독)으로 나뉜다. 직업병이란 그 직종이 갖고 있는 특정한 요인으로 그 직종에 종사하는 사람에게만 발생하는 특정의 질환을 뜻한다. 즉, 특정 작업에 종사하면서 장기간에 걸친 유해작업 또는 유해작업조건에 의한 유해물질의 작용으로 발생하는 것으로 만성적 경과를 거치게 된다.

(2) 직업병의 원인

직업병의 원인에는 물리적인 요인, 화학적인 요인, 생물학적인 요인 등이 있다.

물리적인 요인에는 작업환경의 온도나 복사열, 소음과 진동, 유해광선, 전리방사선, 이상기압, 기계적 손상 등이 있으며 작업장에서의 무기분진 · 유기분진 및 금속분진 등의 요인도 있다. 화학적 요인에는 유해가스와 중금속, 유기용제, 살충제 등에 의한 중독증이 있고 생물학적 요인에는 세균이나 곰팡이류 등 병원성 미생물에 의한 것과 취급하는 동물이나 식물에 의한 것이 포함된다.

2) 직업병의 인정

직업병은 아래와 같은 사항을 조사하여 종합 판정하여 인정한다.

(1) 작업의 내용, 그 작업에 종사한 기간 또는 유해 작업의 정도
(2) 작업환경과 취급원료, 중간체, 부산물 및 제품자체 등의 유해성 유무와 그 정도 또는 공기 중의 유해 물질의 농도
(3) 유해물질에 의한 중독증, 그 밖의 직업병에서 특 이하게 볼 수 있는 증상, 의학상 특징적으로 발생함이 예상되는 임상검사 소견의 유무
(4) 유해물질에 폭로된 때부터 발병까지의 시간적 간격 및 증상의 경로
(5) 발병 전의 신체적 이상 또는 과거 질병의 유무
(6) 같은 작업장에서 비슷한 증상을 보이면서도 업무에서 기인하지 않은 다른 질환과의 상관성

일반적으로 직업병을 예방하기 위한 대책에는 쾌적한 작업환경을 확립하고 조기발견 및 치료, 개인위생관리를 철저히 하는 것이며 구체적인 예방대책으로는 대체(substitution), 보호(protection), 점검(inspection), 청결(cleanliness), 교육(education) 등이 있다.

3) 물리적 인자에 의한 건강장해

이상기온, 이상기압, 소음과 진동 등이 원인이 되어 나타나는 장해를 말한다.

(1) 이상기온에 의한 장해

이상기온에 의한 장해에는 고열장해(열중증)로 열경련, 열사병, 열피로 등이 있으며 저온에 의한 전신체온강하, 참호족, 동상 등이 있다.

열경련(heat cramps)이란 주로 고온 환경에서 심한 육체적 노동을 할 때 발생하는데 탈수와 염분손실이 원인이다. 체온은 정상이거나 약간 상승하지만 38℃ 이상으로 높아지지 않는다. 맥박은 빠르고, 일시적인 단백뇨가 나타나나 혈압은 변

동이 없다. 그늘진 곳에 환자를 눕히고 작업복을 벗겨 체온방산을 촉진시키는 동시에 0.1%의 식염수를 마시게 하거나 생리적 식염수 1,000~2,000mL를 정맥주사한다.

열사병(heat stroke, 일사병)은 고온다습한 환경에서 격한 육체노동을 하면 발한에 의해 체열방출이 이루어져야 하는데 장해를 받아 체내에 열이 축적되며 뇌막혈관이 충혈 되고 뇌의 온도가 상승하여 체온조절중추가 장해를 받는다. 따라서 땀을 흘리지 못하여 체온이 41~43℃까지 급격하게 상승하고 혼수상태까지 이르게 된다. 이럴 경우에는 환부를 얼음물에 담가 체온을 급속히 냉각시켜주며 팔, 다리를 강하게 마찰해 주어야 한다. 호흡을 위해 산소공급과 체열생산을 억제하기 위해 항신진대사제를 투여한다.

열피로(heat exhaustion, 열실신)는 고열환경에서 혈관운동장애가 일어나서 정맥혈이 말초혈관에 저류되고 저혈압이나 뇌의 산소부족으로 실신, 현기증, 급성 신체적 피로감 등의 증상이 나타난다. 무력감 · 구역질 · 하품 · 지각둔마 등이 생기기도 하며 의식을 잃고 쓰러지는데 2~3분 이내에 의식은 회복하지만, 고온 환경에 계속 방치 시에는 정상(혈압, 맥박 등)으로 회복하는데 1~2시간이 소요된다. 시원한 곳으로 옮기고 환자의 머리를 낮게 눕히고 물을 마시도록 하면 곧 회복되므로 특별한 치료를 할 필요는 없다.

표 3-5. 고온에 의한 신체장해

질 환	증 상	원 인	체 온	치료법
열경련	경련, 발작	탈수, 염분감소	정상, 약간상승	수분, NaCl 보충
열사병	혼 수	체온조절, 기능장애	현저히 상승(41℃)	체온 급속히 냉각
열피로	실신, 허탈	순환부전	정 상	휴 식
열성발진	발	한선폐쇄	정 상	냉 각

전신체온강하(general hypothermia)는 장시간의 한랭한 온도(영하 10℃ 이하)에 노출되어 급격하게 혈관이 확장되고 체열상실도 이루어져 발생하는 급성 중증 전신냉각 장애를 말한다. 진정제 복용과 음주는 체온하강을 증대시키는 위험 요소이다.

참호족(ternch foot)이란 직접 동결상태에 이르지 않더라도 한랭에 지속적으로 장기간 노출되고 지속적으로 습기나 물에 잠기게 될 때 발생한다. 지속적인 국소의 산소결핍과 한랭으로 인해 모세혈관이 손상되고 증상으로는 부종이나 작열통, 소양감, 심한 동통이 있으며 주로 표층피부의 괴사 및 괴양이 나타난다.

동상(frostbite)이란 실제로 조직이 동결되어 세포구조에 기계적 파탄이 일어나서 발생한다. 피부의 빙점은 -10℃이지만 풍속이 늘면 체열방산이 커져 동상이 더 빨리 나타난다. (기류가 1초에 1m 이상이면 평균 3℃ 하강한다.)

(2) 이상기압에 의한 장해

주로 고압으로 인한 인체의 장애로 고기압 상태에서 인체가 받는 장해와 고기압에서 평압으로 감압될 때 받는 장해가 있다. 고기압에서는 환경과의 기압차이로 인해 울혈, 부종, 출혈 및 동통 등의 기계적 작용이 일어나며 공기의 밀도가 증가하여 흉곽이 압축되어 폐압박 현상이 나타나고, 귀와 부비강 및 치아에서는 기압증가에 따라 압박 장애를 받아 치통과 부비강통을 일으킨다. 질소, 산소, 이산화탄소의 독성으로 인해 2차성 압력현상이 나타난다. 감압과정에서 잠함병, 또는 감압증의 장애가 발생할 수 있다.

너무 급격한 감압에 따라 혈액과 조직에 용해되어 있던 질소가 기포를 형성하여 순환장애와 조직손상을 일으키게 된다.

잠함병(caisson disease)은 고령자, 비만자, 순환기계 장애자 등에서 많이 발생하는데 잠수병의 원인과 같다. 피부소양감, 사지 관절통, 척추의 전색증 및 마비, 내이 및 미로의 장애, 뇌내 혈액순환장애 및 호흡기계 장애 등의 증상이 있다.

잠함병에 대한 대책으로는 1기압 감압시 20분 이상 단계적 감압을 하도록 하고, 고압취업시간을 단축하고 감압이 끝난 후 인공적인 산소를 공급하거나 적당한 운동으로 혈액순환을 촉진하도록 한다.

감압증(decompression sickness)은 고압에서 질소가 혈액에 용해되어 인체조직에 확산되고 흡수되어 지방조직에 많이 축적되고 용해된 질소는 감압과 동시에 체외로 배출되나 , 감압이 급격하게 이루어질 때는 조직중의 질소가 완전히 체외로 배출되지 못하고 기포상태로 혈관이나 조직에 남게 되어 혈액순환을 저해하고 조직을 압박하여 여러 증상을 일으키게 된다. 대책으로는 단계적 감압을 실시하도록 교육하고 작업시간을 제한하며 반복 잠수를 금지한다.

(3) 소음과 진동

소음성 장해는 주로 철강 산업, 중기계공업, 조선업, 섬유방적사업, 탄광의 굴진·착암·선광작업, 송풍기, 내연기관 등을 사용하는 직업에서 발생하기 쉽다.

소음폭로에 관한 광범위한 연구결과 공장소음은 4~6kHz에서 일과성 청력손실이 일어나고, 대부분은 폭로된 후 2시간 이내에 발생하며 폭로중지 후 12시간 이내에 회복된다. 영구성 청력손실은 3~6kHz의 범위에서 일어나고, 4kHz에서 가장 심하다. 그러나 영구성 청력손실은 회복과 치료가 불가능하다.

소음성 난청은 감음계(感音系)의 장애현상으로 소음의 음압수준과 주파수, 폭로시간, 일일 폭로횟수, 소음작업의 근속연수, 개인의 감수성에 의해 좌우되는데, 일반적으로 혈압이나 맥박, 발한이 증가하고 호흡이 변하며 전신근육이 긴장된다. 이러한 반응이 오래 지속되면 다른 인체활동에 방해가 된다. 자각증상으로는 이명, 두통, 현기증, 초조감, 불면증 등이 나타난다. 치료방법이 없으므로 소음발생원에 대한 근본적인 발생방지나 저감 관리대책이 가장 중요하다.

표 3-6. 소음의 허용기준

1일 노출 시간(hr)	소음강도 dB(A)
8	90
4	95
2	100
1	105
1/2	110
1/4	115

* 115dB(A)를 초과하는 소음기준에 노출되어서는 안된다.
* 충격소음 제외(최대음압수준에 120dB(A) 이상인 소음이 1초 이상의 간격으로 발생하는 것을 말함)

진동은 전신 진동장해와 국소 진동장해로 나눌 수 있다. 전신 진동장해는 말초혈관이 수축되고 혈압상승, 맥박증가, 발한과 피부의 전기저항의 저하도 나타난다. 전신진동으로 산소소비량은 증가되고 내분비계에도 영향을 미쳐 요중

17~keto steroid의 배설이 감소하며 월경장애가 일어나기도 한다. 위장장애와 내장하수증 및 척추 이상 등도 일어난다. 국소진동은 주로 수지 등에 특히 한랭환경에서 레노이드(raynaud)현상이 잘 나타나며 혈관, 신경, 골, 관절, 근육 등의 이상이 발생한다. 점차로 전신에 파급되어 중추신경이나 내분비계도 침범하게 된다.

4) 유해물질에 의한 건강장해

유해물질은 주로 물리적 성상에 의한 분류, 화학적 성질에 의한 분류, 생리적 작용에 의한 분류로 나눌 수 있다.

- 물리적 성상에 의한 분류 : 기체 및 증기, 액체, 미스트 및 안개(fog), 먼지와 훈연(fume), 연무질(aerosol) 및 스모그(smog) 등
- 화학적 성질에 의한 분류 : 할로겐화합물, 산 및 알칼리화합물, 페놀 및 화합물, 아민류 등
- 생리적 작용에 의한 분류 : 자극제, 질식제, 마취제, 진정제, 전신중독제 등

작업현장의 유해물질은 주로 호흡기 계통을 통하여 들어가며, 폐포까지 도달한 유해물질은 폐포 내의 모세혈관에서 급속하게 흡수되어 전신으로 확산된다. 이는 경구침입의 수십배의 독성을 나타낼 수 있다. 피부는 호흡량의 1.5%에 해당하며 피부를 통한 침입에서는 수용성물질이나 지용성 물질이 땀이나 피지에 녹아서 국소 피부장애를 일으키고, 한선이나 피지선에 있는 모세혈관에서 흡수되어 전신 장애를 일으킨다. 산업현장에서 손에 묻었던 유해물질이 간접적으로 담배나 음식물 등과 함께 입으로 들어가면 위장에서 산과 알칼리에 의하여 중화되고 소화액에 의해 분해되며 간에서 해독된다. 따라서 그 독성은 호흡기나 피부로부터 흡수되는 경우보다 훨씬 경미하게 작용한다.

(1) 유해물질의 허용한계

허용한계란 "근로자가 유해물질에 매일 폭로되는 경우에 작업환경 중의 유해물의 농도가 이 수치 이하라면, 근로자의 건강에 유해한 영향이 거의 표시되지

않는 농도"라고 정의한다. 이것은 감수성이 특별히 높지 않은 근로자가 1일 8시간 이내의 작업이나 중등도의 작업을 할 경우에 적용하고 있다.

(2) 분진에 의한 건강장해

분진이란 지상의 물체가 외계의 힘에 의해 파쇄되어 생긴 미립자로 호흡기로 침입한 후 폐에 침착하여 진폐증을 일으키고, 인체에 흡수되어 중독증을 일으킨다.

진폐증의 발생에는 분진의 크기, 농도, 폭로기간, 작업강도, 분진의 독성, 호흡방법, 개인의 감수성 등이 관여하며 대표적으로 규폐증과 석면폐증이 있다.

규폐증(silicosis)은 토석 채취업, 암석 가공업, 도자기 공업, 요업, 금속광업, 석공업, 내화연화제조업, 주물공업, 토건업, 유리제조업 등에서 주로 발생되며 원인분진은 이산화규소 또는 유리규산(SiO_2)이다. 유리규산 분진은 각종 분진 중에서 독성이 가장 강한 것으로 결국은 폐조직의 섬유화를 유도한다.

석면폐증(asbestosis)은 소화용제, 절연제, 내화 직물 등에 쓰이는 석면분진에 폭로되어 나타난다. 일반적으로 발현되기까지 5년 이상이 소요되고, 석면폐증으로 진단되기까지는 15년 이상의 기간이 걸린다. 흉부가 야위는 것이 규폐증과 다르며 객담에 석면소체가 배출된다. 심하면 호흡곤란과 기침, 객담, 흉통을 호소하고 초기에 체중감소가 나타나지만 대체로 규폐증과 비슷하다.

(3) 각종 유해물질의 중독

① 납(연)중독

납광산, 납제련, 축전지 제조업, 페인트나 안료의 제조 및 도자기 제조, 인쇄업 등에서 용광, 용해, 분쇄, 도포, 용접 등의 작업을 할 때 발생되기 쉽다. 대부분 호흡기계침입으로 납의 분진이나 증기로 침입하여 폐포에 흡입되어 중독증상을 빠르게 일으키므로 위험하다. 급성기에는 간장, 신장, 십이지장 등의 장기에서 납이 검출되고, 만성기에는 난용성인 인산염의 형태로 골에 침착한다.

TIP! **납중독의 4대 증상**

- 연빈혈 : 혈관수축이나 빈혈로 인한 피부창백
- 연연 : 구강치은부의 암청회색의 황화연(PbS)이 침착한 청회색선(Lead Line)
- 호염기성 과립 적혈구수의 증가
- 소변 중의 코프로폴피린(copro-porphyrin) 검출

납중독의 초기증상에는 식욕부진, 변비, 복부팽만감 등이 나타나고 급성 복부경련통이 나타난다. 사지의 신근(伸筋)이 쇠약하거나 마비, 관절통, 근육통이 일어나고 급성 뇌증으로 알려진 심한 뇌중독 증상이 나타나며 심한 흥분 및 정신착란과 깊은 혼수상태에 빠진다. 우리나라의 작업장의 허용농도는 0.05mg/㎥이며, 세계보건기구(1980)에서는 성인남자 근로자의 혈중 납은 40㎍/100mL을 초과해서는 안 된다고 하였다.

② 수은중독

수은(Hg)은 도금, 박제제조, 사진공업, 도료, 인견제조 등에 사용되며 상온에서도 증발되므로 흡입하거나 분진과 함께 섭취된다. 작업장의 허용농도는 0.05mg/㎥이다. 수은광산이나 수은수출작업의 근로자 대부분은 수은증기에 폭로되어 수은중독의 위험이 높으며, 금속수은이 흡수되면 신장과 뇌에 축적되며 무기 수은은 뇌에는 축적되지 않고 신장에 축적된다. 주로 대 · 소변으로 배설되며 미량은 피부나 침, 땀 등으로 배설된다. 초기증상으로는 잇몸이 붓고 압통 등 구내염과 근육경련이 나타나며 불면증, 근심걱정, 부끄러움이 많아지는 홍독성 흥분(汞毒性 興奮) 증상이 있다. 만성중독은 뇌조직에 침범하여 나중에는 청력, 시력, 언어장애 및 보행 장애까지 일어나며 모체를 통해 아기에게도 수은중독증상이 나타난다.

③ 크롬중독

크롬(Cr)은 은백색의 중금속으로 산업장에서 많이 사용하는 크롬화합물은 3가와 6가 크롬을 포함하고 있으며, 6가 크롬을 포함하고 있는 중크롬산이 인체에 유해하다. 작업장의 허

용농도는 2가 또는 3가 크롬화합물은 0.5mg/㎥이고 6가 크롬화합물은 0.05mg/㎥이다. 크롬중독은 크롬도금 작업장이나 크롬산염을 촉매로 취급하는 작업에서 크롬증기나 분진의 흡입으로 발생된다.

급성중독은 심한 신장장애를 일으켜 과뇨증, 무뇨증을 일으켜서 요독증으로 짧게는 1~2일, 길게는 8~10일 안에 사망한다. 만성중독으로는 코와 폐, 위장점막에 병변을 일으키며 장기간 폭로될 때는 기침, 두통, 호흡곤란이 일어난다.

④ 카드뮴 중독

카드뮴(Cd)은 푸른색을 띠는 은백색의 중금속으로 카드뮴 중독은 카드뮴 정련가공, 합금제조, 합성수지, 도금작업, 도료, 비료제조 등의 산업현장에서 발생되며 체내에 혈액을 거쳐 간과 신장에 축적된다. 급성카드뮴중독은 구토, 설사, 급성위장염, 복통, 착색뇨를 유발하며 간과 신장기능장애를 일으킨다. 만성 중독 시에는 폐기종, 신장 기능장애, 단백뇨, 뼈의 통증, 골연화증, 골소공증 등 칼슘대사장애를 가져와 골격계 장애 증상을 일으킨다.

표 3-7. 공업중독으로 인한 장애

유해불질 중독	증상
납중독	급성 : 식욕감퇴, 구토, 구역, 두통, 변비 만성 : 기억력 감퇴, 경련, 난청, 망상, 혼수 등 사망
크롬 중독	급성 : 신장장애 만성 : 위장장애, 비중격 천공, 폐렴 등
수은중독	구내염, 피로감, 운동실조 등
카드뮴 중독	급성위장염, 급성폐렴, 호흡곤란, 흉부압박감 등 골다공증, 골연화증 및 말초신경장애
망간중독	무력증, 식욕감퇴, 두통, 현기증, 흥분성 발작 등이 나타나며, 더 진전되면 파킨슨병과 비슷한 증상으로 안면근육의 이상, 운동실조 등이 나타남
벤젠중독	조혈기능장애
트리클로에칠렌중독	시신경장애, 중추신경장애, 조혈기 장애
아황화탄소중독	두통, 체중감소, 권태감의 전신증상 기타 유해가스 중독

Chapter 4. 식품위생

1. 식품위생의 개념

1) 식품위생의 정의

식품위생(food hygiene, food sanitation)은 세계보건기구(WHO) 환경위생전문위원회(1955년도)에서 다음과 같이 정의하고 있다.

"식품위생이란 식품의 재배, 생산, 제조로부터 인간이 섭취할 때까지의 모든 단계에 걸쳐 식품의 안전성, 완전 무결성 및 건전성을 확보하기 위한 모든 수단을 말한다."

("Food hygiene means all measures necessary for ensuring the safety, wholesomeness, and soundness of food at all stages from its growth, production or manufacture untill its final consumption.")

우리나라의 식품위생법에서는 "식품으로 인하여 생기는 위생상의 위해(危害)를 방지하고 식품영양의 질적 향상을 도모함"이라고 하였고, 여기서 말하는 식품이란 모든 음식물(의약품은 제외)을 말하며 식품위생의 대상범위에 식품, 식품과 관련된 첨가물, 기구, 용기, 포장 등도 모두 포함시키고 있다.

2) 식품으로 인한 건강 위해요인

식품으로 인한 건강 위해요인에는 각종 경구감염병, 바이러스 감염병, 인수공통감염병, 기생충질병, 각종 식중독 등이 있으며 최근에는 식품과 관련된 만성 중독질환이나 발암이 부각되고 있다.

- 경구감염병 : 이질, 장티푸스, 콜레라, 파라티푸스 등
- 바이러스감염병 : 성홍열, 유행성 간염, 감염성 설사, 감염성 위장염 등
- 인수공통감염병 : 탄저, 결핵, 브루셀라, 야토병 등
- 기생충질병 : 회충 등
- 식중독 : 살모넬라균, 장염비브리오균 등
- 만성 중독질환 : 식품첨가물, 잔류농약 등

그러나 식품자체의 성분 외에도 외적인 요인을 비롯하여 식품의 제조과정이나 생리적인 작용 등에 의하여 건강장해가 생성되기도 한다. 합성수지제 용기나 포장재료, 저온유통체계, 방사선 조사식품 등 과학기술의 개발과 더불어 식생활의 변화, 식품산업 및 기술의 발달에 따라 식품으로 인한 건강 장해도 항상 변화되고 있으며, 식품을 안전하게 확보하기 위한 기본 원칙은 다음과 같다.

(1) 식품의 생산, 제조, 가공, 저장, 보존, 조리 등의 과정에서 유해물질이 혼입 또는 첨가되지 않도록 하고 , 유해물질이 함유된 사실이 판명되었거나 우려가 있는 식품의 경우는 식용을 금지한다.

(2) 감염병균과 식중독 원인균에 식품이 오염되지 않도록 하고, 오염되었거나 오염가능성이 있을 때에는 식품위생상 안전한 방법으로 살균하는 등 적절한 처리를 하고 식용으로의 사용은 금지한다.

(3) 식품의 부패나 변패를 일으키는 미생물이 식품에 오염되지 않도록 하고 안전하게 살

균하거나 낮은 온도로 보존하여 미생물의 증식을 억제한다.

(4) 식품첨가물의 사용량의 한계를 넘지 않도록 하고 잔류농약 및 공장폐수 등에 오염되지 않도록 해야 한다.

(5) 불량 및 부정식품은 제조하지 않도록 하며, 단속을 지속적으로 하여 제조를 근절시킨다.

2. 식중독

식품위생법에서는 "식중독은 식품섭취로 인하여 인체에 유해한 미생물 또는 유독물질에 의하여 발생하였거나 발생한 것으로 판단되는 감염성 질환 또는 독소형 질환"으로 정의하고 있다. 식중독(food poisoning)이란 식품섭취로 인하여 발생하는 급성위장염을 주증상으로 하는 건강장애를 말한다. 원인은 세균 및 세균이 생산한 독소, 자연유독물, 유해화학물질이 식품에 첨가되거나 오염되어서 발생하며, 식중독의 예방원칙에는 세균에 의한 오염을 방지하고 증식억제와 사멸을 위해 '청결, 신속, 가열'을 들 수 있다.

식중독은 크게 세균성식중독, 자연독 식중독, 화학성 식중독, 곰팡이독 식중독으로 아래와 같이 분류한다.

표 4-1. 식중독의 분류

구 분	식중독형	원인물질
세균성 식중독	독소형 식중독	포도상구균, 보툴리누스균 등
	감염형 식중독	살모넬라균, 장염비브리오균 등
자연독 식중독	동물성 자연독에 의한 식중독	복어, 패류 등
	식물성 자연독에 의한 식중독	독버섯, 감자, 독미나리 등
화학성 식중독	고의 또는 과실로 인한 유해물질에 의한 중독	농약, 수은, 카드뮴 등
	기구, 용기, 포장에 의한 중독	산화구리, 납, 비소 등
	첨가물에 의한 중독	auramine, cyclamate, 포르말린, 붕산 등
	기타 물질에 의한 중독	methanol, 간수 등
곰팡이독 식중독	mycotoxin 독소에 의한 중독	맥각, aflatoxin 등

1) 세균성 식중독

식중독 중에서 발생빈도가 가장 높은 세균성 식중독은 발생기전에 따라 독소형(toxin type)과 감염형(infectious type) 식중독으로 분류된다. 독소형은 원인균이 생산한 독소가 원인이 되며, 감염형은 원인균 자체가 식중독의 원인이 되는 식중독이다.

(1) 독소형 식중독

독소형에는 포도상구균, 웰치균, 세레우스균, 보툴리누스균 등이 있다.

① **포도상구균 식중독**(staphylococcal food poisoning)

장독소(enterotoxin)을 생산하는 황색포도상구균(staphylococcus aureus)이 식중독의 원인균이며, 이 균은 100℃에서 30분간 끓여도 파괴되지 않는 내열성이 큰 외독소이다. 가장 발생률이 높은 식중독으로 주로 봄과 가을에 많이 발생하며 화농성질환이나 이 균에 오염된 식품과 유방염이 있는 젖소로부터 감염된다. 원인식품에는 우유, 버터, 치즈 등의 유제품과 육류제품, 김밥, 도시락, 떡종류와 어패류 및 그 가공식품이 있다. 평균 1~6시간 정도로 잠복기가 짧으며 급성 위장염이 주증상이다. 처음에는 타액분비가 증가하고 오심, 구토, 설사, 복통이 일어나며 발열은 38℃ 이하이나 심하면 탈수증상을 일으킨다. 경과는 1~3일이며 치명률은 매우 낮다. 따라서 식품취급자의 개인위생이 중요하며 화농성 질환이나 인두염 등에 걸렸을 경우에는 조리 등을 하면 안 된다.

② 보툴리누스균 식중독(botulinus)

A, B, C, D, E형의 신경독소(neurotoxin)를 분비하는 보툴리누스균(clostridium botulinum)이 식중독의 원인균이며 독소는 80℃에서 30분간, 100℃에서 10분간 가열하면 무독화된다. 원인식품에는 햄, 소세지, 통조림, 채소, 과일, 식육, 어육, 유제품 등이 있다. 잠복기는 보통 12~36시간이고 2시간에서 8일간 지속되기도 한다. 신경계의 증상이 주증상이며 시력이 떨어지며 복시, 동공확대, 실성증, 연하곤란, 변비, 복부팽만, 호흡곤란 등이 나타나며 발열은 없고 치명률은 40% 정도로 높아 '항독소투여'등 신속한 조치가 필요하다.

주로 토양과 보균동물의 분변이 오염원으로, 어패류의 창자 내용물에 오염되지 않도록 하고, 채소는 물로 충분히 세척하며 음식은 반드시 가열하여 섭취한다.

(2) 감염형 식중독

감염형에는 병원성대장균, 살모넬라, 장염비브리오, 캄필로박터 등이 있다.

① 살모넬라 식중독(salmonellosis)

살모넬라 식중독의 원인균에는 장염균(salmonella enteritidis), 쥐티푸스균(s.typ-himurium), 돈콜레라균(s.chloraesuis) 등이 있으며 살모넬라균에 이환되거나 보균하고 있는 가금류나 육류를 섭취하거나 환자나 가축, 쥐 등의 대소변에 오염된 음식물을 섭취하여 감염된다. 원인식품에는 계란, 육류 및 그 가공품, 샐러드나 마요네즈 등의 조리식품 등이 있고 급성위장염 증상이 주증상이다. 12~48시간의 잠복기를 거친 후에 복통, 설사, 발열, 전신권태, 식욕감퇴, 두통, 구토, 현기증 등이 나타나고 특징은 발열이 급하게 나타나 38~40℃에 이르며 오한과 전율이 동반된다. 2~3일 후에는 치유되고 치사율은 1% 이하이다. 따라서 예방하기 위해서는 식품취급 장소의 방서, 방충 설비를 철저히 하고 조리 후에는 반드시 냉장온도(10℃ 이하)에 저온보존하고, 62~65℃에서 20분간 가열하면 사멸되므로 섭취 전에는 재가열해서 먹도록 한다.

② 장염비브리오 식중독(vibrio food poisoning)

3~5%의 소금물에서 잘 자라는 장염비브리오균(vibrio parahaemolyticus)이 원인균이며 해수온도가 15℃ 이상이 되면 급격히 증식하여 2~3시간이면 발증균량에 도달할 수 있다. 오염된 어패류나 조리대, 도마, 행주 등이 어패류에 오염되어 식품에 2차오염이 되며 환자나 보균자의 분변에 오염된 손을 통해 식품에 오염된다. 주로 5~11월, 특히 7~9월간 집중적으로 발생하며 60℃에서 5분 이내에 사멸한다. 원인식품에는 어패류(70%), 어패류의 가공품, 도시락, 채소 샐러드 등이 있다. 잠복기는 8~24시간이며, 복통 · 설사로 시작하여 구토, 두통, 권태감, 발열(37~39℃) 등을 동반하는 급성 장염이 주증상이다. 예방하기 위해서는 여름철 어패류의 생식에 주의하고 식품의 가열과 수돗물에 의한 세정을 하고 열처리 후에 섭취하고, 조리기구나 행주, 손 등의 소독과 청결을 철저히 한다.

TIP!

바이러스성 식중독

최근 문제가 되고 있는 바이러스성 식중독은 기온의 영향을 받지 않아 결울철에 주로 유행하며 감염경로가 원인식품에 국한되지 않고 오염된 음용수, 환자의 변이나 토사물, 공기감염 등 매우 다양하여 기존의 세균성 식중독과는 큰 차이가 있다.

장염바이러스 중의 주로 노로바이러스(norovirus)에 의해 발생하며, 로타바이러스(rotavirus), 장 아데노바이러스(adenovirus), 아스트로바이러스(astrovirus)등이 있다. 보건복지가족부는 2006년 6월부터 노로바이러스를 위시한 4개 바이러스성 장관감염증을 감염병 예방법상 병원체 감시대상 지정감염병으로 지정하여 관리하고 있다. 노로바이러스는 감염된 후 24~48시간 후에 증상이 나타나며 회복된 후 3일까지는 감염성을 가지고 있다. 증상에는 메스꺼움, 구토, 설사, 복통 등이 있고 두통, 오한, 근육통을 유발하기도 한다. 주로 11월에서 3월에 발생하며 여름철에 나타나기도 한다. 대부분은 장기간의 합병증 없이 1~2일 후에는 완전히 회복된다. 그러나 치료용 항바이러스제제나 예방용 백신이 아직 개발되어 있지 않으므로 감염방지를 위한 예방이 중요하다.

2) 자연독 식중독

자연독 식중독이란 동물이나 식물 중에서 살아있는 동안에 자연적으로 생산되는 독성성분에 의하여 일어나는 식중독이며 동물성 자연독과 식물성 자연독 식중독으로 분류된다.

(1) 동물성 자연독 식중독

동물성 자연독 중독에서 가장 많이 발생하는 것은 복어중독(swellfish poisoning)으로 테트로도톡신(tetrodotoxin)을 함유하고 있다. 테트로도톡신은 난소, 고환, 간, 장 및 피부 등에 존재하는 유독물질로 특히 난소에 존재하는 복어독이 가장 강력하며 일광이나 열에 저항성이 강해 100℃에서 4시간 동안 가열해도 파괴되지 않는다. 중독은 섭취 후 30분~4시간 이내에 나타나며, 심한 경우는 발증 후 10분 이내에 사망한다. 입술과 혀의 저림, 오심, 구토, 위통, 지각 이상, 언어장애, 사지 운동마비, 호흡마비 등의 중독증상이 나타나며 치사율은 40~80%로 알려져 있다. 중독을 일으킨 후 8시간이 경과한 후에도 사망하지 않으면 보통 회복하는 경우가 많다. 알칼리에는 약하므로 4% NaOH에서 20분이면 무독화되며, 전문조리사에 의해 독성이 있는 부분을 제거하고 섭취해야 한다.

조개류에서 나타나는 마비성 조개중독의 원인은 섭조개나 홍합 등에 존재하는 saxitoxin, gonyautoxin 등의 독성분이며, 섭취 후 30분~3시간 경에 중독증상이 나타난다. 먼저 입술, 혀, 안면 등의 마비가 시작되고 사지마비, 언어장해, 운동장해, 두통, 오심, 구토, 호흡곤란 등이 나타나며 호흡마비로 사망하기도 하는데 치사율이 10% 정도이다. 조개류의 독화원인은 먹이인 바다 속의 유독성 플랑크톤(plankton)이 체내에 축적되어 일어난다. 유독 플랑크톤은 5~9월, 특히 한여름에 독성이 가장 강하고, 주로 적조 등에 의해 형성되므로 적조해역에서 잡은 조개류는 섭취하지 않아야 한다. 베네루핀(venerupin)중독의 원인은 모시조개, 굴, 바지락 등에 존재하는 베네루핀이라는 내열성 독소에 의해 발생하며, 발생 시기는 3~4월경이고 치사율은 44~50%정도로 높다. 잠복기는 12시간에서 7일정도이며 불쾌감, 전신권태, 오심, 복통, 구토, 변비, 두통, 피하출혈(배, 목, 다리 등), 황달 등의 증상이 나타난다. 중증일 때는 뇌증상(의식혼탁, 토혈, 혈변 등)에 이어 의식장해를 일으키고 심하면 10시간~7일 이내에 사망한다.

(2) 식물성 자연독 식중독

감자는 솔라닌(solanine)이라는 독성 물질을 미량(0.005~0.1%) 함유하고 있는데 이 정도는 무해하나, 중독의 위험부위는 저장 중에 생기는 녹색부위와 새로 발아된 싹 부위이며 여기에 존재하는 0.1% 이상의 솔라닌은 다량 섭취시 독성을 나타낼 수 있다. 솔라닌은 용혈작용, 운동중추의 마비작용을 하며 생체 내에 존재하는 cholinesterase의 작용을 억제함으로써 독성작용을 가진다. 주로 학교, 공장 등의 단체 급식에서 많이 발생하는데 섭취 후 수 시간 내에 나타나며 구토, 두통, 혀의 경직, 언어장애, 발한, 안면창백, 복통, 위장장해, 허탈, 현기증, 의식장애 등의 중독증상을 일으킨다.

독미나리의 지하경에는 cicutoxin이 함유되어 있어 중독시 호흡곤란이나 경련 등을 일으키고 청매(미숙한 매실)에는 amygdalin이라는 시안 배당체가 함유되어 있어 섭취 시에는 자가효소인 emulsin에 의해 청산(HCN)이 생성되므로 중독되며 치사율이 높다. 한국에는 땀버섯, 광대버섯, 마귀광대버섯 등의 독버섯이 50여종 분포하는데 독성물질로 muscarine, muscaridine, amanita toxin, phaline, choline 등이 있으며 중독증상에는 구토, 설사, 허탈감, 경련, 황달, 창백, 신경장애를 일으키며 발한, 근육강직, 침 흘림 등이 나타난다.

TIP! 버섯의 감별법

- 색이 아름답고 선명한 것은 유독하다.
- 악취가 나는 것은 유독하다.
- 줄기에 턱이 있는 것은 유독하다.
- 유즙을 분비하거나 점액이 나오는 것, 공기중에 변색되는 것은 유독하다.
- 쓴맛이나 신맛을 가진 것은 유독하다.
- 줄기가 세로로 쪼개지는 것은 무독하다.

3) 화학성 식중독

화학성 식중독이란 식품의 원래 구성성분 이외의 물질의 첨가 또는 오염에 의하여 발생하는 식중독을 말하며, 식품에 원인물질이 첨가 또는 혼입되는 과정에 따라 아래와 같이 구분한다.

(1) 유해성 감미료, 인공착색료 등과 같이 오용 또는 우연 등으로 첨가된 유해물질
(2) 식품의 제조나 저장 등의 관리상 잘못으로 혼입되는 유해물질
(3) 불량 첨가물 및 과량사용으로 인한 식중독
(4) 납, 아연처럼 기구, 용기, 포장재 등으로부터 용출 또는 이행되는 유해물질
(5) 수은, PCBs 등 환경오염에 의한 유해물질
(6) 방사능 오염 등 기타원인에 의한 식품을 오염시키는 유해물질

4) 곰팡이독 식중독

곰팡이독 식중독(진균중독증, mycotoxicosis)이란 농산물 특히 곡류에 기생하는 곰팡이에 의하여 생산되는 곰팡이독(mycotoxin)을 섭취함으로서 발생하는 급만성의 건강장해를 말한다. 가장 식품 위생적으로 문제가 되는 것은 쌀, 보리, 땅콩, 옥수수, 콩 등과 같은 농산물에 오염되어 생산되는 아플라톡신(aflatoxin)이며 이 독소는 발암성 물질로 알려져 있다. 이러한 독소생산의 최적조건은 수분이 16% 이상이며, 온도 25~30℃, 습도 80~85% 이상으로 광범위한 식품에 자연오염을 일으킨다. 이를 방지하기 위해서는 저장 중의 오염방지는 물론 오염된 곡식을 섭취하지 않아야 한다.

맥각독(ergotism)은 맥각균(claviceps purpurea)이 기생하여 발생하는 균핵인 맥각(ergot)이 혼입된 곡물을 섭취했을 때 발생한다. 맥각에는 ergotamine, ergotoxine 등의 유독 alkaloid가 함유되어 있으며 곡류 중에 맥각이 0.5~1% 이상 혼입되면 중독이 일어나고, 7% 이상 혼입되면 치사량이 된다.

3. 식품첨가물

식품첨가물이란 우리나라 식품위생법의 제2조 2항에 의하면 "식품을 제조, 가공 또는 보존하는 과정에서 식품에 넣거나 섞는 물질 또는 식품을 적시는 등에 사용되는 물질"이라고 정의한다. 이 경우 기구, 용기, 포장을 살균 소독하는 데에 사용되어 간접적으로 식품으로 옮아갈 수 있는 물질도 포함한다.

1) 독성시험

식품첨가물로 사용하기 위해서는 다양한 독성시험을 통해 과학적으로 안전성이 충분히 입증·확인된 물질만을 허용하고 있다. 그러나 이미 지정되어 사용 중인 첨가물이더라도 지속적으로 검토·평가하여 안전성을 확보하는 것이 필요하다. 안정성 평가로는 해당 물질의 화학적 특성, 용도, 제조방법, 식품과의 반응성, 분석방법, 독성시험 결과 등이 필요하고 독성시험에는 반드시 대사특성, 아만성독성, 만성독성, 유전독성, 발생독성, 발암성 및 기타 독성에 대한 정보가 포함되어 있어야 한다.

대·소동물을 대상으로 1~2년간에 걸쳐 수행하여 그 동물의 일생동안 계속적으로 투여해도 아무 독성이 나타나지 않는 최고섭취량 즉 최대무작용량(MNEL, NOEL)을 구하는 것이 목적이다. 이러한 과학적 데이터를 근거로 하여 인체안전기준치인 1일 섭취허용량(ADI) 이내로 섭취 시 안전하다고 할 수 있다. 1일 섭취허용량(Acceptable Daily Intake, ADI)은 식품첨가물을 안전하게 사용하기 위한 지표로써 일생동안 매일 섭취해도 어떠한 영향도 받지 않는 하루의 섭취량을 의미한다.

ADI는 최대무작용량의 값을 안전계수(safety factor)인 100으로 나누어 구하며, 체중 1kg당 mg수로 표시한다. 법적인 사용기준량은 섭취허용량보다 낮게 설정하는 것이 보통이다.

2) 식품 첨가물의 구비 조건

식품첨가물로 지정되기 위해서는 다음의 요건을 갖추어야 한다.

(1) 인체에 유해한 영향을 주지 않아야 한다.

(2) 사용목적에 따른 효과를 적은 양으로도 충분히 나타내야 한다.

(3) 식품의 제조 · 가공에 반드시 필요한 물질이어야 한다.

(4) 식품의 영양가 및 이화학적 성질 등에 영향을 주지 않아야 한다.

(5) 식품의 화학분석 등에 의해서 그 첨가물질을 확인할 수 있어야 한다.

(6) 식품의 상품가치를 향상시켜야 한다.

(7) 식품첨가물이 첨가된 식품이 소비자에게 이로워야 한다.

3) 식품첨가물의 종류와 특성

우리나라는 식품위생법에서 사용목적에 따라 식품의 기호성을 높이고 관능을 만족시키는 것, 식품의 변질을 방지하는 것, 식품의 영양을 강화하는 것, 품질을 개량하여 일정하게 유지하는 것, 제조에 필요한 것, 기타 총 6종류로 첨가물을 분류하였다. 국내 지정된 식품 첨가물만이 식품에 사용 가능하며, 사용 시에는 개별 조건에 따라 사용되어야 한다. 식품첨가물을 특성별로 분류한 것은 다음과 같다.

(1) 보존료(chemical preservatives)

보존료는 세균, 곰팡이, 효모 등 미생물이 자라지 않게 하여 식품의 변질이나 부패를 방지하고 제품의 신선도와 영양을 오래 유지시켜주는 역할을 한다.

소르빈산, 소르빈산칼륨, 디히드로초산, 안식향산, 안식향산나트륨, 프로피온산 등이 있다. 치즈, 초콜릿, 고추장, 음료수, 칵테일, 발효유, 유산균, 짜장면, 마가린, 빵, 케찹, 어육, 단무지, 오이지, 생선묵, 햄, 간장 등에 사용한다.

부작용으로 아소산과 반응하여 중추신경마비, 출혈성 위염, 간에 악영향, 발암성, 염색체 이상, 눈 및 피부 점막 등을 자극할 수 있다.

(2) 산화방지제(antioxidants)

산화방지제는 식품에 들어 있는 지방의 산패와 산화를 지연시키고 영양소 손실과 색소 변색을 막아 식품의 품질을 지켜주는 역할을 한다. 부틸히드록시아니솔

(BHA), 디부틸히드록시톨루엔(BHT), 아황산염류 등이 있다. 크래커, 수프, 쇼트닝, 쥬스 등에 사용하며, 부작용으로 콜레스테롤 상승, 호르몬제에서 발암성 유발, 유전자 손상, 염색체 이동, 신생아 무뇌증 등의 사례가 알려져 있다.

(3) 살균료(bacteriocides germicides)

살균료는 음식물용 용기, 기구 및 물 등의 소독에 사용하는 것과 음식물의 보존 목적으로 첨가하는 것이 있다. 식품의 부패원인균 또는 병원균에 대한 살균력이 강해야하며 그 이외의 조건은 보존료와 같다. 표백분과 고도 표백분, 차아염소산나트륨 등이 있고 두부, 어육제품, 햄, 소시지 등에 사용된다. 과다 섭취 시에는 피부염, 고환 위축, 발암 위험성 등이 보고되어 있다.

(4) 감미료(nonnutritive sweetners)

감미료는 식품에 단맛을 내기위해 사용되는 첨가물로 당질을 제외한 감미를 가지고 있는 화학적 제품을 총칭해서 합성 감미료라고 한다. 이는 영양가는 거의 없으며, 많은 양을 섭취하면 인체에 유해하므로 특별한 경우를 제외하고는 사용하지 않는 것이 좋다. 천연물을 재결정하여 얻은 설탕은 과잉 섭취시 당뇨병, 심장장애 등 을 일으킨다. 아스파탐, 수크랄로스, 아세설팜칼륨, 사카린나트륨 등이 있다. 사카린 나트륨은 흔히 사카린으로 불리며 물에 잘 녹으며 그 감미는 설탕의 250 ~ 500배이다. 청량음료, 과자, 빙과류, 간장 등에 사용되며 부작용으로 소화기와 신장장애, 발암성 등을 발견 하였다.

(5) 조미료(seasonings)

조미료란 식품에 존재하지 않던 맛을 내거나 존재하던 맛을 더욱 좋게, 강하게 하고자 첨가하는 물질이다. 통조림, 과자, 음료수, 카라멜, 다시마, 맛소금, 다시다, 감치미 등에 사용되며 다량 섭취시 어린이 뇌손상, 천식, 우울증, 현기증, 손발 저림, 두통 등을 일으킬 수 있다. 대표적인 화학조미료의 성분인 MSG(Monosodium L-glutamate)는 버섯, 육류, 김, 토마토 등 자연 식품에 단백질의 일부분으로 존재하는데 첨가물로 사용 시 독성을 나타낸다.

TIP! MSG(Monosodium L-glutamate)

글루탐산은 흥분성 신경전달물질로 과량의 글루탐산이 신경조직에 흡수될 경우 신경 세포막을 파괴하고, 산혈증의 원인이 되면서 신장에서의 칼슘 흡수를 막고 뼈속에 저장됐던 칼슘까지 떨어져 나가게 해 골다공증을 일으킨다고 한다. MSG를 다량 섭취했을 때에는 10~20분경과 후에 후두부의 작열감과 함께 불쾌감, 근육 경직, 메스꺼움 등의 증상이 얼마동안 나타나기도 한다. 특히 중국 음식에 이 MSG가 많은데 중국음식을 먹고 난 후 이런 증상을 호소하는 사람이 많아 '중국음식점증후군(Chinese Restaurant Syndrome)' 이라는 말이 있을 정도이다.

(6) 착색료(coloring matters)

착색료는 식품 고유의 색이 가열처리 등 식품제조공정 중에 변색이 일어날 경우를 방지하기 위해 인공적으로 착색하여 천연색을 보완, 미화하기 위해 사용한다.

식품 가공상 인체에 해가 없는 천연색소를 사용하는 것이 바람직하지만, 여러 가지 이유 때문에 합성 착색료가 많이 쓰인다. 15종의 타르 색소와 기타 7종의 착색료가 지정되어 있으며 그 중에서 비교적 독성이 적은 것만이 식용색소로 지정되어 있다. 색소는 일광이나 열에 의해서 변화되는 것과 산과 알칼리에 의하여 변화되는 것이 있기 때문에 그 성질을 참작하여 식품에 따라 적당한 색소를 선택할 필요가 있다. 치즈, 버터, 과자류, 아이스크림, 캔디, 소시지, 통조림, 푸딩 등에 포함되며 부작용으로는 간과 혈액, 신장의 장애 등을 일으키며 발암성 보고가 있다.

- 타르계 : 식용색소 녹색 3호는 과자, 청량음료 등에 5~10 ppm을 사용한다.
  멜론색은 황색 4호 87%에 녹색 3호 12%를 혼합하며, 사람의 ADI는 12.5 mg/kg이다.
- 비타르계 : 황산동은 착색료라고 하는 것보다 발색제로 보는데, 독성이 강하므로 소량이더라도 사람의 위점막을 자극하여 구토나 설사를 일으킬 수 있다.

(7) 착향료(flavoring agent)

여러 제조과정 중에서 식품의 고유의 향을 유지하거나 먹기 어려운 향의 식품도 먹기 쉽게 만들기 위해 착향료를 사용한다. 바닐라향, 오렌지향, 레몬향 등이 있다.

(8) 유화제(emulsifiers)

유화제는 섞이지 않는 물과 기름을 균질한 상태로 유지시켜주는 첨가물이다.

흔히 빵, 아이스크림, 드레싱, 휘핑크림 등의 제조에서 다양하게 사용되고 있으며 글리세린지방산에스테르, 프로필렌글리콜, 카제인나트륨, 레시틴 등이 있다.

(9) 발색제(color fixative)

햄, 소시지 등 육류가공 시 검붉은 색으로 변해 상품가치가 떨어지는 것을 막고 고유의 색을 유지, 개선시켜 주기 위해 사용되는 첨가물이다. 종류에는 아질산나트륨, 질산나트륨, 질산칼륨 등이 있으며 통조림(혐기성 조건)에서 자라는 보툴리누스균 생육억제효과도 있어 식중독 예방에 효과적이다.

(10) 산도조절제

식품에서 산도는 미생물의 생육과 식품조직, 물성에 영향을 미치는 중요한 요소로서 식품의 산도와 알칼리도를 조절하고 산미를 부여하고 변패와 산패를 방지하기 위해서 사용된다. 구연산, 수산화나트륨, DL-사과산나트륨, 젖산 등의 종류가 있다.

(11) 기타

'소포제'는 제조과정에서 발생하는 거품을 방지하거나 감소시켜주어 식품 품질을 향상시키는 역할을 하는 첨가물로 규소수지 등이 사용된다. 이 밖에도 빵 제조 시 사용되는 '팽창제', 스프분말 등 식품 입자를 굳지 않게 만드는 '고결방지제' 등이 있다.

4. 식품관리

식품의 보존은 크게 경제적 관점과 공중보건적 관점으로 나누어 볼 수 있다.

경제적 관점에서 식품의 보존은 식품의 질 저하를 방지하여 식량손실을 방지하는 것이며, 공중보건적 관점에서는 식품의 변질을 방지하여 질병이나 위해 및 사고를 예방하는 것이다.

1) 식품의 변질

식품의 변질(spoilage)이라 함은 방치된 식품이 생물학적, 화학적, 물리적 요인 등에 의해 품질이 변화함으로써 영양소가 파괴되고 맛과 향이 손실되어 식용에 부적합해지는 현상을 말한다. 단순히 수분이 증발하거나 광선이나 온도 등의 작용에 의한 경우도 있지만 효소의 작용이나 산소의 산화작용에 의한 경우도 있다. 또한 식품 중에 존재하는 미생물의 작용으로 인해 질소를 함유한 단백질이 분해되고 악취가 나서 식용이 불가능해지는 경우도 있다. 이러한 식품의 변질은 다음의 세 단계에 의해서 발생한다.

(1) 사후강직

어류나 육류의 사후 방치 시에 나타나는 근육이 경화되는 현상이다.

(2) 자기소화

사후강직 후에 각종 효소에 의해 근육이 연화되는 현상이며 숙성이라고도 한다. 이로써 맛과 향이 증가하고 식용에 적합해진다. 온도나 pH에 따라서 연화 속도가 달라지므로 연화 속도를 조절할 수 있다.

(3) 부패(putrefaction)

자기소화가 끝난 후 pH가 중성에 가까워지고 세균의 번식에 적당해지는데 처음에는 호기성균속의 세균에 의해 부패가 시작하며 이어서 혐기성균인 Clostridium 속의 번식에 의해 단백질 분해가 일어나고 식용에 부적합하게 된다.

TIP! **산패, 변패**

- 산패(rancidity): 지방이 분해하는 경우
- 변패(deterioration) : 지방이나 탄수화물이 변질되는 현상

2) 식품의 보존

식품은 오래 방치시 변질되기 때문에 이를 방지하기 위해서는 미생물의 오염을 막거나 오염된 미생물의 증식과 발육을 억제해야 한다. 식품 보존법(preservation)은 식품의 변질을 방지하고 식품을 신선한 상태로 일정기간 저장하여 식품의 가치를 유지하려는 처리법이며 보존방법에는 물리적 처리법, 화학적 처리법, 복합적 처리법, 생물학적 처리법으로 분류할 수 있다.

(1) 물리적 처리법

① 가열법

식품에 붙어있는 미생물을 사멸시키고 조직 속의 효소를 파괴하여 변질을 방지하기 위한 방법으로 식품의 종류에 따라 가열처리방법에 차이가 있으므로 주의해야 한다. 산성 식품은 95℃에서 비교적 단시간 내에 살균목적을 달성할 수 있으나, 알칼리성 식품은 110~120℃에서 1~2시간 가열해야 한다.

저온 살균은 61~63℃로 30분간 가열하는 방법으로 주로 우유, 주스, 간장, 술 등에 적당한 방법이며, 고온 살균은 95~120℃에서 30~60분간 가열하는 방법으로 일반 식품을 끓인 후 다시 저장하는 방법이다.

TIP! 우유의 살균법

우유의 살균은 병원성 미생물을 완전히 사멸시켜 식품으로서 안전하게 하는 것을 목적으로 한다. 오늘날 가열살균법이 가장 많이 이용되고 있으며, 우유를 일정한 온도에서 일정한 시간동안 가열 유지하는 방법이다.

- **저온 살균법**(low temperature long time method)
  우유를 61~65℃에서 정확하게 30분간 보존 살균하는 방법이다.
- **고온 단시간 살균법**(high temperature short time method: HTST법)
  우유를 급속히 71.1℃로 가열하고 15초간 보존 후에 급랭하는 방법이다.
- **초고온 가열 살균법**(ultra high temperature heating method: UHT법)
  우유를 120~150℃에서 1~3초간 가열하는 방법으로 우유 중의 미생물이 멸균된다.

② 냉장법

저온으로 자기 소화를 억제하는 방법으로 냉장법은 채소, 과일 등 일반식품의 단시간 저장에 널리 이용되는 식품보존법이다. 0~10℃ 사이의 저장을 하며 육류는 0~5℃ 보존이 적합하다.

③ 냉동법

식품을 동결시키기 때문에 장기간 보존이 가능한 냉동법은 0℃ 이하로 빙결시켜 보존하는 저장법을 말한다. 어류는 영하4~영하 6℃에서 보존하는 것이 적합하다.

④ 건조법

식품에서 미생물이 발육하는 데에는 40~50%의 수분이 필요하므로 13~15% 정도로 수분을 감소시켜 미생물의 발육을 저지시키거나 사멸시켜 식품을 보존하는 방법이다. 곡류, 과일류, 어류 등에 이용하며 일광건조법과 인공건조법이 있다. 인공건조법에는 열풍건조, 분무건조, 적외선 건조 등의 방법이 있다.

⑤ 자외선 및 방사선 이용법

자외선을 이용하여 살균하는 방법은 250nm~270nm에서 살균효과가 높다.

이 방법은 살균 중에 발열이 일어나지 않기 때문에 열에 의한 손실이 일어날 수 있는 식품의 살균에 적합하다. 공기와 물, 식기 등에 제한적으로 사용된다.

방사선 처리는 Co-60의 γ선을 이용하여 법적 기준에 따라 적용하는 방법으로 식품의 발아억제, 살충, 살균, 숙도 조절 등의 목적으로 이용한다.

⑥ 밀봉법

식품을 외부의 공기와 차단시켜 장기간 보존하는 방법으로 건조한 식품, 특히 곡식류는 흡수성이 있어 밀봉하여 보관하면 변질을 억제할 수 있다.

⑦ 환경기체 조절 저장법(controlled atmosphere)

CA저장법은 식품의 포장용기나 저장고 내의 기체조성을 인위적으로 조절하여 증산이나 호흡작용 등의 생리적 작용과 미생물 증식을 억제함으로써 과일이나 채소 등의 식품을 장기간 신선상태로 저장하는 방법이다.

(2) 화학적 처리법

① 절임법

식품을 식염이나 설탕, 산성 pH에 저장하여 식품이 탈수됨으로써 미생물의 발육이 억제되는 방법이다. 절임법에 이용되는 물질에 따라 염장(salting), 당장(sugaring), 산장(pickling)으로 구분된다.

염장법은 육류, 해산물, 채소류 등에 널리 이용되며 염수법과 감염법이 있다. 염수법은 식품을 소금물에 담가 그 조직에 침투시키는 방법이고, 감염법은 10~20%의 소금을 직접 뿌려서 이것을 쌓아 올리거나 혼합시키는 방법이다. 일반 세균은 10%의 식염농도에서 억제된다.

당장법은 염장법과 같은 원리로 젤리, 잼, 마멀레이드, 가당연유, 과일 등에 이용되며 미생물 발육저지를 위해서는 일반적으로 40~50% 정도의 설탕이 필요하다.

구연산, 젖산, 초산 등의 유기산 첨가는 식품의 pH를 낮추어 세균의 발육을 억제할 수 있어 사용한다.

② 보존료 첨가법

디히드로초산, 솔빈산 같은 합성보존료나 산화제를 이용하여 보존하는 방법이다. 보존료의 정균작용을 이용하는 것으로 미생물의 증식 저지에 도움이 되나, 식품위생법에 의해 사용 용도와 식품 사용량에 맞게 최소량만 적용해야 한다.

(3) 복합적 처리법

물리화학적인 처리법으로 훈증과 훈연법이 있으며 훈증(fumigation)법은 곡류의 저장 등에 이용되며, 식품을 훈증제로 처리하여 곤충의 충란이나 미생물을 사멸시키는 방법이다.

① 훈연법

주로 햄, 베이컨, 조개 등에 사용하는 방법으로 수지가 적은 목재를 불완전 연소시킬 때 나오는 연기를 육류에 작용시켜 공기 중의 수분을 제거하고, 공기 속에 있는 세균을 살균하거나 생육을 억제, 특수한 냄새와 맛을 내게 하는 방법이다.

연기 속에는 creosote, formaldehyde, phenol, ketone 등의 성분이 들어 있어 보존성을 높여준다.

② 방사능 처리법

식품이나 종자를 오래 보관하기 위해 살균 처리하는 데 사용하는 방법으로 방사능 물질에서 나오는 방사선 중에서도 γ선이 가장 효과적이다.

(4) 생물학적 처리법

세균, 곰팡이 및 효모의 작용으로 식품을 저장하는 방법으로 유산균의 이용으로 치즈, 발효유 등의 형태로 보존할 때 이용한다.

3) 식품위생 행정

식품위생행정의 목적은 부정, 불량식품의 근절이며 식품의 위생적 관리를 위해 식품위생감시원을 둔다.

(1) 식품위생행정 대상과 범위

식품위생행정에서는 경구감염병균, 식중독성 세균, 기타 음식물이 매개할 수 있는 병원미생물에 의한 식품의 오염을 방지하고, 이미 오염되었거나 오염될 우려가 있는 식품을 국민들이 섭취하지 못하도록 적절한 수단을 강구해야 한다.

구체적 시책에는 다음과 같은 사항들이 포함된다.

① 유해, 유독한 물질을 함유한 식품의 배제 및 제조, 가공 등의 공정 중에서 유해, 유독한 물질의 혼입을 방지한다.

② 위생상 위험한 부패식품, 변질 식품을 배제한다.

③ 위조, 변조 식품을 배제한다.

④ 식품의 품질, 성분 등의 규격이나 제조, 사용 등의 기준을 정하고 식품위생상 필요한 표시를 하도록 한다.

⑤ 식품과 밀접한 기계, 기구, 용기포장 등에 대해서도 위생상 적절한 조치를 한다.

⑥ 식품 등의 규제 외에도 식품의 제조와 가공, 조리, 판매 등에 필요한 식품 취급시설 전반에 걸친 규제를 한다.

⑦ 상기 시설의 방서, 방충, 방진, 채광 등의 설비나 오염처리 설비 등 환경위생의 개선을 기한다.

그 외 식품 관계 종업원들에 대한 건강관리 및 작업방법 등에 대해 감독한다.

(2) 식품위생감시원의 업무내용

① 시설기준의 적합여부 사항

② 식품, 첨가물, 기구, 용기, 포장의 규격 및 기준의 적합여부 사항

③ 허위표준 및 과대광고와 표시기준의 위반 여부 사항

④ 종업원의 건강진단 및 위생교육의 이행 여부 사항

⑤ 식품위생관리자, 조리사, 영양사들의 근무상태 및 준수사항의 이행 여부 사항

⑥ 판매나 사용이 금지된 식품, 첨가물, 기구, 용기, 포장의 취급여부에 관한 사항

⑦ 식품, 첨가물, 기구, 용기 또는 포장의 압류, 폐기 등에 관한 사항

⑧ 영업자의 준수사항 이행여부 및 행정처분의 이행여부에 관한 사항

4) 위해요소 중점관리기준(HACCP)

식품의 안전성 확보를 위한 방법으로 식품위생검사, 규격검사, 현장검사, 적정제조기준(good manufacturing practice, GMP) 등이 있으며 최근에는 HACCP방식이 보편적으로 사용되고 있다. 우리나라도 식품위생법에 근거하여 1996년부터 식육제품 등 제조업체를 시작으로 학교급식, 가축사육에까지 확대 적용되고 있다.

HACCP이란 위해요소중점관리기준(hazard analysis critical control point)으로 식품의약품안전청에서는 "식품의 원료, 제조, 가공, 조리 및 유통의 전 과정에서 위해물질이 해당식품에 혼입되거나 오염되는 것을 사전에 방지하기 위하여 각 과정을 중점적으로 관리하는 기준"이라고 정의한다.

즉, HACCP은 위해요소분석(HA)과 중요관리점(CCP)의 두 가지 부분으로 구성되는데, HA는 위해가능성이 있는 요소를 찾아서 분석하고 평가하는 것이고, CCP는 그 위해성을 제거하고 안전성을 확보하기 위해 중점적으로 다뤄야 할 관리점을 설정하여 사전에 예방하는 수단과 절차를 의미한다.

표 4-2. 기존 위생관리방식과 HACCP방식

항 목	기존 위생관리방식(GMP 등)	HACCP 방식
조치단계	문제발생 후의 반작용적 관리	문제발생 전의 선조치
신 속 성	시험분석에 장시간 필요	필요시 즉각적 조치 가능
공정관리	현장 및 실험실 관리	현장관리
평가범위	제한된 시료만 평가	각 batch별 많은 측정 가능
위해요소 관리범위	제한된 위해요소만 관리	많은 위해요소 관리
제품 안전성 관리자	숙련공만 가능	비숙련공도 관리 가능
숙 련 성	시험결과의 해석에 숙련성 요구	이화학적 항목에 의한 관리로 전문적 숙련성 불필요
소요비용	제품분석에 많은 비용 필요	비용 저렴

기존의 위생관리방식(GMP 등)은 최종제품만을 체크했다면 HACCP방식은 각 공정마다 발생할 수 있는 물리화학적, 생물학적 위해요소를 분석해 위험방지에 필요한 관리항목을 선정해서 체크하는 방법이다. 또한 생산자에서부터 최종소비자까지 모든 식품공급단계에 적용할 수 있으며, 검사보다는 사전예측과 예방에 중점을 두어 식품의 미생물학적, 물리화학적 위험을 제어하는 효과적인 제도이다.

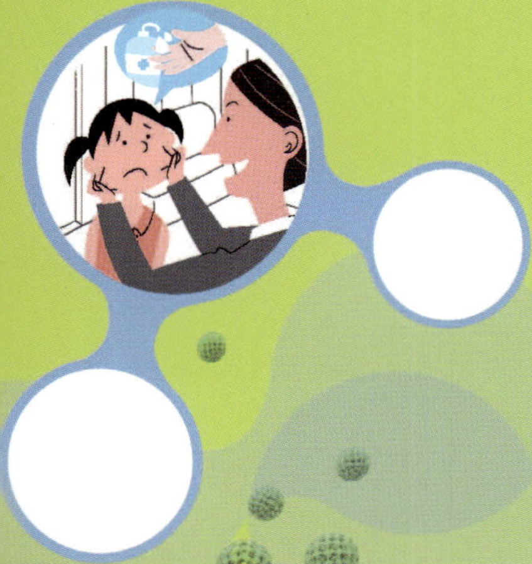

PART 3.
역학 및 질병 관리

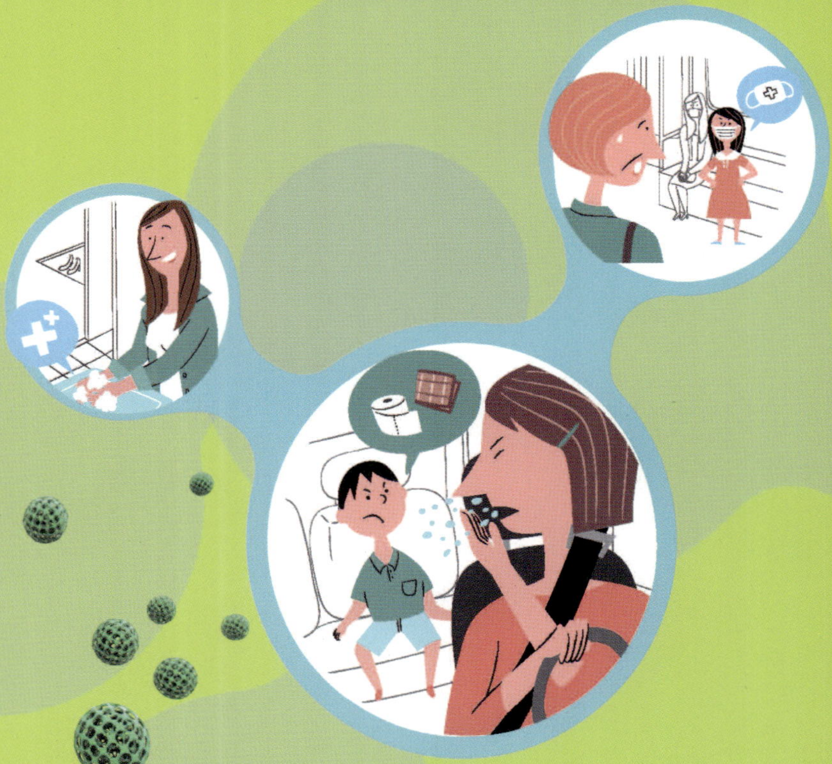

Chapter 5. 역학

1. 역학의 개념

1) 역학의 정의

역학(疫學, epidemiology)이란 B.C. 3세기경 히포크라테스의 저서 "epidemic"에서 유래된 것으로 희랍어 epi(=upon, on), demos(=people, population), ology(=science, knowledgy)의 합성어로서 인구에 관한 학문, 인간의 질병에 관한 학문으로 해석되어 사용되어 왔다.

1930년대까지는 역학의 연구는 대부분 감염병 연구였으나 점차적으로 면역학, 세균학의 발달로 감염성질환은 감소되어가고 반면 비감염성이면서 다수 발생하는 질병에까지 범위가 점차 확대되었다. 현재는 각종 암, 심장질환, 당뇨병 등의 만성 퇴행성 질환뿐만 아니라 교통사고나 자살, 보건사업의 효과 평가까지 역학의 영역에서 다루고 있다.

학자들에 따라 여러 가지 정의를 살펴볼 수 있으며, 1949년 J.E.Gordon은 "역학은 유행병(epidemic)을 연구하는 학문으로 의학적 생태학(medical ecology)으로서 보건학의 진단학"이라고 하였고, 1962년 G.W.Anderson은 "역학이란 질병발생을 연구하는 학문"이라고 하였다. 미국의 역학회에서는 "역학은 질병, 결손, 불능의 자연사에 관한 지식 또는 학문이다"라고 정의하였으며, 국제역학회에서는 "인간집단 내에 발생하는 질병의 빈도와 분포를 결정하는 요인들에 관하여 연구하는 학문"으로 역학을 정의하고 있다.

즉 역학이란 다음과 같이 설명할 수 있다.

(1) 개인의 질병에 관한 것보다는 지역사회나 지역 내에 살고 있는 인구집단이 대상이다.
(2) 질병 발생의 규모, 분포, 시간적인 흐름에 따른 발생경향 등을 포함하여 양상을 규명한다.
(3) 유병, 사망의 규모, 지역 또는 시간에 따라 차이가 있다면 어떤 요인에 의하여 차이나 변화가 결정되는지 관련된 원인을 탐구한다.
(4) 질병 발생의 직접적 원인이나 관련된 위험요인들을 규명하거나 제거하고, 이에 대한 관리와 예방대책을 마련하여 궁극적인 목적인 질병을 예방하는 학문이다.

2) 역학의 범위

역학의 범위는 감염병의 원인이 규명됨에 따라 인간집단에서 발생되는 현상에 대한 연구로 그 범위가 확대되었으며 아래와 같이 분류하여 기술한다.

(1) 인간집단

집단 특성인 집단체계의 연령 · 성별 · 문화적 특성, 개체의 행동 특성, 집단의 위험요인, 집단 환경요인과 그 조성에 따라 역학적 범위가 확대된다.

(2) 발생현상

집단 개체의 건강과 생리적 상태, 질병의 사망, 건강에 대한 행위, 인구현상, 이와 같은 사항의 결정요인 및 보건관리 사업분야 등으로 그 범위가 결정된다.

역학의 연구 분야는 2가지로 대별할 수 있다.

첫째, 질병의 분포를 연구하는 분야로 지리, 인종, 연령, 성별 등 여러 요인에 의한 건강상태의 분포를 규명함으로써 건강과 질병에 관한 인구통계학적 계통의 학문이다.

둘째, 발견된 대상을 통하여 원인을 밝히는 분야로 질병분포요인을 규명하는 학문을 통하여 분포와 빈도에 관한 지식을 기술적으로 알려주는 학문이다.

2. 역학의 분류와 역할

1) 역학의 분류

역학은 조사내용의 성격에 따라 기술역학, 분석역학, 실험역학, 이론역학, 임상역학, 작전역학 등으로 분류된다.

(1) 기술역학(descriptive epidemiology)

제1단계 역학으로, 어떤 사실에 대해서 계획적 조사를 한다. 시간적, 지역적, 인적 성별 등 그 분포와 빈도를 기술하는 것이다.

(2) 분석역학(analytical epidemiology)

제2단계 역학으로, 기술역학의 결정인자를 토대로 질병 발생요인들에 대하여 어떤 가설을 설정하고, 실제 얻은 관측 자료를 분석하여 그 해답을 구한다.

(3) 실험역학(experimental epidemiology)

실험군(case)과 대조군(control)을 같은 조건하에서 가설검정을 하여 비교 관찰하는 역학이다.

(4) 이론역학(theoretical epidemiology)

질병 발생양상에 관한 모델을 설정하고 그에 따른 수리적 분석을 토대로 유행하는 법칙을 비교하여 타당성 있게 상호관계를 수리적으로 규명하는 학문이다.

(5) 임상역학(medical epidemiology)

한 개인 환자를 대상으로 그 증상과 질병의 양상을 기초로 하여 인간집단이나 지역사회를 조사대상으로 확대비교하여 역학적 제요인을 규명하는 학문이다.

(6) 작전역학

보건서비스를 포함하는 지역사회서비스의 운영에 관한 계통적 연구를 통해 이 서비스의 향상을 목적으로 한다. 보건사업의 필요도를 측정 · 평가하고 새로 도입될 사업계획 및 설계에 대한 평가, 진행과정과 그 효율성에 대한 평가, 효과에 대한 평가로 구성된다.

2) 역학의 역할

(1) 질병발생의 원인 규명의 역할

질병의 원인과 감염경로를 찾아내어 전파를 차단하고 치료를 촉진하며 질병발생을 억제하는 데 기여한다.

(2) 질병발생과 유행성 병발의 감시 역할

질병의 양적 변동, 유행상태를 관찰하고 감시함으로써 상황을 파악하고 문제점을 발견하여 질병관리대책 수립 및 결과의 평가 등에 기여하며 질병유행의 감시 역할이 있다.

(3) 질병의 자연사를 관찰, 기술하는 역할

질병의 발생초기부터 진행과정, 특성 등 특유한 각 질병의 자연사(natural history of disease) 단계에서 일어나는 모든 현상을 관찰, 기술하여 알맞은 시기의 적절한 예방 및 치료대책을 세우는데 기여한다.

(4) 임상분야에 활용하는 역할

역학 연구를 통해 얻은 정보는 임상에서 질병진단, 처치, 예후 및 환자에 대한 충고 등에 기여한다. 임상분야에서 질병의 진단 방법의 정확성, 치료약제, 수술 효과의 측정, 각종 생물학적인 변이의 분포, 정상치와 비정상치의 구분 등에 많이 적용되고 활용된다.

(5) 보건사업의 기획과 평가자료 제공 역할

각종 보건사업의 기획과 집행, 효과와 결과를 평가하는 역할을 한다. 의료비의 상승, 의료시설 및 인력의 효율적 분배, 의료이용에 관련된 제반 문제들의 연구에 역학적 원리와 방법론이 활용된다.

3. 질병발생원인의 역학적 인자

질병은 두 가지 이상의 요인이 겹쳐서 생기게 되는데 역학적 개념으로 본 질병발생의 다요인설에 관한 모형으로 역학적 삼각형 모형, 수레바퀴 모형, 거미줄 모형 이 세 가지로 구분할 수 있다.

1) 역학적 삼각형 모형

인간이 질병에 이환되는 것을 병인, 숙주, 환경의 3요소로 설명한다.

(1) 병인(agent)

세균 · 바이러스 · 곰팡이 · 기생충 등의 생물학적 인자와 대기 · 수질오염 · 전리방사선 · 유독성 물질 · 열 등의 물리화학적 인자, 정서적 긴장과 스트레스 등의 사회적 요인이 그 정도에 따라 질병발생의 직접적 요인으로 작용한다.

(2) 숙주(host)

병인에 대한 감수성과 면역기전, 내외적 요인의 상호작용에 의해 결정된다. 유전적소인, 성별, 연령별 특성, 과거 질병에 대한 폭로 경험, 영양상태, 성격, 사회 경제적 수준과 결혼, 가족형태, 직업 등이 인간 숙주의 저항력에 영향을 미친다.

(3) 환경(environment)

질병발생을 일으키는 외적인 요인으로서 직 · 간접적으로 영향을 미친다. 병원소, 매개체, 식품, 약성분, 고열, 한랭, 기압, 주택시설, 음료수, 소음, 지리적 조건, 사회조직 및 경제적 상태, 관습, 생활습관, 사회적 융합 및 이동이 포함된다.

그림 5-1. 역학적 삼각형 모형(epidemiological triangle model)

질병의 발생

Gordon의 지렛대 이론(lever theory) -건강상태 : 병원체, 숙주, 환경요인이 평형상태

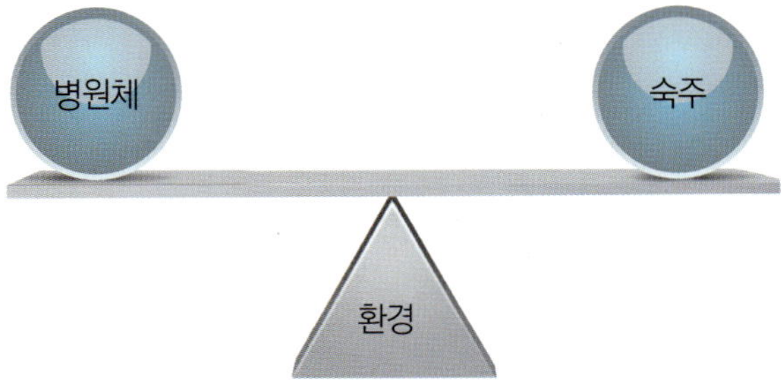

역학적 삼각형 모형은 질병 발생 설명에 잘 맞는 장점이 있는 반면 선천성 질환 등 유전적 소인이 있는 질병이나 비감염성 질환의 발생을 설명하기에는 한계가 있다.

2) 수레바퀴 모형

질병발생과정에 대한 병원체를 강조하지 않고 인간과 환경의 관계를 설명하는 모형이다. 바퀴 중심에 유전적 소인을 가진 숙주가 있고, 숙주 주위를 환경이 둘러싸고 있으며 생물학적, 물리화학적, 사회적 환경과의 상호작용에 의해서 질병이 발생한다는 모형이다. 다요인적 병인을 확인하는데 필요성을 강

조하고 있다.

수레바퀴 모형은 역학적 분석에 유용한 특성과 숙주 및 환경요인의 분리묘사를 강조하는 장점이 있다.

그림 5-2. 수레바퀴 모형(wheel model)

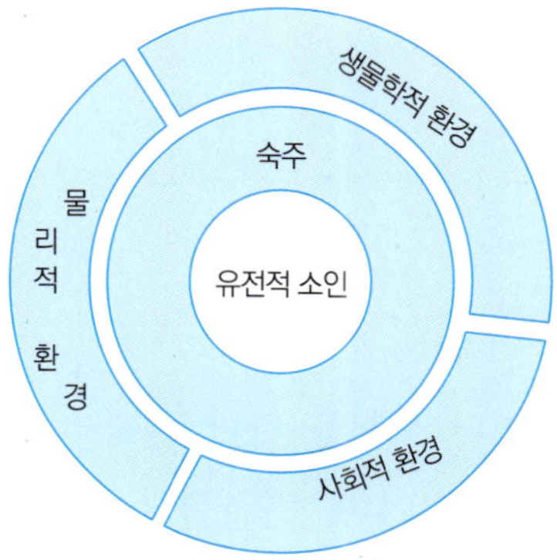

3) 거미줄(원인망) 모형

질병은 단지 하나의 특정한 요인에 의해서 발생하는 것이 아니라 여러 가지 요인이 서로 연관되어 거미줄 형태같이 상호 복잡한 관계로 얽혀서 발생된다는 모형이다. 이러한 복잡한 원인 요소 중에서 가능한 몇 단계를 차단하면 해당 질병을 예방할 수 있다. 거미줄 모형은 심근경색증과 같은 비감염성 질환의 발생을 이해하는데 유리한 장점이 있다.

4. 역학적 연구 방법

역학적 연구 방법은 크게 실험적 연구과 관찰적 연구로 나눌 수 있다.

표 5-1. 역학적 연구 (the epidemiologic study)방법의 분류

역학적 연구	실험적 연구	지역사회실험, 임상실험	
	관찰적 연구	기술역학	생물학적 변수
			사회적 변수
			지역적 변수
			시간적 변수
		분석역학	단면적 연구
			환자-대조군 연구
			코호트(cohort)연구

1) 실험적 연구(experimental study)

인위적으로 어떤 자극이나 조건을 가한 상태에서 실험군과 대조군 간의 차이를 비교 분석하는 연구방법이다. 인간집단을 대상으로 백신효과 측정이나 치료약품의 효과 및 효능을 환자 대상으로 측정하는 등의 제한된 범위 내에서만 적용된다.

실제 적용 면에서 임상실험(clinical trial)과 지역사회실험(community trial)으로 분류된다.

2) 관찰적 연구(observational study)

어떤 실험적 자극이나 조작을 가하지 않고 자연 상태에서 일어나는 현상 그대로 정보를 입수하여 비교 분석하는 연구방법이다. 관찰적 연구는 기술역학적 방법과 분석역학적 방법으로 구분 할 수 있으며, 분석역학적 방법은 단면조사연구, 환자-대조군 연구, 코호트 연구로 구분한다.

(1) 기술역학

인구집단을 대상으로 질병이나 건강수준의 분포양상을 파악하여 가설을 설정하는 연구 방법이다. 인구집단은 인적 특성, 지역적 특성, 시간적 특성으로 구분하며 질병발생과의 관련성, 상관관계 유무를 관찰하게 된다.

① **인적 특성 :** 연령, 성, 인종, 결혼, 교육의 정도, 직업, 사회경제적 상태 등
② **지역적 특성 :** 국가나 지역사회의 특성 등
③ **시간적 특성 :** 토착성, 유행성, 추세변화, 주기변화, 계절적 변화 등

(2) 분석역학

기술역학적 방법으로 얻은 자료를 가지고 실제로 질병의 원인이 되는 요인이나 속성, 질병과의 인과관계를 규명하는 연구방법이다. 즉, 질병발생의 요인들에 대해 어떤 가설을 설정하고 실제 얻은 자료를 분석하여 특별히 설계된 조사를 통해 검정하는 것을 내용으로 한다.

그림 5-3. 단면조사연구의 설계

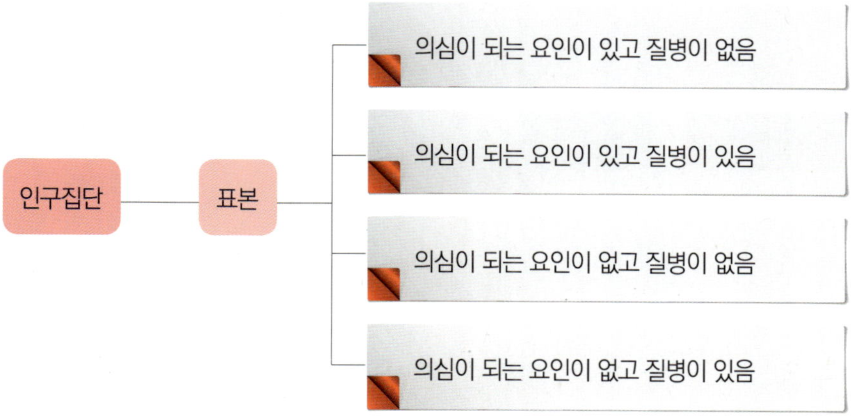

① **단면조사 연구**(cross sectional study)

일정한 집단을 대상으로 특정한 시점 또는 기간에 어떤 질병 또는 상태의 유무를 조사하고, 각개 구성요원의 속성과 연구하려는 질병과의 상관관계 여부를 구명하는 연구방법이다. 단면조사연구는 구체적 가설을 설정해서 이를 검정하기 위한 조사로서, 가설 없이 유병상태를 연구하는 기술역학과는 차이가 있다.

② **환자-대조군 연구**(case-control study)(=후향적 연구)

어떤 질병에 이환된 집단을 대상으로 하여 환자군을 선택하고, 이환되지 않은 건강한 대조군을 선정하여 가설된 위험요인을 과거에 갖고 있었는지, 폭로 여부를 비교 · 검토하여 질병발생과 위험요인과의 인과관계를 규명하는 연구방법이다.

③ **코호트 연구**(cohort study)(=전향적 연구)

코호트란 동일한 특성을 가진 인구집단이란 뜻이며, 폭로-비폭로 연구(exposure-nonexposure study)라고도 한다. 시간적인 면에서 그 연구대상을 과거에 이미 일어난 사건에 두면 후향성 코호트 연구(retrospective cohort study), 앞으로 일어날 사건에 두면 전향성 코호트 연구(prospective cohort study)라고 한다.

그림 5-4. 삽입 코호트연구의 설계

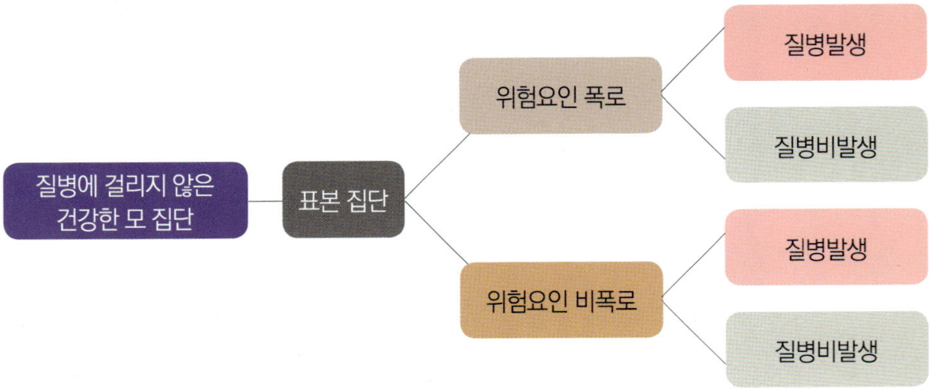

TIP!

역학적 조사환(epidemiologic study cycle)

자료를 수집하고 분석하여 질병의 발생과 관련이 있다고 생각되는 속성, 질병발생 분포 요인, 통계자료, 그 질병의 의학적 소견 등을 토대로 질병발생요인에 대한 가설을 설정한다. 이렇게 설정된 가설(formulation of hypothesis)이 옳은지 그른지 알아내기 위해 가설 검정을 실시한다. 이와 같은 과정에서 얻은 결과를 기초로 기술 역학적 조사를 시행하고 새로운 가설을 설정하게 되는데, 이러한 일련의 연구과정을 역학적 조사환이라고 한다.

그림 5-5. 역학적 조사환

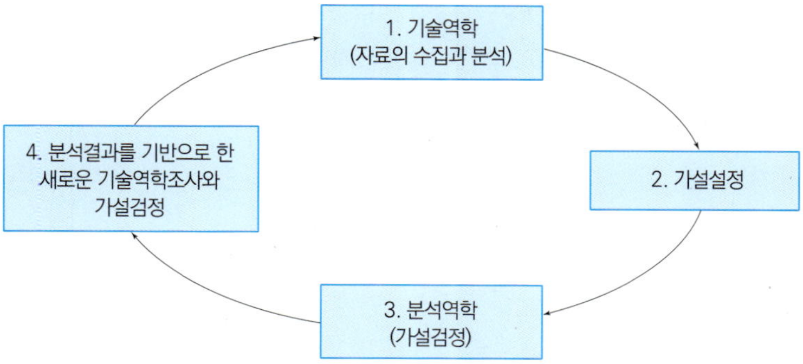

5. 역학조사 연구사례

1) 콜레라 역학조사

존 스노우(John Snow, 1813~1858)는 1848년 영국 런던의 Broad Street에서 발생한 콜레라를 관찰하고 역학조사를 실시하여 "On the mode of communication of Cholera"라는 보고서를 통해 콜레라는 인간의 상호 왕래를 통해 전파되며, 콜레라 환자와 밀접한 접촉을 하는 사람들 중에서 발생자가 생기는 점, 환자 발생은 빈곤과 군집생활 특히 오물과 관련이 있는 점, 임상적·병리학적으로 주로 위장관을 침범하는 점을 토대로 콜레라(Cholera)는 환자의 위장관을 통해 배설되는 특수한 세포성분인 병원독을 건강한 사람이 삼킴으로써 발생된다는 가설을 정립하였다.

존스노우는 콜레라의 발생을 인간집단을 대상으로 시간별, 지역별, 인적 특성에 따라 그 분포를 관찰하여 발생요인에 대한 가설을 설정하였고 그것을 증명하여 결과를 토대로 효과적인 관리방법을 제시함으로써 역학의 이론과 방법을 제시하였다.

2) 펠라그라 역학조사

펠라그라는 스페인 의사 카살(Casal)에 의해서 1735년부터 한센병의 일종으로 기재되어 약 200여 년 동안 감염성 질환으로 취급되어 왔다. 1914년 미국 공중보건원의 조셉 골드버거(Joseph Goldberger, 1874~1929)는 미국 남부지역에서 펠라그라의 원인을 조사하여 펠라그라(Pellagra)가 영양결핍에 기인한다는 것을 실험역학적으로 입증하였다.

골드버거는 환자로부터 그 질환이 감염된 의사 또는 간호사에 관한 기록이 없는 점, 계란과 우유로 급식을 한 고아원에서는 펠라그라 환자가 드물다는 점을 발견하였다. 이런 발견을 바탕으로 12명의 죄수에게 동물성 단백질이 없는 식사를 제공하여 펠라그라환자로 만들고, 펠라그라 환자의 분비물을 건강인의 인후점막에 묻혀 실험한 결과 감염되지 않음을 확인하였으며 영양결핍증임을 입증하였다. 그 후 펠라그라의 원인이 동물성 단백질에 내포된 니코틴산(nicotinic acid)의 결핍임이 밝혀졌고, nicotinic acid은 "niacin"이라 재명명되었다.

골드버거의 접근 방법은 임상의사의 정확한 진단, 질병분포의 상이한 것에 대한 가설, 가설 증명을 위해 환자-대조군 연구, 전향성 연구를 실시하였다.

3) 폐암 역학조사

폐암(Lung cancer)은 Doll과 Hill(1950), Hammond와 Horn(1950)의 논문이 발표되면서 담배와 관계가 있을 것으로 관심을 끌게 되었다. 입원중인 폐암환자를 대상으로 과거 흡연력을 조사하고 비폐암 환자와 대조 비교하여 폐암과 흡연과의 관계를 입증하였다. 이후 Doll et al(1956)과 Hammond et al(1958) 등은 각각 의사집단, 지역사회 주민집단(50~60세) 또는 군복무 후 정부가 시행하는 생명보험에 가입한 가입자 집단을 대상으로 이들의 흡연 습관을 조사하고 후에 사망하는 경우, 폐암으로 사망하였는가의 여부를 철저히 조사한 결과 통계적 유의성을 입증하였으며, 비교위험도가 매우 크다는 사실과 흡연량과 폐암 발생에서 비례적 반응관계가 성립됨을 입증하였다. 이 연구에 의해 흡연과 폐암 발생과의 사이에 인과관계가 있다는 결론에 도달할 수 있는 기초가 되었다. 1960년대 이후의 비감염성 질환에 대한 역학적 연구들이 크게 발전하는 계기가 되었다.

Chapter 6. 감염병 관리

1. 감염병의 개념

1) 감염병의 정의

감염병(communicable disease)이란 한 환자 또는 일정 감염원을 통해 새로운 환자를 만들 수 있는 질병을 말하며, 환자로부터 다른 건강인에게 전파되지 않아 감염원으로 작용하지 않는 질병은 비감염병이라고 한다. 아주오래전부터 인류에게 커다란 고통과 손실을 주고 있는 감염병은 과학과 의학이 발달한 현대에도 삶의 질적 향상에 중대한 요건으로 자리 잡고 있다. 감염병의 종류는 무수히 많으며 그 유행양식이나 감염경로 또한 매우 다양하게 나타나고 있어 보건상 큰 문제점으로 남아있다.

2) 감염병 발생설

(1) 종교설 시대(religious era)

원시적인 관념에서 선악신설시대(善惡神說時代)를 말하며, 선신과 악신을 믿었던 시대로 종족의 번영이나 성공 같은 좋은 일은 선신의 덕이라 생각하고, 질병의 감염이나 폭풍우, 기아 등과 같은 경우는 악신 때문이라고 믿었다. 질병과 악신의 관련설을 믿었던 종교적 사고가 점차 질병을 죄에 대한 신의 벌로 해석이 변하여 '신벌설(神罰說)의 시대'라고도 일컫는다.

(2) 점성설 시대(astrology era)

종교적인 신벌을 반신반의하면서 인간의 자연에 대한 지식이 점차 높아짐에 따라 질병의 발생이 환경의 어떤 물리적 상태와 관련이 있다고 믿게 되었는데, 예를 들어 하늘의 별자리의 이동에 따라 전쟁의 발생이나 감염병의 유행, 사망 등을 점치는 점성설(占星說) 시대를 말한다. 이러한 점성설은 인체의 각 부분을 천체와 대응시켜 성좌의 운영과 인체 각 부위의 기능이 서로 관련되어 있다고 보고 질병의 진단과 예후판정에 응용되었다.

(3) 장기설 시대(miasma theory era)

질병과 환경과의 관계에 대해 보다 깊은 관찰이 이루어진 시대로 감염병의 전파는 바람에 따라서 전파되는 나쁜 공기나 공기 중의 유독물질 때문에 발생된다고 믿었던 시대이다. 모기가 매개하는 Malaria(mal=bad, aria=air)도 유독가스, 즉 장기(□氣)에 의해 발생한다고 믿었다. 질병관리방법으로는 오염된 공기를 정화하기 위해 대포를 발사하거나 불을 지르는 방법이 사용되기도 하였고, 질병이 발생한 가옥은 연기소독법(훈증, fumigation)이 시행되기도 했다.

(4) 접촉감염설 시대(contagious communicable theory era)

16세기경부터 질병에 대한 경험이 많아짐에 따라 인간과 인간이 서로 접촉하기 때문에 질병이 전파된다고 믿는 접촉감염설이 나타나게 되었다. 아리스토텔레스(Aristoteless, 384~322 B.C) 는 페스트가 환자 주위의 건강한 사람에게 잘 감염된다는 것을 지적하였으며, 특히 16세기 초에 매독이 유럽 전역에 만연했는데 이 설을 뒷받침하는 이론적 근거가 되었다.

(5) 미생물병인설 시대(bacteriological era)

그 후 1676년 네덜란드 레벤후크(Anton van Leeuwenhook)가 자신이 만든 렌즈를 사용하여 처음으로 세균(bacteria)을 관찰하여 질병발생의 원인이 미생물이라는 사실이 인정되었다. 이로서 모든 감염병의 발생설은 종지부를 찍게 되었다. 파스퇴르(Louis Pasteur, 1822~1895)는 질병의 발생은 현미경적 미생물에 기인한다고 논문발표를 하였고, 로버트 코흐(Robert Koch, 1843~1910)는 탄저균, 결핵균(tubercle bacillus), 콜레라균(vibrio cholera) 등을 발견하여 미생물병인설 시대가 열리게 되었다.

3) 감염병 유행의 3대 요인

감염병 유행의 3대 요인의 상태에 따라 유행의 정도가 달라진다.

(1) 감염원(source of infection)

감염을 일으킬 수 있는 병원체를 가지고 있어 감수성 숙주에게 병원체를 전파시킬 수 있는 근원이 되는 환자, 보균자, 감염동물 및 토양 등 병원소(reservoir of infection)와 감염원이 작용할 수 있는 오염식품, 오염수 등의 모든 것을 의미한다.

(2) 감염경로(route of transmission)

감염원에서 감수성이 있는 숙주집단으로 병원체가 운반될 수 있는 과정을 말한다. 감염경로에는 직·간접 전파에 의한 접촉간염과 공기전파(비말전파), 동물매개전파, 개달물 전파(전파체)에 의한 전파 등이 있다.

(3) 감수성 숙주(susceptible host)

침입한 병원체에 대항하여 감염이나 발병을 저지할 수 없는 상태로서, 숙주가 면역성이 높을 경우에는 감염병의 유행이 잘 이루어지지 않으며, 숙주의 감수성이 높을 경우에는 감염병 유행이 쉽게 만연하게 된다.

4) 감염병의 생성과정

일반적으로 감염병이 발생하려면 병인, 환경 및 숙주의 3요소가 상호 관련이 되며 이러한 감염병의 생성은 더 세분화할 수 있다. 즉, 병원체 → 병원소 → 병원소로부터 병원체의 탈출 → 전파 → 새로운 숙주로의 침입 → 숙주의 감수성과 면역 등의 6가지 요소가 연쇄적으로 작용하며, 이 중 어느 한 가지라도 결여 또는 차단되면 감염병은 발생되지 않는다.

표 6-1. 질병발생의 3요소와 감염병생성의 6요소

질병발생의 3요소	감염병 생성의 6요소
병인	병원체 병원소
환경	병원소로부터 병원체의 탈출 전파 새로운 숙주로의 침입
숙주	숙주의 감수성과 면역

(1) 병원체(causative agent)

질병 발생에 핵심적 역할을 하는 병원체는 단세포인 바이러스로부터 다세포인 기생충에 이르기까지 매우 다양하며 병원체의 종류와 감염병은 다음과 같다.

① 바이러스(virus)

전자현미경으로만 볼 수 있고 열에 약하다. 살아 있는 조직 세포내에서만 증식하며 두창, 후천성면역결핍증후군(AIDS), 폴리오(polio), 일본뇌염, 인플루엔자, 홍역, 유행성 이하선염, 공수병, 풍진 등과 관련된다.

② 리케치아(rickettsia)

세균과 바이러스의 중간 크기로 세균과 유사한 화학적 성분을 가지고 있으며 화학요법제에 대해 감수성이 있는 점이 바이러스와 다르다. 발진열, 발진티푸스, 쯔쯔가무시병(양충병), 록키산홍반열 등을 일으킨다.

③ **세균**(bacteria)

단세포로 된 미세한 생물군으로 형태에 따라 3종류로 나눌 수 있다.

♠ 간균(bacillus) – 작대기 모양으로 장티푸스, 디프테리아, 결핵균 등이 속한다.

♠ 구균(cocus) – 둥근 모양으로 폐렴균, 임균, 포도상구균, 연쇄상구균 등이 속한다.

♠ 나선균(spirillum) – S형 또는 나선형의 균을 총칭하며 콜레라균이 이에 속한다.

그림 6-1. 세균의 종류

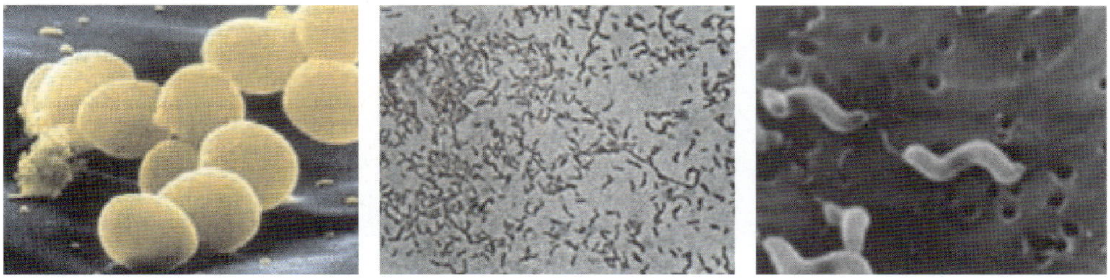

포도상구균 간균 나선균

④ **진균 또는 사상균**(fungus)

아포형성 식물로서 버섯, 곰팡이, 효모 등이 있으며 무좀 등 피부병을 일으킨다. 사상균의 대표적인 예로는 페니실륨(penicillum)이 있으며 이것에서 항생물질인 페니실린을 만든다.

⑤ **기생충**(parasite)

동물성 기생체로서 단세포(protozoa)와 다세포(metazoa)가 있다.

♠ 원충류(protozoa) – 단세포동물로서 대체로 중간숙주에 의해 전파되며, 면역이 생기는 일이 드물며 적합하지 못한 조건에서도 장기간 생존이 가능하다. 말라리아, 아메바성 이질, 아프리카 수면병 등이 있다.

♠ 후생동물(metazoa) – 육안으로 볼 수 있으며 크기와 형태가 다양하다. 회충, 십이지장충 등이 있다.

(2) 병원소(reservoir of infection)

병원체가 증식하며 생존을 계속하여 다른 숙주에게 전파될 수 있는 상태로 저장되는 장소인 병원소는 궁극적인 감염원이라 할 수 있다. 병원체가 증식을 하려면 특정한 병원소를 필요로 한다. 병원소가 될 수 있는 것은 인간병원소(환자 및 보균자), 동물병원소, 토양 등이 있으며 이중에서 가장 중요한 병원소는 인간과 동물이다.

① **인간병원소**(human reservoir)

인간병원소에는 현성감염자, 불현성 감염자, 보균자의 3가지가 있다.

♠ 현성감염자(apperent infection) – 병원체에 감염되어 자각적, 타각적으로 임상적인 증상을 나타내는 사람을 말한다. 역학적인 면에서 질병에 이환되어 있는 것을 쉽게 인지할 수 있어 관리가 수월하다.

♠ 불현성 감염자(inapparent infection) – 병원체에 감염되었으나 임상적인 증상이 나타나지 않은 것으로 행동이 자유롭고 행동영역도 제한이 없어 감염병 관리상 중요 관리 대상이 된다. 미생물학 및 면역학적 방법(균의 혈청분리검사 또는 피부만을 검사)에 의해서만 발견이 가능하며, 현성감염자와 마찬가지로 감염력이 있다. 이러한 무증상 감염을 일으키는 질병에는 장티푸스, 세균성 이질, 콜레라, 성홍열 등이 있다.

♠ 보균자(carrier) – 병원체를 체내에 가지고 있으나 임상적인 증상이 없이 이를 배출하여 감염원으로 작용하는 감염자를 말한다. 감염병관리상 보균자의 발견과 처치는 매우 중요하다. 보균상태에 따라 회복기 보균자, 잠복기 보균자, 건강 보균자로 나눌 수 있으며 보균기간에 따라 일시보균자(3개월 이내), 만성보균자(3개월 이상), 영구보균자(일생동안 보균하는 사람)로 나눌 수 있다.

TIP! 보균상태에 따른 보균자(carrier)의 분류

- 회복기 보균자(병후 보균자, convalescent carrier) : 장티푸스, 파라티푸스, 이질, 디프테리아 등
- 잠복기 보균자(incubatory carrier) : 디프테리아, 홍역, 백일해, 유행성 이하선염 등
- 건강 보균자(healthy carrier) : 감염되어 증세를 보이지 않는 불현성 감염으로 보균자(carrier of inapparent infection)가 되는 경우이다. 폴리오, 일본뇌염, 유행성 수막염, 디프테리아 등

② 동물 병원소(animal reservoir)

동물이 병원체를 가지고 있다가 2차적으로 인간숙주에게 감염시키는 감염원 역할을 하는 경우이며, 이러한 감염병을 인수(축)공통감염병(zoonosis, 人獸共通傳染病)이라고 한다. 이 경우 척추동물이 병원소의 역할을 하게 된다.

- ♠ 쥐 – 페스트(pest), 살모넬라증(salmonellosis), 발진열(murine typhus), 양충병(scrup typhus), 렙토스피라증(leptospirosis)
- ♠ 소 – 결핵, 탄저(anthrax), 살모넬라증(salmonellosis), 브루셀라증(brucellosis)
- ♠ 돼지 – 일본뇌염(japanese encephalitis), 구제역, 탄저, 살모넬라증, 렙스피라증, 브루셀라증
- ♠ 개 – 공수병(rabies), 톡소프라스마증(toxoplasmosis)
- ♠ 고양이 – 살모넬라증, 톡소프라스마증
- ♠ 양 – 탄저, 브루셀라증

③ 토양(soil)

각종 진균류의 병원소로서 작용하는데 파상풍과 histoplasmosis, blatomycosis, sporotricchosis 등이 해당된다.

(3) 병원소로부터 병원체의 탈출(escape from reservoir)

병원소에서 증식한 병원체는 그 병원소에서 탈출할 기회를 가져야만 계속 생존할 수 있다. 탈출경로는 균에 따라서 다양하며 다음과 같이 5가지로 나눌 수 있다.

① 호흡기 계통으로 탈출

병원체가 코, 비강, 인후, 기도, 기관지, 폐, 입 등이 포함되며 대화, 기침, 재채기를 통해 전파된다. 폐결핵, 폐렴, 백일해, 홍역, 수두, 두창 등의 질병이 이에 해당된다.

② 소화기 계통으로 탈출

위 장관을 통한 탈출로 분변이나 토물(吐物)에 의해서 전파된다. 이질, 콜레라, 장티푸스, 파라티푸스, 폴리오 등이 이에 해당된다.

③ 비뇨생식기 계통으로 탈출

주로 소변이나 성기분비물을 통해 전파된다. 성병 등이 있다.

④ 기계적 탈출

곤충의 흡혈이나 주사기를 통해 전파된다. 발진열, 발진티푸스, 말라리아 등이 있다.

⑤ 개방병소로 직접 탈출

신체표면의 농양, 피부병 등의 상처부위를 통해 직접 전파된다. 나병이 대표적이다.

(4) 감염병의 전파방식(mode of transmission)

병원소로부터 배출된 병원체는 새로운 숙주까지 매체에 의해 운반되는데 이것을 전파라고 한다. 각 감염병이 어떤 형태의 전파경로로 질환을 일으키는가 하는 것은 그 질병의 예방 및 관리의 측면에서 중요한 실제적 의의를 갖는다. 크게 직접전파와 간접전파로 나눌 수 있다.

① 직접전파(direct transmission)

숙주에서 다른 숙주로 감염병원체의 직접적 전달을 통해 감염이 발생하는 것을 말하며 신체접촉 또는 재채기, 기침 등을 통해 대개 2m 이내 거리에서 비말(droplet)로 직접 살포되어 결막이나 코, 입의 점막으로 병원체가 침입하는 경우이다. 성병, 인플루엔자, 결핵, 홍역, 파상풍, 렙토스피라증 등이 해당된다.

② 간접전파(indirect transmission)

전파과정에서 어떤 매개체를 통해 새로운 숙주에게 전파되는 경우를 말한다. 간접전파는 균이 어느 정도 숙주 밖의 자연환경에서 견딜 수 있는 생존능력이 있어야 하며 동시에 소량으로도 감염을 일으킬 수 있어야 한다.

③ 비활성 매개체 전파(vehicle-borne transmission)

물, 우유, 공기, 식품, 토양과 같은 무생물 전파체를 말한다. 이질, 장티푸스, 파라티푸스, 유행성 간염, 폴리오, 콜레라 등 소화기계 감염병의 전파체로서 작용한다. 특히 매개체 자체가 숙주의 내부로 들어가지 않고 병원체를 운반하는 수단으로만 작용하는 것으로 개달물(formite)은 수건, 장난감, 침구, 식기, 의복, 서적, 의료기구 등이 있다. 트리코마가 대표적이다.

④ 활성 매개체 전파

파리, 모기, 벼룩 등과 같은 절지동물과 조개류나 담수어 같은 흡충류의 중간숙주가 있다. 매개충이 살기 위한 계절이나 기온이 있으므로 그 범위가 지역적, 계절적으로 한정되어 있는 것이 특징이다.

TIP! 공기전파와 절지동물전파

- 공기전파 : 공기전파(air borne transmission)는 토양이나 생활환경으로부터 비산된 먼지나 재채기, 기침, 대화시의 비말핵(droplet nuclei)에 의해서 전파되는 것을 말한다. 환자의 입과 코에서 비산한 비말의 수분이 증발하고 나면 지름이 작아져 그 미소잔류물이 공기 중에 부유하게 되고 다른 사람에게 흡입됨으로써 폐포까지 들어가 감염이 된다.
- 절지동물전파 : 절지동물에 의한 감염병(vector borne transmission)의 기전은 매개곤충의 다리나 주둥이 및 체표에 부착되어 있는 병원체를 아무런 변화없이 전파하는 '기계적 전파(mechanical transmission)' 또는 장관비호 전파라고 하며, 병원체가 매개곤충의 체내에서 일정기간 잠복하거나 발육, 증식 등 생물학적으로 변화를 거쳐 전파되는 '생물학적 전파(biological transmission)' 또는 장관감염 전파가 있다.
 기계적 전파에는 장티푸스, 파라티푸스, 이질, 살모넬라증, 결핵, 흑사병, 회충 및 편충 같은 기생충 등의 질병이 관여되어 있다.

생물학적 전파는 다음과 같은 5가지 유형으로 구분할 수 있다.

♠ 증식형 전파(propagative transmission)

매개곤충의 체내에서 세균, 바이러스 등이 수적으로 증식한 후 전파되는 경우로 모기에 의한 뇌염, 뎅구열, 황열(arbovirus), 쥐벼룩에 의한 페스트(Pasteurella pestis)와 유행성 출혈열, 이(louse)에 의한 재귀열(Borrelia recurrentis) 등이 있다.

♠ 발육형 전파(cyclodevelopment transmission)

매개곤충의 체내에서 수적증식은 없지만 생활환의 일부를 경과하면서 발육한 후 전파되는 경우로 모기에 의한 사상충증(Brugia malayi: 모기의 위에 들어간 후 위벽을 뚫고 흉부근육에 정착하여 일정기간 발육되어 전파), 흡혈성 등에 침파리(Cyrysops siacea)에 의한 로아 사상충증(Loa loa) 등이 있다.

♠ 발육증식형 전파(cyclopropagative transmission)

매개곤충의 체내에서 생활환의 일부를 경과하면서 수적으로 증식한 후 전파되는 경우로 모기에 의한 말라리아, 파리(Tse-tse)에 의한 수면병(Trypanosoma gambinese) 등이 있다.

♠ 배설형 전파(fecal transmission)

매개곤충의 체내에서 증식한 후 곤충의 배설물을 통해 전파되는 경우로 이에 의한 발진티푸스(Rickettsia prowazeki), 쥐벼룩에 의한 발진열(Rickettsia typhi)과 페스트 등이 있다.

♠ 경란형 전파(transovarian transmission)

매개곤충의 난자를 통해 다음 세대까지 전달되어 전파되는 경우로 진드기에 의한 록키산 홍반열(Rickettsia rickettsi)과 재귀열, 쯔쯔가무시병이 있다.

표 6-2. 곤충이 매개하는 질병

곤충	질병명	병원체	감염경로
모 기	말라리아 사상충증 일본뇌염 황열 뎅구열	원생동물 선충류 바이러스 바이러스 바이러스	흡혈 흡혈 흡혈 흡혈 흡혈
이	발진티푸스 재귀열 참호열	리케치아 스피로헤타 리케치아	피부, 외상 피부, 외상 피부, 외상
벼 룩	흑사병 발진열	세균 리케치아	흡혈 피부, 회상
체체파리	수면병(아프리카형)	원생동물	흡혈
등에파리	로아사상충증	선충류	흡혈
공주진드기	재귀열	세균	흡혈
참진드기	록키산 홍반열 야토병	리케치아 세균	흡혈
털진드기	양충병쯔쯔가무시병)	리케치아	흡혈

(5) 새로운 숙주로의 침입(entry into new host)

병원체가 새로운 숙주에 침입하는 양식은 병원소로부터 탈출하는 경로와 대체로 일치한다. 호흡기계 감염병은 호흡기계로 탈출하여 호흡기계로 침입하고, 소화기계 감염병은 소화기계로 탈출하여 소화기계로 침입한다. 비뇨생식기계, 점막, 태반 및 경피침입, 곤충의 교상이나 주사기 등에 의한 기계적 침입방법 등도 탈출이나 침입로가 유사하다. 호흡기계감염병(air-borne dsease)은 환자나 보균자의 객담, 콧물 등으로 배설되어 감염되는 비말감염과 공기전파로 이루어지는 비말핵 감염 및 먼지에 의한 공기전파감염이 있다. 비말은 담화시 1m, 재채기할 때는 3m의 범위까지 영향을 미치게 되므로 감염원 및 감수성 보유자 대책이 중요하다. 소화기계 감염병은 환자나 병원체 보유자의 분변으로 배설되어 음식물이나 식수에 오염되어 경구 침입됨으로써 감염이 일어나는 수인성 감염병을 말하며 대책으로는 환자 및 보균자를 색출, 격리하고 분변이나 생활환경의 위생관리 등을 철저히 해야 한다.

표 6-3. 침입경로별 감염병과 전파체

호흡기계 감염병	병원체	소화기계 감염병	병원체
1, 결핵 2. 한센병 3. 두창 4. 디프테리아 5. 성홍열 6. 수막구균성 수막염 7. 인플루엔자 8. 백일해 9. 홍역 10. 유행성 이하선염 11. 폐렴	세균 세균 바이러스 세균 세균 세균 바이러스 세균 바이러스 바이러스 세균	1. 콜레라 2. 이질 3. 장티푸스 4. 파라티푸스 5. 식중독 6. 영아설사증 7. 폴리오 8. 감염성 간염 9. 파상열	세균 세균, 아메바 세균 세균 세균 세균 바이러스 바이러스 세균
점막, 피부	**병원체**	**성기점막**	**병원체**
1. 트라코마 (Trachoma) 2. 파상풍 3. 페스트 4. 발진티푸스 5. 일본뇌염	바이러스 세균 세균 리케치아 바이러스	1. 매독 2. 임질 3. 연성하감 4. AIDS	세균 세균 세균 바이러스

(6) 숙주의 감수성과 면역성

숙주의 체내에 병원체가 침입하더라도 모두 감염되거나 발병하는 것은 아니며, 그 숙주의 병원체에 대한 저항력(抵抗力, resistance)이 크게 작용한다. 저항력에는 비특이적 저항력과 특이적 저항력으로 구분되는 데 특이적 저항력을 면역(免疫, immunity)이라고 한다.

① 감수성(感受性, susceptiblity)

'감수성'이란 숙주에 침입한 병원체에 대해 감염이나 발병을 막을 수 없는 상태를 말한다. 고트스테인(Gottstein)은 접촉에 의해 전파되는 급성 호흡기계 감염병에 있어서 그 질환에 폭로되었던 적이 없는 미감염자가 병원체에 접촉되어 발병하는 비율이 대체적으로 일정하다고 하며 이를 감수성 지수(접촉감염지수, index of contagious)라고 하였으며, 드 루더(De Rudder)는 이를 %로 나타냈다. 두창과 홍역은 95%, 백일해는 60~80%, 성홍열은 40%, 디프테리아는 10%, 폴리오는 0.1% 이하로서 두창과 홍역이 가장 높고 폴리오가 가장 낮다고 산출하였다.

② 면역(免疫, immunity)

'면역'이란 병원체에 침입에 대한 절대적인 방어를 의미하는 것으로 선천적으로 지니고 있는 비특이적 저항력인 선천적 면역(inherent immunity)과 후천적으로 얻게 되는 후천적 면역(acquired immunity)이 있다.

표 6-4. 면역의 종류

<table>
<tr><td>선천면역</td><td colspan="4">종족간 면역 및 개인간 면역의 차이(특이성)</td></tr>
<tr><td rowspan="5">후천면역</td><td rowspan="3">능동
면역</td><td>자연능동면역</td><td colspan="2">홍역, 장티푸스 등</td></tr>
<tr><td rowspan="2">인공능동면역</td><td>백신</td><td>BCG, 홍역, 폴리오, 장티푸스 등</td></tr>
<tr><td>톡소이드</td><td>파상풍, 디프테리아</td></tr>
<tr><td rowspan="2">수동
면역</td><td>자연피동면역</td><td colspan="2">경태반 면역 (폴리오, 홍역, 디프테리아)</td></tr>
<tr><td>인공피동면역</td><td colspan="2">B형 간염, 글로블린, 파상풍항독소</td></tr>
</table>

♠ 선천적 면역과 후천적 면역

선천적 면역(ingerent immunity)은 태어날 때부터 부모에게서 물려받은 자연 면역을 말하며, 인종과 종족, 그리고 개개인에 따라서 각기 다른 저항력을 갖고 있다.

후천적 면역(acquired immunity)은 어떤 질병에 이환된 후나 예방접종 등에 의해서 후천적으로 형성되는 면역을 말하며 획득면역이라고도 한다.

♠ 능동면역과 수동면역

후천적 면역은 능동면역과 수동면역으로 구분된다.

능동면역(active immunity)이란 숙주 스스로가 항원(antigen)에 대항하는 항체(antibody)를 형성하여 면역을 지니게 되는 경우를 말한다.

자연능동면역(natural active immunity)은 각종 질환에 이환된 후 과거에 자연적으로 형성되었거나 불현성 감염에 의해 획득한 면역을 말하며, 질환의 종류에 따라 면역의 지속기간은 다르다.

인공능동면역(artificial active immunity)은 인위적으로 항원을 체내에 투입하여 항체를 생성되도록 하는 면역방법으로 생균이나 사균 및 순화독소 등으로 백신(vaccine)을 만들어 접종함으로써 획득한 면역을 말한다.

표 6-5. 자연능동면역이 되는 질병

항목	질병명
1. 한번 이환하면 두 번 이환하는 일이 드문 감염병 (영구면역이 잘되는 종류)	두창, 홍역, 수두, 유행성 이하선염, 발진티푸스, 장티푸스, 페스트, 백일해, 성홍열, 황열
2. 불현성 감염에 의해서 강한 면역이 형성되는 감염병 (영구면역이 잘되는 종류)	일본 뇌염, 폴리오
3. 이환되어도 약한 면역만 형성되는 감염병	디프테리아, 폐렴, 인플루엔자, 수막구균성 수막염, 세균성이질
4. 감염면역만 형성되는 감염병	매독, 임질, 말라리아

수동면역(passive immunity)이란 다른 숙주에 의해 형성된 면역체를 받아서 형성된 면역을 말한다. 수동면역은 능동면역에 비하여 면역효력이 빨리 나타나는 반면에 효력 지속 시간이 보통 2~4주 정도로 짧은 것이 특징이다.

- 자연수동면역(natural passive immunity)은 태아가 모체로부터 태반 또는 생후에 모유를 통해 형성된 면역을 말한다.

-인공수동면역(artificial passive immunity)이란 회복기 환자의 혈청이나 r-globulin, antitoxin등의 인공제제를 주사 받아서 형성되는 면역을 말한다.

♠ **백신**(Vaccine)

병원미생물의 독력을 약하게 한 생균의 현탁액인 생균백신(living vaccine)과 병원미생물을 물리적, 화학적 방법으로 죽인 사균백신(killed vacc.ine), 세균의 체외독소를 변질시켜 독성을 약하게 만든 순화독소(toxoid)가 있다.

표 6-6. 인공능동면역의 방법과 질병

방법	예방질병명
생균백신(living vaccine)	홍역, 두창, 탄저, 결핵, 황열, 폴리오, 광견병
사균백신(killed vaccine)	장티푸스, 파라티푸스, 콜레라, 백일해, 일본뇌염, 폴리오
순화독소(toxoid)	디프테리아, 파상풍

2. 감염병 질환관리

1) 감염병 유행의 양식

감염병의 유행(outbreak)이란 어떤 집단에서 특정한 질병, 건강과 관련된 행위나 사건들이 평상시보다 명확히 많이 발생하는 것을 말한다.

(1) 생물학적 요인(biological factor)

숙주의 연령, 성별, 인종에 따라 감염병의 양상이 달라진다. 영유아기에는 감염병에 대한 저항력이 약하고, 노령기에는 뇌졸중, 암, 심장질환 등의 질병이 많아진다. 남녀 간의 병원체에 대한 반응에서도 차이가 있어 이환율은 여자가 더 높고, 임신과 분만을 제외한 사망률에서는 여자보다 남자가 더 높다. 인종에 따라서도 질병의 특성이 달리 나타나는데 우리나라와 일본 사람에게는 위암이나 자궁암의 발생률이 높은 반면, 미국사람에게는 폐암이나 유방암의 발생률이 높게 나타나고 있다.

(2) 시간적 요인(time factor)

감염병의 유행양상이 수십 년에 걸쳐 발생하고 유행하는 추세변화(secular trend), 몇 년에 걸쳐 주기적으로 유행을 반복하는 순환변화(cyclic trend), 1년을 주기로 계절적으로 반복되는 계절적변화(seasonal variation), 돌발적으로 유행하는 불규칙변화(irregular variation) 등이 있다.

표 6-7. 감염병 유행의 시간적 양상

시간적 요인	유 행 질 병 명
추세변화(=장기변화)	장티푸스 30~40년, 디프테리아 20년, 인플루엔자 30년
순환변화(=주기변화)	홍역 2년, 백일해 2~4년, 유행성 이하선염 3~4년
계절적변화	소화기계 감염병(여름) , 호흡기계 감염병(겨울)
불규칙변화	외래 감염병, water-borne epidemic

2) 감염병의 예방과 관리

감염병은 일단 유행하면 사회전체의 충격과 혼란 등 사회적 문제가 될 수 있으므로 철저한 감시체제가 필요하다. 감염병의 전파를 막기 위해서는 감염원의 근본적인 대책과 감염경로의 차단, 감수성 보유자의 관리도 중요하다.

그림 6-2. 감염병의 예방과 관리

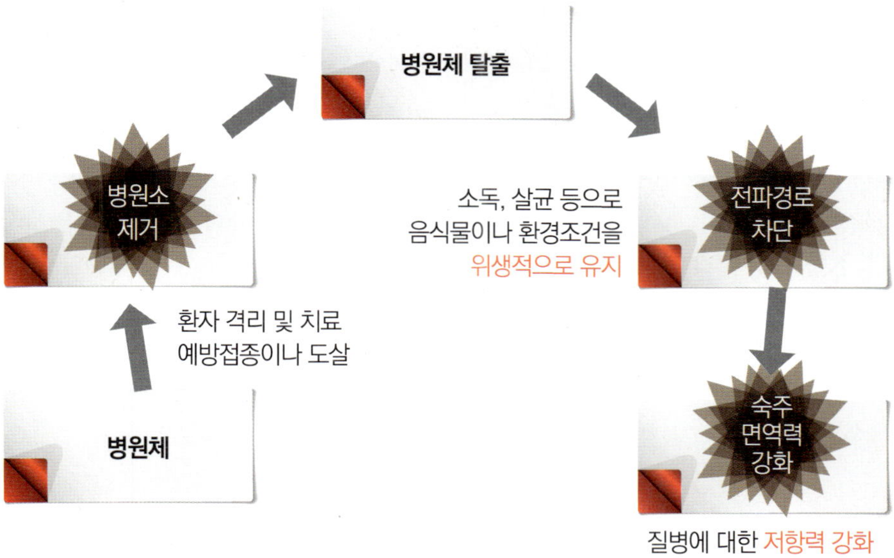

(1) 병원소 제거

병원소의 종류에 따라 관리방법이 달라진다. 인수공통감염병인 우형(牛型)결핵, 페스트, 탄저병, 광견병 등 동물병원소일 경우에는 예방접종 또는 도살시키는 방법이 있으며, 인간병원소일 경우는 외과적으로 감염균이 존재하는 장기를 제거하거나 약물요법으로 환자를 격리(isolation) 또는 건강격리(quarantine)하는 방법이 있다.

격리기간은 검역감염병 환자는 완치되는 시기, 병원체 감염의심자는 병원체를 배출하지 않을 때까지이다.

> **TIP!**
>
> **격리와 건강격리**
>
> 격리 – 감염된 동물이나 사람을 병원체를 운반하는 위험성이 지나갈 때까지 격리하는 것으로 환자격리 또는 환축격리라고 하며 필요기간은 세균학적 방법을 사용한 검사실 소견으로 결정한다.
>
> 건강격리 – 외래감염병의 국내침입을 방지하기 위한 '검역'에서 유래된 방법으로, 감염병 유행지역에서 입국하는 감염병 감염 의심 대상자에 대해 취해지는 강제격리(감시)이다. 일반적으로 그 감염병의 최장 잠복기간을 격리기간으로 하고 있다. 콜레라 120시간, 페스트 144시간, 황열 144시간, SARS 240시간을 초과하여 감시할 수 없다.

(2) 감염경로의 차단

병원체가 병원소를 탈출해서 새로운 숙주로 전파되기까지 생활환경 속에서 생존해야 하므로 환경조건을 개선하여 전파과정을 차단하는 것이 효과적인 감염병 관리방법이다. 환경위생에는 환자나 보균자의 배설물, 이로 인해 오염된 물건과 장소에 대한 소독, 구충과 구서, 물의 정화, 하수 및 폐기물의 위생적 처리, 식품 및 우유의 위생관리, 공기소독과 환기 등이 포함된다. 오염된 물, 우유, 음식을 섭취함으로써 발생되는 질환은 환경적 요소의 개선을 통해 효과를 거두었으나 호흡기질환 특히 감기나 인플루엔자, 홍역 등은 환경조건개선만으로는 큰 효과를 볼 수 없다. 병원소와 새로운 숙주 사이의 거리가 멀고 병원체가 운반되는 시간이 길수록 환경위생의 효과는 크다.

(3) 숙주의 면역증강

숙주의 저항력을 강화시키는 방법으로는 일반적으로 생균에 의한 인공능동면역이 더 효과적이며 특히 천연두나 홍역 등은 상당히 효과가 있다. 그 외 면역혈청이나 감마글로블린을 단기적 효과를 보기 위해서 사용하기도 한다.

예방접종의 기본 접종으로 얻어지는 역가(titer)는 어느 시기에 떨어지기 때문에 이 역가를 높이기 위해 추가 접종을 실시한다.

또한 예방접종을 실시할 때는 연령에 따른 정확한 양의 접종, 정확한 접종방법, 예방약 보관 및 운반시의 저온보관(2~4℃), 유효기간 및 금기사항을 반드시 확인하여 사용해야 한다. 열이 높거나, 심장·신장·간장 질환자, 알러지 또는 경련성 환자, 임신부, 병약자는 예방접종을 금기한다.

표 6-8. 소아표 준 예방 접종표

<table>
<tr><th colspan="2">종 류</th><th>연령</th><th>접종 내용</th></tr>
<tr><td rowspan="6">기본 접종</td><td>결핵(BCG)</td><td>0~4주</td><td>생후 4주 이내 접종(신생아)</td></tr>
<tr><td>B형 간염</td><td>0~1주
1개월
2개월
6개월</td><td>모체가 HBsAg양성인 경우에는 출생후 12시간 이내에 백신과 B형 간염인 면역글로불린(HBIG)를 동시에 주사하고, 음성인 경우에도 생후 2개월 이내에 첫 접종을 시작한다. 이후의 접종일정은 약품설명서에 기재된 제품에 따라 0,1,6 또는 0,1,2개월 방법으로 3회 실시한다.</td></tr>
<tr><td>DTaP</td><td>2개월
4개월
6개월</td><td>개량 디프테리아-백일해-파상풍 혼합백신.
2개월 간격으로 3회접종을 원칙으로 하나, 주사 후 6개월까지는 간격이 부정확해도 그대로 실시하고, 간격이 6개월 이상일 때는 다시 처음부터 재접종한다.</td></tr>
<tr><td>폴리오</td><td>2개월
4개월
6개월</td><td>경구용 소아마비접종시는 접종 전후 1시간동안은 수유하지 않는다. 폴리오 3차접종은 6개월에 시행하나 18개월 이내에만 접종하면 된다.</td></tr>
<tr><td>MMR</td><td>12~15개월</td><td>홍역-볼거리-풍진
홍역은 15개월에 실시하되 유행할 때는 생후7개월 후에 조기접종할 수 있다. 이 경우 생후 12개월에 다시 MMR로 접종한다.</td></tr>
<tr><td>일본뇌염</td><td>12~24개월

36개월</td><td>감염병예방법에 의한 임시예방접종으로 생후 첫돌이 지난 12~24개월에 1~2주 간격으로 2회 실시한다.
(단, 유행시기 전에 완료해야 한다.) 12개월후 3차 접종을 한다.</td></tr>
<tr><td rowspan="3">추가 접종</td><td>DTaP</td><td>15~18개월</td><td></td></tr>
<tr><td>폴리오,
DTaP,
MMR</td><td>4~6세</td><td></td></tr>
<tr><td>일본뇌염</td><td>6세, 12세</td><td>만6세, 12세 되는 해 각각 1회씩 추가접종을 한다.</td></tr>
</table>

*보건복지부 지침(2000)

(4) 감염병의 예방과 관리

감염병의 발생과 유행을 방지하여 국민보건을 향상하고 증진시킬 목적으로 1954년 2월 '감염병예방법'이 제정·공포되어 급성과 만성에 따라 1종, 2종으로 구분하던 것을 2000년에 개정하여 법정감염병 분류기준을 새로 도입하고, 최근에 문제가 되는 감염병을 신규로 지정하고 신속한 신고가 될 수 있도록 신고방법을 개선하였으며 , 신종 감염병과 재출현하는 감염병 관리에 필요한 국가 방역체계를 강화하기 위해 2004년 종전의 국립보건원을 '질병관리본부(KCDC)'로 확대 개편하였다. 특히 방역기능을 대폭 강화하기 위해 생물테러대응과 만성병조사과, 검역관리과, 에이즈와 결핵관리과, 예방접종관리과 등이 신설되었고 질병관련 시험 및 연구기능을 전문화하기 위해 국립보건연구원을 질병관리본부 소속기관으로 두었으며 전국 13개 국립검역소를 질병관리본부 소속으로 이관함으로써 신종 감염병 및 해외감염병에 대한 검역과 방역기능을 일원화하였다. 현재는 제1군(6종), 제2군(10종), 제3군(18종), 제4군(19종), 지정감염병(9종), 기타 감염병 (13종) 등으로 규정하고 있다.

표 6-9. 우리나라 법정 감염병의 분류와 관리

제1군 감염병	발생즉시 환자 격리 필요	콜레라, 페스트, 장티푸스, 파라티푸스, 세균성이질, 장출혈성대장균감염증
제2군 감염병	예방접종 통한 관리	디프테리아, 백일해, 홍역, 유행성 이하선염, 풍진, 폴리오, B 형간염 일본뇌염, 수두(05.7.13신설)
제3군 감염병	간헐적 유행으로 지속적 감시 필요	말라리아, 결핵, 한센병, 성병, 성홍열(猩紅熱), 수막구균성수막염, 레지오넬라증, 비브리오패혈증, 발진티푸스, 발진열, 쯔쯔가무시증 렙토스피라증, 브루셀라증, 탄저(炭疽), 공수병(恐水病), 신증후군출혈열 (유행성출혈열), 인플루엔자, 후천성면역결핍증(AIDS)
제4군 감염병	신종감염병 및 해외유행 감염병	황열, 뎅기열, 마버그열, 에볼라열, 라싸열, 리슈마니아증, 바베시아증 아프리카수면병, 크립토스포리디움증, 주혈흡충증, 요우스, 핀타 두창, 보툴리눔독소증, 중증급성호흡기증후군(신종플루SARS) 조류인플루엔자인체감염증, 야토병, 큐열, 급성출혈열증상등을 나타내는 신종감염병증후군

지정 감염병	보건복지부장관 지정 감염병	A형간염, C형간염, 반코마이신내성황색포도상구균(VRSA) 감염증 샤가스병, 광동주혈선충증, 유극악구충증, 사상충증, 표충증 크로이츠펠트야곱병
기타 감염병		캄필로박터감염증, 대장균감염증, 살모넬라증, 장염비브리오식중독 여시니아증, 로타바이러스성설사증, 유행성각결막염, 급성출혈성결막염 무균성수막염, Moneypox, West Nail virus감염증, 마이코플라즈마 폐렴

*2010년 법개정으로 '감염병'을 '감염병'으로 수정.

감염병 예방법 제 4조에 감염병의 신고와 보고에 관하여 규정하고 있으며 의사 또는 한의사가 감염병환자 등 또는 예방접종 후 이상반응자를 진단하였거나 그 시체를 검안하였을 때에는 보건복지부장관이 고시하는 소독방법과 감염방지의 방법을 지시하고, 제1·제2·제4군 감염병 및 제3군의 탄저와 예방접종 후 이상반응의 경우에는 즉시로, 탄저를 제외한 제3군 및 지정감염병의 경우에는 7일 이내에 그 감염병환자 등, 예방접종 후 이상반응자 또는 시체의 소재지를 관할하는 보건소장에게 그 성명, 연령, 성별 기타사항을 신고하여야 한다.

제 5조에서는 기타 신고의무자의 한계를 정하고 있으며 다음에 해당하는 자는 즉시로 의사의 진단 또는 검안을 구하거나 또는 소재지의 보건소장에게 신고하여야 한다.

① 일반가정에서 세대를 같 이하는 세대주 다만, 세대주가 부재중인 경우에는 그 세대원
② 학교, 병원, 관공서, 회사, 예배장, 선박, 각종 사업소, 음식점 등 기타 다수인이 집합하는 장소에 있어서는 그 기관의 장, 관리인, 경영자 또는 대표자
③ 육.해,공군 소속부대에 있어서는 그 소속부대의 장

3. 급성감염병 관리

급성감염병(Acute disease control)은 발생률이 높고 유병률이 낮은 것이 역학적 특성

이며, 침입계통별로 나누면, 소화기계, 호흡기계, 피부점막기계 침입 등으로 구분할 수 있다. 전파수단으로 보면 수인성 감염병, 공기전파 감염병, 곤충매개 감염병 등으로 구분할 수 있다.

1) 소화기계 감염병

소화기계감염병(water borne disease)은 병원체가 환자나 보균자의 분변으로 배설되어 일정한 조건하에 식품과 음료수나 우유 등에 오염되어 경구적으로 침입됨으로써 감염이 성립되는 수인성 감염병을 말한다. 콜레라, 장티푸스, 파라티푸스, 세균성 및 아메바성 이질, 폴리오, A형간염, 기생충병 등이 있다.

일반적인 예방대책으로는 감염원인 환자나 보균자를 조기에 발견하고 격리 및 치료하고 주변의 소독을 철저히 해야 한다. 또한 분뇨의 위생적 폐기, 보균자의 식품취급과 식품조리를 금하고 식품위생의 강화 특히 방충막이나 수세식 설비 등을 해야 한다. 손을 깨끗이 씻는 습관을 갖도록 하고 환경위생 감시를 강화한다. 정기적인 예방접종을 실시하도록 한다.

① 콜레라(cholera)

콜레라는 위생시설 및 환경위생이 나쁜 곳에서 주로 발생하는데 특히 오염된 상수도원에 의해 발생된다. 갑작스러운 발열과 대량의 설사가 계속되고 구토 등으로 탈수상태와 산독증과 순환성 허탈증에 빠지는 급성장관 질환이다. 발병 후 수시간 내에 사망하는 경우도 있으며 치료하지 않을 경우 치명율은 50%를 넘는다. 단지 설사만을 하는 경증일 때는 잘 치료하면 사망률을 1% 이내로 줄일 수도 있다.

♠ **병원체 :** vibrio cholerae로 단간균이며 작고 운동성이 있고, 콤마(,)모양이며, 알칼리성 환경에서도 잘 자란다.

♠ **병원소 및 감염원 :** 환자가 병원소이며, 배변 및 토사물에 의한 오염소와 오염음식물 및 식기 등이다.

♠ **전파 :** 주로 분변, 오염수, 오염음식물로 전파되며 , 잠복기는 약 6시간에서 5일간이며 보통 24시간 내외에 발생한다.

♠ **감수성 및 면역성 :** 불현성 감염이 많고 사회경제상태가 낮은 곳에서 집단 발생하며, 유행이 지나가면 50~60%정도 면역이 된다. 사균 백신에 의한 인공능동면역도 몇 년간 유효하다.

♠ **예방대책 :** 제1종 법정감염병이므로 인근 보건소에 환자발생을 보고하고 반드시 격리치료를 해야 한다. 환자를 중심으로 식기와 식품 및 분변관리를 철저히 하며 환경적 소독이 요구된다. 유행지역으로의 해외여행시에는 콜레라예방접종을 한다.

② 장티푸스(typhoid fever)

보통 위생상태가 나쁜 후진국에서 발생되며, 우리나라에서도 특히 6~10월 장티푸스 발생이 문제가 되고 있다. 아시아, 동유럽, 중남미 및 아프리카 각국에 널리 분포되어 발생한다. 발열, 두통, 권태감, 식욕부진 및 열과 서맥이 있고, 질병이 진행됨에 따라 관절통, 복부불편감, 구토, 특히 회장의 페이어판(peyer's patches)의 궤양, 전신홍반, 림프조직의 병변 및 설사 후의 변비 등을 나타내는 열성전신질환이다. 예전에는 10% 이상의 치명률이었으나 항생제 요법의 발달로 2~3% 이하로 감소되었다.

♠ **병원체 :** salmonella typhi로 그람 음성 간균이며 운동성은 있다. 대변에서는 60시간 내외, 우유에서는 2~3일, 물에서는 5~15일, 과일에서는 6일, 육류에서는 8주, 얼음에서는 3개월 내외로 생존가능하며 추위에서도 강하다.

♠ **병원소 및 감염원 :** 병원소는 환자와 보균자이며 감염원은 오염음식물, 오염해산물이다.

♠ **전파 :** 보균자의 대소변에 오염된 매개물로 인해 간접전파가 되거나 오염된 손으로 인한 경구적인 경우에는 직접전파가 된다. 잠복기는 1~3주 혹은 수일 내이며, 세균배설기간은 발병 후 1주~3개월이다.

♠ **감수성 및 면역성 :** 감수성은 전반적으로 높으며 완쾌 후에는 일반적으로 영구면역을 갖는다.

♠ **예방대책 :** 제1종 법정감염병이므로 인근 보건소에 환자발생을 보고하고 반드시 격리치료를 해야 한다. 환자나 보균자가 쓰던 물건들은 소독하고 화장실에 다녀온 후 음식물을 다루기 전에는 반드시 손을 씻는 등 개인위생을 청결하게 해야 한다. 음식물은 날것으로 먹지 말고 급수시설 및 주방용구는 소독을 해야 한다.

③ 파라티푸스(paratyphoid fever)

때로는 위장염을 일으켜서 임상적으로 지속적인 고열이나 두통, 비장증대, 발진, 설사 등 다른 식중독이나 장티푸스와 비슷한 증세를 나타낸다. 치명률은 낮으며 대체로 경과가 경한 편이다. 확진은 혈액, 소변, 대변배양을 통해 원인균을 분리 동정함으로써 이루어진다.

♠ **병원체 :** salmonella paratyphi A, salmonella paratyphi B, salmonella paratyphi C 로 분류되며 그람음성간균으로 운동성이 있다. 우리나라에서는 A형보다는 B형의 유행이 많고, C형은 거의 없다.

♠ **병원소 및 감염원 :** 병원소는 환자와 보균자이며, 환자와 보균자의 대소변이 감염원이다.

♠ **전파 :** 환자 또는 보균자의 배설물을 통해 직,간접으로 감염된다. 섭취균량이 많을 때는 위장염 증상을 나타낸다.

♠ **감수성 및 면역성 :** 감수성은 보편적이며 한번 앓고 나면 몇 년간은 재감염이 잘 안되며, 균형특이면역항체를 갖게 된다. 잠복기는 1~2주일이다.

♠ **예방대책 :** 전파방식이나 관리방법도 장티푸스와 비슷하나 경과기간이 짧다는 것이 특징이다.

④ 세균성 이질(shigellosis)

주로 위생상태가 나쁘고 인구가 조밀한 지역에서 발생하는 경우가 많고 온대지방에서 가장 많이 발생한다. 계절적으로 1년내내 유행되지만 주로 6월부터 시작하여 여름철에 가장 많이 발생한다. 10세 이하의 어린이가 잘 걸리며, 갑자기 심한 복통과 구토, 경련, 이급후중(tenesmus)이 있고 고열과 함께 설사가 특징인 급성 세균성 질환이다.

심하면 혈액과 점액, 농이 섞인 대변을 보며 대장점막에 궤양성 병변을 수반한다.질병의 정도와 치명률은 환자의 연령, 영양상태, 감염정도에 따라 다르게 나타난다.

♠ **병원체 :** shigella species로 단간균이며 그람음성균으로 운동성은 없다. 당분해와 혈청반응에 따라 shigella dysenteriae(맹독), S.flexineri, S.boydii, S.sonnei

로 분류할 수 있으며 우리나라에는 S.flexineri가 가장 많고, S.sonnei가 그 다음으로 많다.

♠ **병원소 및 감염원 :** 병원소는 환자이며, 오염식수와 음식물이 감염원이다.

♠ **전파 :** 분변, 파리, 손, 바퀴벌레 등을 통해 물이나 음식물에 섞여 경구 침입되어 감염된다.

♠ **감수성 및 면역성 :** 감수성은 전반적이나 소아에게 비교적 크며 완쾌 후에는 약간의 면역성이 있고 균주간의 교차면역은 없다. 잠복기간은 2~7일 전후이며 평균 4일 이내이다. 감염기간은 발병 후 4주 이내이다.

♠ **예방대책 :** 환자는 격리하여 치료하고 개인위생관리를 철저하게 한다. 분뇨의 위생적 처리와 위생곤충의 관리, 비위생지역에서는 차가운 것과 생식을 삼가고 음식물을 익히고 물은 끓여서 먹는다. 장티푸스와 같은 관리가 필요하며 예방접종은 실시되지 않는다.

⑤ 폴리오(poliomyelitis)

폴리오는 급성회백수염 또는 소아마비라고도 하며 중추신경계의 손상으로 주로 소아에게 영구적 마비를 일으키는 급성 감염성질환이다. 발열, 권태감, 두통, 구토나 설사 등 위장염과 같은 임상증상을 나타내며 바이러스가 소화관의 림프절로부터 신경조직으로 침입하면 근육통, 경부와 배부경직이 일어나며 일부는 3~4일 사이에 이완성 마비가 대개 불현성으로 혹은 발열과 함께 갑자기 발생한다. 비대칭성마비가 특징으로 하지에 많이 나타나며 호흡근이나 연하근이 이환되면 치명적이다. 회복기에 마비는 어느 정도 호전되지만 60일 후에도 지속되면 영구불구가 된다. 90% 이상은 무증상 또는 경증으로 지나가지만 감염자의 1%는 이완성 마비를 나타내고 무균성 수막염이 합병되어 나타난다.

♠ **병원체 :** enterovirus 속의 polio virus로 면역학적으로 Ⅰ형, Ⅱ형, Ⅲ형 3종이 있으며 Ⅰ형이 가장 마비형 소아마비와 관계가 깊다.

♠ **병원소 및 감염원 :** 병원소는 환자와 불현성 감염자이며 호흡기계분비물이나 분변 등이 감염원이다.

♠ **전파 :** 인간에서 인간으로의 직접감염, 특히 대변을 통한 구강감염이나 인두나 후두 분비물로 감염된다. 잠복기간은 마비형은 3~35일이며, 보통 7~14일 사이이다.

♠ **감수성 및 면역성 :** 미감염자는 연령에 관계없이 감염되나 일반적으로 소아기에 면역을 획득한다.

♠ **예방대책 :** 예방접종이 제일 좋은 예방책으로 기본접종은 생후 1개월부터 1~2개월 간격으로 3회 실시하고 추가접종은 18개월에 실시한다. 성인은 유행지로 여행을 갈 경우 불활화백신을 3회 접종받도록 권고하고 있다.

⑥ A형 간염(Infectious hepatitis)

A형 간염은 예전에 황달이라고 불렸으며 RNA 또는 DNA virus가 간세포에 침입하여 염증을 일으키는 감염병이다. 급성인 A형(Infectious hepatitis)과 만성의 B형(serum hepatitis), 급성과 만성 모두의 경과를 보이는 C형(Non-A, Non-B hepatitis)이 있다. 임상은 발열, 식욕감퇴, 구역, 구토, 쇠약감, 복통, 설사 등 다른 바이러스 간염과 유사하다.

♠ **병원체 :** A형 간염 virus

♠ **병원소 및 감염원 :** 병원소는 환자 또는 보균자이며, 오염수와 오염물의 경구감염에 의한 전파가 가장 많다.

♠ **전파 :** 분변을 통해 탈출하며 음식물의 오염으로 경구적 침입이 되거나 혈액제제나 수혈을 통해 감염된다. 환자를 통해 가족 등에게 전파되거나 인구밀도가 높은 곳에서 집단 발생한다. 감염기간은 증상발현 2주전부터 바이러스배출이 가장 왕성한 황달 발생 후 2주까지이다. 잠복기간은 15~40일이며 치명률은 2% 내외이다.

♠ **감수성 및 면역성 :** 어려서 감염되면 황달없이 면역만 생기는 비율이 높고, 15세가 되면 90% 이상에서 항체가 발견된다.

♠ **예방대책 :** 손 씻기, 수건이나 식기, 칫솔, 면도기 등을 따로 쓰며 상하수도 정비, 식수원 오염방지, 식품 및 취급자 위생관리를 철저히 한다. A형 간염 백신을 접종한다.

⑦ C형 간염(Non-A, Non-B hepatitis)

C형 간염은 수혈이 주원인으로 B형보다 만성화 경향이 높아 만성간염, 간경변, 간암으로 이행된다. 건강한 성인 공혈자에서 C형 간염항체의 양성률은 약 1%이다.

급성C형 간염은 대부분 경미하게 나타나며 감기몸살 증세, 전신 권태감, 메스꺼움, 구역질, 식욕부진, 우상복부 불쾌감 등으로 임상이 나타난다. 만성C형 간염은 급성환자의 약 80~90%가 만성화되며, 만성C형 간염의 약 20%가 간경변으로 진행한다. 전혀 증상이 없어 종합검진에서 우연히 발견되거나 만성피로, 간부전, 문맥압 항진증 같은 간경변증의 합병증으로 발현된다.

♠ **병원체 :** virus의 돌연변이 등으로 유전적 다양성(quasispecies)을 지닌다.

♠ **병원소 및 감염원 :** 주사기, 수혈, 혈액투석, 성접촉, 모자간 수직 감염 등으로 비경구적 감염이다.

♠ **전파 :** 잠복기는 15~150일이며 급성과 만성 간염으로 나타난다.

♠ **예방대책 :** C형 간염 바이러스 보균자의 조기 발견과 전파경로를 차단한다. 급성C형 간염일 경우는 안정을 취하고 고단백식이요법, interferon등이 유효하다. 만성C형 간염인 경우는 안정과 식이요법, 항바이러스제 치료가 효과적이다.

2) 호흡기계 감염병

호흡기계 감염병(air borne disease)은 환자나 보균자의 객담, 콧물, 대화나 재채기 등으로 배설되어 감염되는 비말감염과 공기전파로 이루어진다. 비말핵(飛沫核, droplet nuclei)감염 및 먼지(dust)에 의한 감염이 있다. 비말은 대화시는 1m, 재채기 때는 3m의 범위까지 영향을 미치며 호흡기계 감염병은 환경개선만으로는 효과가 없고 감염원관리 및 감수성 보유자의 예방접종이 효과적인 방법이다. 디프테리아, 백일해, 인플루엔자, 홍역, 유행성 이하선염, 풍진 등이 있다.

대체로 초기에 다량의 삼출성 분비물을 배출하고 대부분 보균자로부터 감수성자에게 직접 전파되는 호흡기계 감염병은 연령, 성, 사회경제적 상태에 따라 그 발생에 많은 차이를 나타내는데 계절적으로도 많은 변화 양상을 나타낸다.

① 디프테리아(d iphtheria)

디프테리아는 편도선, 인두, 후두 혹은 코, 피부나 그 외 점막에 국소적 염증을 일으키며 장기조직에도 장애를 일으키는 급성 질환이다.

♠ **병원체 :** corynebacterium diphtheriae로 그람양성균이며 곤봉모양의 간균으로 운동성이 없으며 60℃에서 10분이면 죽고 소독약에 약하다.

♠ **병원소 :** 병원소는 환자 및 보균자이며, 보균자의 전파역할이 중요하다.

♠ **전파 :** 환자나 보균자의 피부 상처를 통해 직접 전파된다. 드물게는 콧물, 기침, 우표에 의해서도 간접감염이 가능하다. 잠복기간은 2~5일이며 병원소에서 독력이 없어질 때까지 2~4주정도 걸린다.

♠ **감수성 및 면역성 :** 감수성 여부는 schick test로 판정한다. 모체로부터 받은 면역은 생후 수개월간이며, 병이 완쾌된 후에는 일반적으로 영구면역을 얻게 되나 재발되는 경우도 있다.

♠ **예방대책 :** 가장 효과적인 방법은 감수성이 있는 사람에게 DPT 예방접종을 실시하는 것이다. 제2군 감염병이므로 인근 보건소에 환자발생을 보고하고 반드시 격리치료를 해야 한다. 감염이 의심될 때는 세균학적 검사를 시행한 후 지체없이 항독소(antitoxin) 혈청을 투여한다.

② **백일해**(whooping cough: Pertussis)

백일해는 기관지와 모세기관지에 주병변이 생기는 급성 세균성 질환으로 카타르기, 경련기, 회복기의 특징이 다르고 합병증의 증상도 나타난다. 전 세계에 걸쳐 지방적 혹은 유행적으로 발생하며 계절적으로는 겨울에서 봄까지 유행하는데 우리나라에서는 3~6월에 주로 발생된다. 1세~5세미만의 연령군에서 발병률이 높고 특히 1세 이하에서는 치명률이 가장 높다.

♠ **병원체 :** bordetella pertussis로 그람 음성균이며 운동성이 없다.

♠ **병원소 :** 환자

♠ **전파 :** 호흡기계를 통한 비말감염 혹은 객담오염에 의해서도 간접전파가 가능하다. 잠복기는 7일 전후이며 21일을 초과하지는 않는다. 주로 카타르기 초기에 감염성이 있고 발작성 기침이 나는 이후는 감염성이 적어진다.

♠ **감수성 및 면역성 :** 감수성은 보편적이며 모체에서 받는 수동면역은 없다. 특히 5세 미만의 아동에서 발생률이 가장 높으며, 회복 후에는 영구면역을 얻는다.

♠ **예방대책 :** 정해진 시기에 DPT 예방접종을 실시하고 환자와 접촉하였을 때는 예방적으로

항생제를 투여한다. 환자의 비인후 배설물이나 오염된 물건은 소독해야 한다.

③ 홍역(measles)

홍역은 일반적으로 1~2세에 감염률이 높고 열과 전신발진이 생기는 급성 감염병으로 몸전체에 분홍색 발진을 일으켜 '마진'이라고도 한다. 감염성이 높아 신체접촉으로도 쉽게 전파되며, 어른들도 걸릴 수 있다. 합병증으로 이염(耳炎), 폐렴의 2차 감염이 문제가 된다.

♠ **병원체 :** paramyxoviridae과의 morbilivirus속의 일종인 measles virus이다.

♠ **병원소 :** 환자

♠ **전파 :** 환자와 직접 접촉하거나 비인두 분비물에 오염된 개달물을 매개로 전파된다. 드물게는 공기매개로 전파되거나 태아가 감염되어 선천성 홍역을 일으킬 수도 있다. 소아의 잠복기는 대개 10~12일이며, 발열 후 발진이 나타날 때까지 12~14일이 걸린다. 감염성이 있는 기간은 발진이 나타나기 직전부터 발진이 나타난 후 2~4일까지이다.

♠ **감수성 및 면역성 :** 신생아는 모체로부터 받는 면역으로 잠시 저항력을 가지나 선천적 면역은 없다. 완쾌 후에는 영구면역을 갖는다.

♠ **예방대책 :** 약독화된 생백신(attenuated live vaccine)으로 예방접종을 한다. 1회 접종으로 95%의 소아가 면역이 되며, 풍진, 유행성 이하선염 등의 백신과 동시에 사용되고 있다. 바이러스에 노출된 경우에는 홍역환자와 접촉한지 6일 이내에 면역글로불린을 접종하면 효과가 있다. 발진이 나타난 후에는 4일 정도 등교를 금한다.

④ 인플루엔자(influenza)

인플루엔자는 38~40℃의 발열, 오한, 두통, 근육통, 사지통, 전신쇠약감 같은 전신증상이 갑자기 나타나는 급성호흡기 감염병이다. 열이 떨어지면서 재채기, 콧물, 인후통, 코막힘, 기침 등의 증상이 나타나며 주로 겨울철에 유행한다. 1918년에는 전 세계적으로 유행하여 2천만명 이상이 사망하였고 우리나라에서도 1957년 여름에 5~6백만 명 이상 감염된바 있다. 유행하는 종류가 다양하고 변종이 심하며 항생제에 대한 내성도 강해서 예방이 어려운 질병이다.

♠ **병원체 :** influenza virus로 면역학적으로 A, B, C형으로 분류되는 myxovirus종이다. 주로 A형이 유행하며 A형는 2~3년을 주기로, B형은 4~5년을 주기로 나타난다.

♠ **병원소 :** 환자

♠ **전파 :** 호흡기, 비말핵에 의해 공기매개 감염된다. 콧물, 인두분비물로 오염된 물건을 통해 간접 감염도 된다. 잠복기는 24~72시간이며, 감염기간은 환자가 임상적으로 증상을 나타낸 후 3일까지이다.

♠ **감수성 및 면역성 :** 어린이나 학령기 소아가 높은 이환율을 나타내며 감염된 사람은 그 바이러스에 대해 면역이 된다.

♠ **예방대책 :** 많은 사람이 모이는 공공장소를 피하고, 예방접종을 한다. 그러나 유행과 동일한 백신이면 면역효과가 있으나 다른 유형의 균이면 면역효과를 기대하기 어렵다.

⑤ 신종플루(신종인플루엔자)

신종플루는 2009년 3월 멕시코에서 처음 발병하여 전파되기 시작한 유행성 독감으로 돼지가 발병되면서 사람에게까지 감염이 되었다. 일반적인 인플루엔자 바이러스는 오직 한 종에만 영향을 미칠 수 있는데 요즘에는 두 개 이상의 인플루엔자 바이러스가 침투하여 서로 혼합됨으로써 유전자 변형이 일어나 새로운 변종 바이러스를 만드는 것이다. 최초 증상은 열이 나고 근육통, 콧물, 목이 따갑고, 때때로 메스꺼움, 구토, 설사 등을 보인다.

♠ **병원체 :** 신종인플루엔자 바이러스A형 (H1N1)

♠ **병원소 :** 환자, 감염된 동물

♠ **전파 :** 환자의 호흡기를 통한 포말감염으로 전파한다. 감염기간은 증상이 시작된 후에 최소 10일에서 14일 정도이다.

♠ **감수성 및 면역성 :** 감수성이 아주 높고, 건강하고 젊은 사람에게도 나타난다.

♠ **예방대책 :** 감기나 독감의 예방법과 유사하다. 손은 흐르는 물에 20초 이상 씻고 자주 씻으며, 눈.코.입을 만지지 않는다. 재채기나 기침을 한 경우에는 휴지로 입과 코를 가리고 하며, 기침을 자주 할 경우는 마스

크를 사용한다. 신종인플루엔자가 발생한 지역을 방문한 후 7일 이내에 급성 열성 호흡기질환(37.8℃ 이상의 발열, 인후통, 기침, 콧물 또는 코막힘 중에 1가지 이상의 증상이 있는 경우)이 생기면 관할 보건소에 신고하고, 확진을 받고 최대한 빨리 치료를 받도록 한다.

3) 곤충매개 감염병

곤충매개 감염병(arthropod-borne infectious disease)이란 절족동물(곤충류 및 진드기류)에 의해서 매개되는 감염병으로 페스트, 발진티푸스, 일본뇌염, 발진열, 말라리아, 사상충증, 양충병, 황열, 유행성 출혈열 등이 있다.

① 페스트(pest)

페스트는 야생설치류(쥐, 쥐벼룩)에 매개되어 림프선종 또는 폐렴을 일으키는 급성감염병으로 림프선에 병변을 일으키는 선페스트와 패혈증을 일으키는 패혈성 페스트, 폐렴을 일으키는 폐페스트로 분류된다.

♠ **병원체 :** pasteurella pestis로 그람 음성균이다.

♠ **병원소 :** 야생쥐나 쥐벼룩이 자연병원소이다. 잠복기는 선페스트의 경우 2~6일, 폐페스트는 3~4일이다.

♠ **전파 :** 쥐벼룩에 의해서 쥐에서 쥐로 전파되며, 쥐벼룩이 흡혈시에 위(胃)로부터 페스트균을 토출(吐出)해서 전파시킨다. 폐페스트는 사람에서 사람으로 직접전파되며, 비말감염의 주원인이다.

♠ **감수성 및 면역성 :** 감수성은 전반적이며, 완쾌 후에는 일시적 면역이 있다. 폐페스트는 비위생적 밀집생활을 유도하는 기후와 사회적 환경에서 감염성이 강하다.

♠ **예방대책 :** 벼룩제거와 구서작업, 선박에 대한 검역을 철저히 한다. 환자의 가래, 고름, 오염된 물건, 대소변 등을 철저하게 소독한다. 폐페스트 환자를 치료하는 의료진이나 접촉한 사람은 7일간 예방목적으로 tetracycline이나 chloramphenicol을 복용하도록 한다.

② 발진티푸스(epidemic typhus)

발진티푸스는 이(louse)가 매개하여 발열, 근육통, 정신신경증상, 발진(장미진) 등을 나타내는 급성 감염병으로 발진이 출혈성으로 나타나기도 하며 발열기간이 약 2주이다. 증세는 장티푸스와 비슷하고 바일-펠릭스반응(Weil-Felix test)은 혈청반응에 의해 감별된다.

♠ **병원체 :** rickettsia prowazeki로 단간균이며 그람음성과 유사하다.

♠ **병원소 :** 환자 또는 보균자

♠ **전파 :** 환자로부터 이의 흡혈에 의해 이의 장관내의 증식배설물로 탈출되어 상처로 침입되거나 먼지를 통해 호흡기계로 감염된다. 잠복기는 보통 7~14일이다.

♠ **감수성 및 면역성 :** 감수성은 보편적이며 완쾌 후에는 면역을 얻는다.

♠ **예방대책 :** 발생 보고를 신속히 하고 격리, 소독해야 하며 이의 구제 및 예방접종 등이 필요하다.

③ 일본뇌염(japanese B. encephalitis)

일본뇌염은 뇌염모기(culex tritaeniorhyncus)에 의해서 전파되는 급성바이러스성 질환으로 대부분 불현성, 무증상 감염이 많고 10% 이하에서 뇌염증상을 나타낸다. 고열(39~40℃)과 빠른 맥박이 있고 환자의 90%에서 3~4일 동안 두통을 호소한다. 오심, 구토, 혼미, 지각 이상, 손이나 혀·입술의 신경증상으로 언어장애, 목이 뻣뻣해지며 경련, 혼수에 이르며 대개 발병 10일 이내애 사망한다. 경과가 좋은 경우 약1주 전후로 열이 내리며 회복되고 합병증으로는 연축성 마비, 중추신경계 이상, 기면, 진전 등이 있다. 우리나라는 8월~10월 사이에 많이 발생하며 4세 이하의 어린이에서는 경련증상을 보이며 치명률이 높다.

♠ **병원체 :** japanese encephalitis B virus

♠ **병원소 :** 돼지, 뇌염모기(빨간집모기)

♠ **전파 :** 감염된 돼지를 흡혈한 빨간집모기에 의해 물릴 때 전파되며, 잠복기간은 4~15일이다. 대개 모기의 수명은 1~2개월이며 살아있는 동안 전파한다.

♠ **감수성 및 면역성 :** 3~15세와 노년기에 감수성이 높고, 완쾌 후에는 영구면역이 생긴다.

♠ **예방대책 :** 발생 보고를 신속히 하고, 매개 모기의 서식처를 없애고 유충을 박멸한다. 살충제를 뿌려 모기를 구제하고 모기에 물리지 않도록 조심하고 예방접종을 한다.

④ 말라리아(malaria)

말라리아는 '학질', '학증' 등으로 불리며, 열대지방에서는 1년 내내 유행하고 온대지방에서는 여름철에 유행하는 것이 특징인 급성 열성감염증이다. 우리나라는 경상북도 북부지방에서 많이 유행되었다. 초기증세로 두통, 피로감, 오심이 발열과 함께 수일간 지속된다. 그후 전형적인 오한, 전율기, 고열기(39~41℃), 발한기가 1~3일 간격으로 주기적으로 반복된다.

♠ **병원체 :** plasmodium vivax(삼일열원충), P.faciparum(열대열원충), P.malariae(사일열원충), P.ovale(난형열원충) 등의 4종의 인체감염원충이 있으나 우리나라에서는 plasmodium vivax만이 유행되었다.

♠ **병원소 :** 환자, 보균자

♠ **전파 :** 환자로부터 모기가 흡혈하면 모기체내에서 유성생식을 거쳐, 감염된 학질모기(중국얼룩날개모기 : anopheles sinensis)에 물렸을 때 약 2주일 정도면 인체에 감염된다. 오염된 주사기와 바늘, 감염된 사람의 혈액을 수혈할 때도 전파된다. 잠복기는 P. vivax(삼일열원충)와 P.ovale(난형열원충)이 13~15일, P.faciparum(열대열원충)이 12일, P.malariae(사일열원충)이 30일정도이다. 치료하지 않거나 불충분한 치료를 한 환자는 P.malariae(사일열원충)이 3년 이상, P.vivax(삼일열원충)이 1~2년간, P. faciparum(열대열원충)은 보통 1년 이하의 감염기간을 가진다.

♠ **감수성 및 면역성 :** 감수성은 일반적이며 면역은 인정되지 않으나, 오랫동안 감염된 모기에 폭로된 성인들은 저항력이 있다.

♠ **예방대책 :** 매개모기의 서식처를 없애고, 모기가 잘 앉는 평면에 잔류 살충제를 뿌린다. 환자의 혈액을 철저히 관리하고, 환자에게 근치요법을 실시하며 가급적 모기에 물리지 않도록 한다.

⑤ 유행성 출혈열(epidemic hemorrhagic fever)

유행성 출혈열은 '신증후근출혈열'이라고도 하며 심한 각혈과 위장출혈, 혈뇨,

단백뇨 등이 나타나는 급성 감염병으로 우리나라에서는 경기도 북부 및 강원도 등지에서 5~6월(늦봄)이나 10~11월(늦가을)에 많이 발생한다. 전신 쇠약감, 심한 두통, 근육통, 오한, 발열이 나타나고 점상출혈이 나타나는 발열기, 저혈압기, 핍뇨기, 이뇨기, 회복기의 5단계를 거친다. 대개 초반기에는 쇼크, 호흡부진, 뇌출혈 등이 나타나고 후반기에는 패혈증으로 사망하게 된다. 전 연령층에서 발생하나 특히 야외에서 일하는 직업인 농부, 군인, 공사장, 야영장, 낚시꾼 등에서 주로 발생한다.

♠ **병원체 :** hantan virus, seoul virus, puumula virus, prospect Hill virus

♠ **병원소 :** 들쥐의 일종인 등줄쥐(apodemus agrarius)

♠ **전파 :** 등줄쥐의 배설물(오줌, 대변, 타액 등)이 건조되면서 호흡기계통을 통해 전파된다. 도시의 시궁쥐, 곰쥐, 실험실의 쥐도 바이러스를 보유하고 있다. 타액과 대변으로 약 1개월간, 소변으로는 1년 이상 바이러스를 배출한다. 잠복기는 4~42일 정도로 평균 12~16일이다.

♠ **감수성 및 면역성 :** 전반적으로 감수성이 있으나 토착민에게는 어느 정도 면역성이 있다.

♠ **예방대책 :** 배설물의 접촉을 피한다. 또한 야외로 나갈 때에는 긴 옷을 입고 풀밭에 눕는 일은 삼간다. 백신은 2~3년마다 추가 접종을 한다.

4) 동물매개 감염병

동물매개감염병(zoonosis)에는 공수병, 탄저, 쯔쯔가무시증, 렙토스피라증, 브루셀라증, 비브리오패혈증, 마버그열, 에볼라출혈열, 라싸열, 포충증 등이 있다.

① 공수병(rabies)

공수병는 '광견병'이라고도 하며 발병하면 100% 사망하는 급성뇌염의 하나로서 특히 개에 발생하는 급성 감염병이다. 80% 정도가 물을 무서워하며 안절부절 못하는 증상을 보이며 20% 정도는 상행성 진행성 마비의 증상을 보이는 질병으로 연중 어느 때나 발병할 수 있다. 초기증세로 불안감, 두통, 발열, 부정확한 지각장애가 나타나며 근육마비, 공수병증상, 혼수상태, 마비와 순환장애로 결국 사망하게 된다.

♠ **병원체** : rabies virus

♠ **병원소** : 광견병에 감염된 개, 고양이, 여우 등의 포유동물이며 그 감염동물의 침(saliva)이 감염원이 된다.

♠ **전파** : 감염된 동물의 교상(咬傷)에 의해서 사람에게 감염된다. 잠복기는 2~6주이며 머리, 목, 얼굴을 물렸을 때는 사지를 물렸을 때보다 잠복기가 더 짧아진다. 감염기는 개나 고양이에 있어서 발병전 3~5일부터 발병기간 동안이다. 광견동물에 노출된 후 60~72시간이 경과하면 이미 척수후근신경절에서 광견병 바이러스가 검출된다.

♠ **감수성 및 면역성** : 모든 포유동물(온혈동물)은 전반적으로 감수성이 있다.

♠ **예방대책** : 개와 고양이는 모두 예방접종을 실시하고, 감염동물은 도살처분하고 위생적인 가축취급이 필요하다. 타액에 더럽혀진 물건들은 소독하고 공수병이 의심되는 개나 고양이는 면역혈청접종을 하고 10일간 구금관찰하여 소견이 있으면 백신을 시작하고 정기적으로 광견병예방접종을 실시한다. 이환기 동안 호흡기계 분비물과 접촉이 없도록 격리한다.

♠ **개에 물린 사람에 대한 처치** : 물린 상처를 즉시 비눗물이나 소독약으로 닦고 상처주위에 면역혈청을 주사한 후에 개를 10일동안 구금하여 발병여부를 관찰함으로써 백신접종의 여부를 결정한다.

② 탄저병(anthrax)

탄저병은 인수공통감염병으로 소, 말, 양, 산양 등의 가축(초식동물)에 급성 패혈증을 일으키는 급성 감염성 질환이다. 대부분 피부를 침범하고 드물게 구인두, 하부 호흡기, 종격동, 소화관을 침범하기도 한다. 피부탄저는 노출 부위에 가려움, 구진, 수포화를 거쳐 2~6일 후에 움푹 들어간 흑색가피(탄저농포)가 형성된다. 주로 머리, 이마, 손 등에 나타나며 탄저부종으로 둘러싸이고 경우에 따라 이차성 수포병변이 나타난다. 치료하지 않으면 소속 림프절과 혈류에 침입하여 중증 패혈증과 수막염을 일으킬 수 있으며 사망률은 5~20%이다. 주로 감염된 동물이 많은 남아메리카, 아시아, 아프리카 등의 지역에서 풍토병으로 발생하며 ,동물의 치명률은 75~100%이다. 사람은 드물지만 발생의 90%는 피부탄저이다. 경증은 2~3주면 치료되고 항균제 치료를 시작하더라도 피부병변은 진행하는 특징이 있다. 적절한 항생제로 치료하면 거의 사망하지는 않는다.

♠ **병원체 :** bacillus anthracis로 그람양성 간균으로 아포를 형성하므로 외계 저항력이 있다.

♠ **병원소 :** 소, 말, 양, 산양 등

♠ **전파 :** 가축은 오염된 풀이나 사료를 통해 경구로 감염이 되고, 사람은 오염된 모발이나 수피같은 원료와 제품에서 직접 경피로 감염이 된다. 동물의 털을 취급하는 경우에는 기도감염에 의해 폐탄저를 유발하기도 한다. 잠복기는 보통 2~10일이다.

♠ **감수성 및 면역성 :** 사람은 자연면역이 안 되지만, 개·고양이·조류는 이환 후에는 어느 정도 면역이 생기며 지속기간은 확실하지 않다.

♠ **예방대책 :** 가축은 약독화 생균백신을 접종하는 것이 가장 효과적인 방법이며 가축과 자주 접촉하는 경우 의심될 때는 세균학적 진단을 실시해야 한다. 감염된 가축은 도살 처분하거나 소각하고 소독을 철저히 해야 한다.

③ 쯔쯔가무시증(tsutsugamushi disease)

쯔쯔가무시증은 '양충병'이라고도 하며 제3군 감염병으로 급성 열성질환이다. 벌레에 물린 자국이 있고 고열, 오한, 두통, 피부발진 및 림프절 비대가 나타나며, 피부 발진(발병 후 5~8일경)이 몸통에 주로 생기고 간비종대, 결막충혈 등이 나타날 수 있다. 치료를 하지 않으면 약 14일정도 열이 지속된다. 진드기가 문 곳에는 피부 궤양이나 특징적인 가피(eschar)가 형성되고 기관지염, 간질성 폐렴, 심근염이 발생하거나 수막염 증세를 나타내기도 한다.

♠ **병원체 :** ricketesia tsutsugamushi

♠ **병원소 :** 진드기

♠ **전파 :** 진드기는 사람이나 들쥐 등을 습격하여 그 림프액을 섭식하는데 그 때 리케치아를 침입시켜 전파한다. 잠복기는 1~2주이다.

♠ **감수성 및 면역성 :** 감수성은 보편적이며 완쾌 후 상당기간 면역성을 보유한다.

♠ **예방대책 :** 양충관리가 가장 중요하며 유행성 지역의 관목 숲이나 유행지역에 가는 것을 가급적 피한다. 야외활동시 되도록 긴 옷을 입고, 귀가 시에는 옷에 묻은 먼지를 털고 목욕을 한다.

④ 렙토스피라증(leptospirosis)

렙토스피라증은 '와일병'(Weil's disease), '출혈성 황달', '추수열'(harvest fever), '건초농부병'(hay-maker' disease) 등으로 불리우며 우리나라에서 호발하는 급성 발열성 질환군이다. 초기에는 고열, 두통, 오한 등이 나타나고 후기에는 용혈성 황달, 결막충혈, 간장 장애 등을 일으킨다. 동남아시아와 극동지역에서 발생되며 우리나라는 전국에서 산발적으로 발생하는데 9~11월 추수기에 주로 쓰러진 벼를 세우는 작업을 할 때에 농부들에게서 발병한다. 우리나라에서는 기침, 각혈 등 중증의 폐출혈형도 볼 수 있으며 사망률은 낮지만 연령이 높을수록 증가한다.

♠ **병원체 :** leptospira icterohaemorrhagiae

♠ **병원소 :** 들쥐

♠ **전파 :** 감염된 들쥐의 배설물(오줌)로 오염된 물과 토양에 접촉하여 점막이나 상처난 피부로 경피감염이 되고, 오염된 식품과 음료수를 통한 경구감염도 일어난다. 잠복기는 보통 7~10일이다.

♠ **예방대책 :**

들쥐, 집쥐 등 매개동물을 없애도록 하고 예방접종을 실시한다. 작업시에는 장화, 장갑 등 보호구를 착용한다. 작업 후에는 손발을 깨끗이 씻는 생활습관을 갖도록 보건교육을 실시한다.

⑤ 비브리오 패혈증(vibrio vulnificus septicemia)

비브리오 패혈증은 해안지역에서 유행하는 질병으로 우리나라에서도 여름철 서해안에서 발생 시 사망률이 매우 높은 편이다. 일반적으로 원발성 패혈증군은 전신권태, 오한, 발열, 두통, 근육통이 나타나며 20%정도는 구토 및 설사도 병행한다. 발병 후 12시간 이내에 대부분 전이성 피부병소가 발생하여 홍반이나 수포성괴사-혈관의 폐쇄로 괴저가 나타난다. 대부분 간질환자로 입원 후 48시간 이내에 사망하였으며 치사율은 약 40~50%이다. 상처감염군은 국소감염을 일으켜 발적, 종창, 수포, 괴사를 동반하고 오한 및 발열이 나타난다. 적절한 항생제치료로 회복가능하나 만성질환이나 면역 저하시에는 패혈증으로 악화될 수 있다. 어패류를 좋아하는 40~50대에서 6~9월경 발생하며 만성질환자나 알코올 중독자들에게 감수성이 높아 발병률이 높다.

♠ **병원체 :** vibrio vulnificus로 그람 음성균이다. NaCl의 농도가 1~3%인 호염성 배지에서 잘 번식한다.

♠ **병원소 :** 갯벌의 어패류(바지락, 고막, 피조개, 생굴, 미더덕, 낙지 등)

♠ **전파 :** 원발성 패혈증군은 감염된 어패류를 생식할 때 감염되며, 십이지장을 통해 침입하여 혈액을 통해 전신으로 급속히 퍼져 나간다. 잠복기는 1~2일이다. 피부감염의 경우는 약 12시간이다. 상처감염군은 해수에 접촉하거나 어패류를 취급할 때 발생한 상처를 통해 균이 침입한다.

♠ **감수성 및 면역성 :** 감수성은 전반적이나 간 질환이 있는 경우는 패혈증을 일으킨다.

♠ **예방대책 :** 더운 여름철(6~9월)에는 어패류의 생식을 금하며 간질환이 있는 경우는 생선회를 먹지 않도록 한다. 피부외상이 있는 경우는 해수나 해산물에 접촉하지 않도록 하며 해수욕시 상처가 나지 않도록 주의한다. 상처가 발생시에는 맑은 물에 씻고 소독을 한다.

4. 만성감염병 관리

만성감염병(chronic epidemic disease)은 발생률이 낮고 유병률이 높은 것이 역학적 특성이다. 대표하는 질병에는 결핵, 한센병, 성병, 후천성면역결핍증, B형간염 등이 있다.

(1) 결핵(tuberculosis)

결핵은 사회, 경제적 상태와 밀접한 관계를 가지고 있어서 아프리카, 아시아의 개발도상국에서 많이 발생하는 만성 소모성 질환의 하나이다. 우리나라의 경우 유병률과 발생률이 점차적으로 감소하고 있으나 선진국에 비해 10배나 높다.

초기증세로는 결핵균이 폐에 침범하여 병변을 일으키고 림프관을 통해 폐문에 있는 림프선으로 전파되어 폐문 림프절염을 일으킨다. 이것이 3~12개월이 지나 석회화되면서 자연 치유되거나 몸의 저항력이 감소될 때까지 남아 있다가 기관지 결핵, 결핵성 폐렴 등을 일으키게 된다. 가장 많은 것이 폐결핵이며 주증세는 미열, 체중감소, 오한 등이 만성적으로 진행된다. 또한 기침, 가래, 흉통, 호흡곤란, 권태감, 식욕부진 등이 동반된다.

어린이의 경우 결핵에 걸려도 아무 증상이 없는 경우가 대부분이며 증상이 있더라도 감기로 오인하기 쉽다.

♠ **병원체 :** berculosis로 그람 양성의 간균이며, 일광 및 열에 약하다.

♠ **병원소 :** 환자나 결핵에 걸린 소

♠ **전파 :** 객담이나 비말로 공기 중에 부유하다가 직접 호흡시 감염된다. 우유로 인한 감염, 균에 오염된 식기나 식품으로 전파된다.

♠ **감수성 및 면역성 :** 감수성은 전반적으로 높으며 도시가 농촌보다 유병률이 높다.

♠ **예방대책 :** 생후4주 영아에게는 BCG 예방접종을 실시하고, 초등학생에게는 tuberculin test를 실시한다. 조기진단 및 조기치료, 평상시 숙주의 저항력을 증진한다.

(2) 한센병(leprosy)

한센병은 1880년 한센에 의해 나균이 발견되어 한센병(Hansen's disease)이라고도 불리며, 피부 말초신경의 손상 및 비강점막을 침범하여 병변을 일으키는 만성 감염병으로 1940년대의 항나병약(DDS)의 개발로 점점 감소되어 가고 있다.

우리나라에서는 대한한센병관리협회 등을 중심으로 격리수용이나 환자의 등록관리사업 등을 꾸준히 전개하며 한센병 퇴치에 힘쓰고 있다.

피부에 소결절, 구진, 반점 등이 나타나고 무감각, 마비 등의 말초신경 증상을 보이며 비강점막이 침범되면 코가 내려앉아 호흡이 막히거나 출혈이 일어날 수 있다.

♠ **병원체 :** mycobacterium leprae로 그람음성의 간균이다.

♠ **병원소 :** 환자

♠ **전파 :** 환자의 비강분비물에서 온 나균이 상기도와 상처난 피부로 침입하여 전파한다. 잠복기는 3년 이상이며, 감염력은 규칙적 치료후 3개월 이내에 없어진다.

♠ **감수성 및 면역성 :** 감수성은 약한 편이며, 균의 전파력이 약해 가구내의 밀접한 장기간의 접촉으로 감염된다.

♠ **예방대책 :** 감염성환자를 조기발견하여 규칙적 치료를 하고 해당보건소에 신고한다. 균양

성인 나종형 환자는 접촉격리를 해야하고, 비감염성 환자들은 사회적 제한을 받지 않아도 된다.

(3) 성병

성병(venereal disease)이란 주로 사람과 사람사이에 성적 접촉에 의해 전파되는 접촉성 감염병으로 매독, 임질, 연성하감, 비임균성 요도염, 클라미디아감염증, 칸디다외음부질염(곰팡이류), 질 트리코모나스질염(원충성) 등이 있다. 경제, 문화, 전쟁, 국민성 등의 사회적 여건과 밀접한 관계를 갖고 있는 사회 질병으로, 사회여건의 하락과 정비례하고 생활수준의 향상과 반비례한다. 성병은 저절로 자연 치유되는 경우가 없으며, 성병을 관리하기 위해서는 환자를 발견하고 진단, 관리, 보건교육 등이 필요하다.

여성의 경우 증상을 느끼지 못하는 경우가 많고 자궁 등의 장기가 감염되어 염증을 일으키고 불임, 자궁경부암 등 종양의 원인이 될 수 있으므로 주의해야 한다.

증상 및 증후

- **늘 열이 나면서 몸살기운이 계속 있다.**(임질, 매독, 바이러스감염 등의 전조증상)
- **주로 손바닥, 발바닥에 피부발진이 생기고 머리카락이 빠진다.**(매독)
- **구강 내에 궤양이 생긴다.** (임질, 매독, 에이즈)
- **특이한 분비물이 나온다.**(임질, 칸디다성 질염, 트리코모나스 질염)
- **물질과 사마귀가 나타난다.**(헤르페스, 매독 등)

① 매독(syphillis)

매독은 중추신경계, 심혈관계 및 기타 장기나 조직 등에 침입하여 심한 병변을 일으키고 여성의 경우 유산이나 사산의 원인이 되며 태아에게도 전파된다.

보통 성기의 구진, 무통성 하감 등의 1차성 병변과 피부발진 등의 2차성 병변, 장기간의 잠재기를 거치고나서 심맥관계와 중추신경게의 병변이 나타난다.

♠ **병원체 :** treponema pallidum

♠ **병원소 :** 환자

♠ **전파 :** 감염자의 개방병소나 점막의 습윤성 삼출액, 감염기에 있는 체액 및 분비액, 수혈을 통해 전파된다.

♠ **감수성 및 면역성 :** 누구나 감수성이 있으며 면역여부는 불명이다. 잠복기는 10일~10주이며 보통 3주간이다. 1기와 2기 및 감염후 점막증상이 있는 2~4년 간 헐적으로 감염성이 있다. 후에는 거의 감염성이 없다.

♠ **예방대책 :** 보건 및 성병예방을 위한 성교육을 실시하고 조기진단 및 조기치료를 제공할 수 있는 기관을 상설한다. 결혼 전이나 임신부는 매독에 대한 혈청검사를 실시하고 성적문란행위를 단속한다. 환자 발견시 적절한 항생제(페니실린 등)로 즉시 치료한다. 모성이 임질환자인 경우 실명원인의 하나인 임균성 결막염을 예방하기 위해, 출산시 아기의 눈을 보호하기 위해 1%의 질산은 용액을 점안한다.

② 임질(gonorrhea)

우리나라 성병 중 절반 이상을 차지하는 질환으로 생식기를 침범하여 불임증이 될 수 있으며 실명, 관절염, 결막염 등의 원인이 되기도 한다. 남성에서는 배뇨곤란과 함께 요도에서 고름이 나오고 감염이 진행되면 부고환염 및 직장항문염 등이 나타날 수 있다. 여성에서는 요도염과 자궁경관염이 나타나고 자궁내막염이나 난관염 등이 진행되어 나타난다.

♠ **병원체 :** neisseria gonorrheae로 그람음성 쌍구균이다.

♠ **병원소 :** 사람

♠ **전파 :** 감염된 사람의 점막에서 나온 삼출물과 접촉에 의해 전파되며 출산시 산도를 통한 감염으로 신생아 결막염이 되기도 한다. 잠복기는 보통 2~7일이다.

♠ **감수성 및 면역성 :** 누구나 감수성이 있으며, 반복감염이 일어나고 면역형성은 없다.

♠ **예방대책 :** 보건 및 성교육을 실시하고 성적문란행위를 단속한다. 또한 접촉자들을 추적하여 관리한다.

③ 연성하감(chancroid)

연성하감은 열대, 아열대 지역의 개발도상국 항구지역에서 유행하며 국소림프절의 염증성 종대와 화농을 동반하고 단일 혹은 다발성, 동통성, 괴사성 궤양이 특징인 성기에 국한된 급성 세균성 감염질환이다. 환자는 매독과 연성하감에 동시에 노출될 수 있어 두 질환이 함께 존재하는데 매독은 병소가 무통이고 단단하지만 연성하감은 부드럽고 고통스럽다는 차이가 있다. 치료하지 않으면 궤양이 전신에 확대되어 사망할 수 있다.

♠ **병원체 :** haemophilus ducreyi

♠ **병원소 :** 환자

♠ **전파 :** 주로 개방된 병소의 분비물과 농에 의해 직접 성교에 의해 전파된다. 잠복기는 3~5일이며 점막에 상처가 있으면 24시간 정도에서 발병한다.

♠ **감수성 및 면역성 :** 누구나 감수성이 있다.

♠ **예방대책 :** 국소적으로 병변을 청결하게 하는 것이 중요하다. 성교직후 비누와 물로 성기를 깨끗이 씻는다. 예방책은 매독과 같다. 치료제로 페니실린은 효과가 없으며, 설폰제가 효과적이다.

④ 후천성 면역결핍증(acquired immune-deficiency syndrome : AIDS)

후천성 면역결핍증은 1950년대 중앙아프리카의 녹색원숭이에서 유래되었으며, 1981년 12월 미국에서 처음 발견된 이후 계속 감염자와 사망자의 숫자가 늘어가고 있는데 약 3분의 1이 15~24세의 젊은 계층이다. WHO에서는 1988년 12월 1일을 세계 AIDS날로 정해서 그 예방에 동참할 것을 호소한 바 있고 우리나라에서는 1987년 2월에 제2종감염병을 고시하고 1987년 11월에 '후천성 면역결핍증 예방법'을 제정하였다. 우리나라의 HIV감염상황은 1985년 해외에서 성접촉을 한 남성에게서 처음 발견된 이후로 감염자가 급증하고 있는 실정이며 에이즈감염자의 발견당시 연령은 30대가 가장 많고 20대와 40대의 순서이며 사망연령비율은 40대가 가장 높다. AIDS의 임상적 증세는 면역기능이 현저히 저하되며 피로, 권태, 체중감소, 발열, 만성설사, 림프선 종대 등이 나타난다. 또한 Pneumocystis폐렴, Kaposi육종, Candida로 생기는 아구창, 식도염, Herpes simplex virus감염증 등이 잘 생긴다.

♠ **병원체 :** Human Immunodeficiency Virus(HIV)

♠ **병원소 :** 환자

♠ **전파 :** HIV에 오염된 혈액, 수혈, 성접촉시 정액이나 질분비물을 통해서 감염된다. 남성동성연애자, 혈우병환자, 정맥주사용 약품 남용자, 이성관계가 복잡한 남성 등에서 발생한다.

♠ **감수성 및 면역성 :** 누구나 감수성은 있으며, 면역기능이 상실되어 죽게되므로 면역성은 없다. 잠복기는 6개월에서 7년 정도로 추정된다.

♠ **예방대책 :** 관할 보건소에 신고하고 건전한 성생활을 실천한다. 주사기나 면도날의 공동사용을 금하고, 소독되지 않은 주사기나 바늘은 절대 사용하지 않는다. 수혈시 에이즈에 감염되지 않은 혈액을 선택해야 한다.

표 6-10. AIDS의 임상증상 진행과정

단계	임상 증상
AIDS 전 단계	지속적인 부정형 발열, 심한 체중감소, 간장과 비장 비대, 잠자리에서 식은땀, 서혜부의 림프선이 부어오름, 심한 피로감.
1기	설사, 불규칙한 변비, 식욕부진.
2기	마른기침, 가래, 호흡곤란, 목구멍에 통증, 음식물을 삼키기 어려워짐.
3기	피부.점막에 출혈반, 코피, 혈담, 토혈 혹은 하혈, 혈뇨, 의식몽롱해짐, 혀의 가장자리나 양볼에 백반 생성.

⑤ B형 간염(serum hepatitis B)

B형 간염은 바이러스에 의해서 간세포의 변성과 염증성 변화가 생기는 질환으로 간의 종대와 둔통을 호소하는 만성감염성 질환이다. 전 세계적으로 사망순위가 높은 질환으로 우리나라는 B형 간염의 이환율이 선진국에 비해 월등히 높아 1995년 제3종감염병으로 규정하였다.

식욕부진, 복부불쾌감, 구역과 구토, 관절통과 발진이 황달로 진행되면서 서서히 시작하며 간기능 검사로 발견될 만큼 불현성에서부터 급성 간조직의 괴사에 이르기까지 범위가 넓고 다양하다.

♠ **병원체 :** hepatitis B virus

♠ **병원소 :** 환자

♠ **전파 :** 타인의 체액 노출, 성적 접촉, 상처 등을 통해 침입, 오염된 주사기 또는 주사바늘을 공동 사용시, 모자간 수직감염 등으로 전파된다. 잠복기는 45~180일이며 평균 60~90일이다.

♠ **감수성 및 면역성 :** 감수성은 전반적이며, 자연 감염 후 면역력을 획득한다.

♠ **예방대책 :** B형간염바이러스는 마른 혈액이나 상온에서도 1달 이상 활성이 가능하므로 보균자가 사용한 모든 매개체는 사용하지 않는 것이 좋다. B형간염백신으로 예방접종을 하고 수건이나 식기, 칫솔, 면도기 등은 따로 사용한다. 음주문화나 식생활습관을 개선하고 정액, 타액, 혈액으로 오염된 기구는 철저히 소독한다. B형 간염의 감염위험이 큰 모든 임산부는 HBsAg검사를 한다.

표 6-11. B형간염의 종류

종류	임상 증상과 치료
급성 B형 간염	- 황달, 흑뇨, 식욕부진, 오심, 근육통, 심한 피로, 우상복부 압통 등. - 일반적으로 6개월 이내 회복됨 - 안정, 고영양식이 등
만성 B형 간염	- 피로, 전신권태, 지속적 또는 간헐적 황달, 식욕부진 등. - 간경변증, 식도정맥류 출혈, 간성혼수, 혈액응고장애, 비장비대, 복수 등의 합병증 발생 - 안정, 식이요법, 인터페론 항바이러스제 치료 등

Chapter.7 미생물과 소독학

1. 미생물

1) 미생물의 정의 및 개요

육안으로는 보이지 않지만 현미경으로 확대함으로써 관찰되는 0.1mm 이하의 미세한 생물체를 총칭한다. 원생동물류(protozoa), 조류(algae), 진균류(fungi), 효모류(yeast), 세균류(bacteria) 등이 이에 속한다.

이들은 인간을 둘러싼 환경과 밀접한 연관이 있다. 즉, 인체의 질병을 가져오기도 하고 그와는 반대로 오히려 식품 · 의약품 · 화장품 · 수질환경 개선 등에 활용됨으로서 이로움을 주기도 한다. 미생물의 균주개발에 유전자공학적인 방법이 이미 도입되어 이용되고 있으며, 앞으로 국민 예방의학 차원에서의 백신개발을 위한 미생물분야의 활발한 연구가 필요하다.

(1) 미생물의 종류

① 진핵생물(eukaryotic organism)

- **원생동물**(protozoa)

단세포동물의 총칭으로 운동성이 있으며 아메바, 짚신벌레, 토리코모너스 등이 있다. 담수나 해수 및 토양에 널리 분포하며 기생하는 종류도 있다. 단일세포로 되어 있으나 체내에는 핵, 세포질 등의 부속기관이 뚜렷하게 식별되며, 세포질이 분화하여 여러 가지 세포기관을 이루고 있어 그 기능을 수행하고 있다.

그림 7-1. 짚신벌레(paramecium)

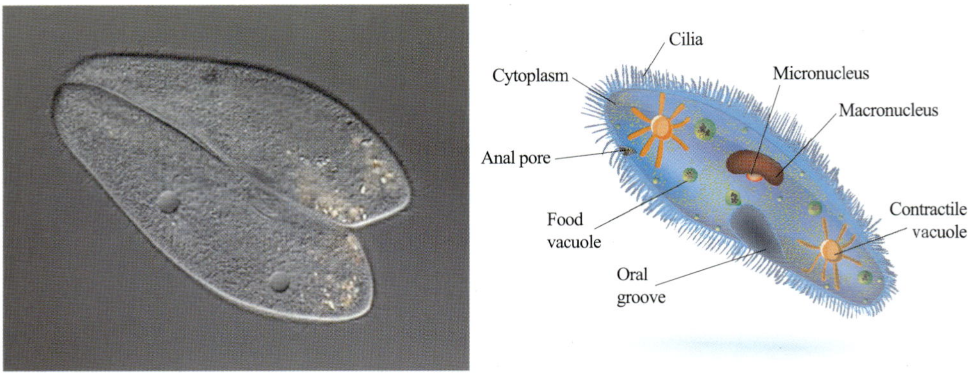

- **조류**(algae)

원생생물계에 속하는 진핵생물군으로서 일반 미생물과 달리 대부분 엽록소(chlorophyll)를 가지고 광합성을 한다. 뿌리 · 줄기 · 잎 등이 구별되지 않으며, 포자에 의해 번식한다. 물이 있는 곳이면 어느 곳에나 잘 자랄 수 있다. 생육 장소에 따라서 해조류와 담수조류 등으로 나눌 수 있다. 일반적으로 조류 중 상당수는 건강식품으로 가치가 높으며 담수산 조류인 클로렐라(chlorella)와 남조류의 스피룰리나(spirulina)는 단백질의 함량이 많고 대량으로 배양하여 분말식품을 생산되고 있다.

그림 7-2. 조류(algae)와 가공된 클로렐라(chlorella)

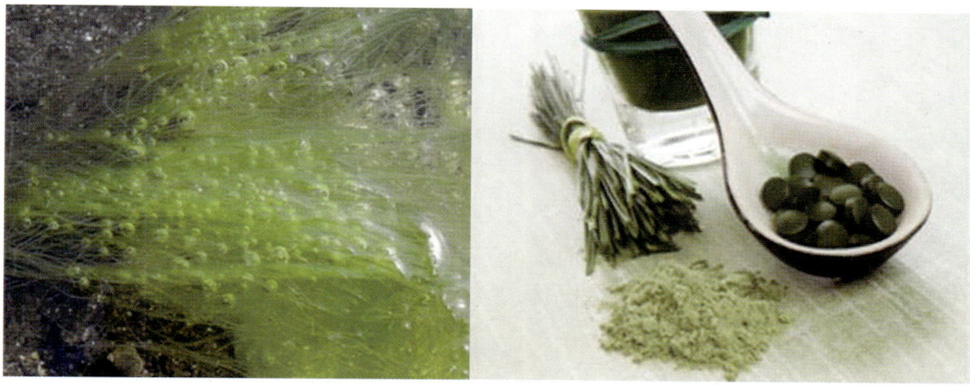

- **진균**(fungi)

DNA가 핵속에 들어있는 진핵생물로 곰팡이, 버섯, 효모와 같은 호기성 종속영양미생물의 총칭이다. 균사체와 포자를 형성하여 번식하고 균사가 실모양으로 된 것을 진균 또는 곰팡이(molds)라고도 하고 단세포로 되어 있는 것은 효모(yeasts)라고 한다. 균사의 크기는 보통 직경 3~10μm로 발육이 왕성하면 육안으로 관찰된다.

그림 7-3. 진균(fungi)과 곰팡이(molds)

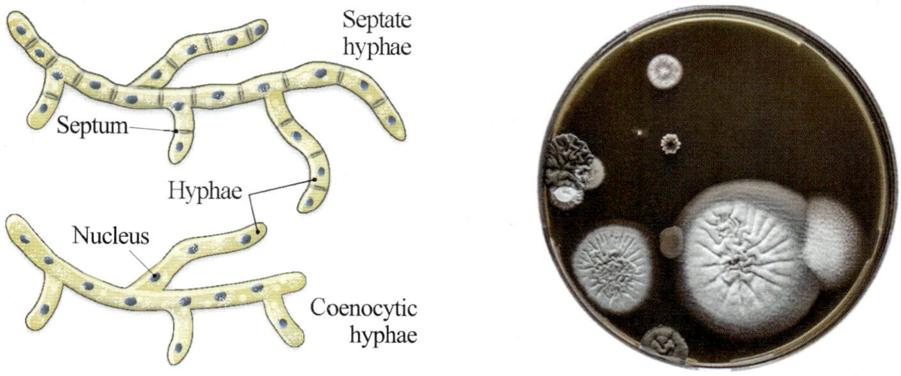

② 원핵생물(prokaryotes)

- **고세균**(archaea)

원핵세포이며 단세포 생물이다. 일반적인 세균과 달리 심해, 극지방, 화산 속과 같은 높은 온도와 높은 염도 등의 극한 환경에서도 잘 자란다. 또한 인간과 다른 동물의 소화 기관 내부에도 기생하는 것으로 알려졌는데 특별한 질환을 일으키는지는 아직 명확히 알려져 있지 않다. 일반적인 환 경에서 고세균의 흔적이 검출되고는 있으나 현재까지의 연구결과 일반적인 환경에서 배양하지 못하고 있기 때문에 극한 환경이 아닌 장소에 서식하는 고세균에 대해서는 아직 명확하게 밝히지 못하고 있다.

- **박테리아**(bacteria)

현미경으로 관찰되는 미세한 단세포 생물로 크기는 일반적으로 0.2~10μm 크기이다. 대부분은 동식물의 생체와 사체 또는 유기물에 기생하고 이분법으로 분열하며 모양에 따라 구상균, 봉상균, 나선상균 등으로 분류된다. 공기, 물, 흙 속에도 존재하며 부패, 식중독, 전염병 등의 원인이 되기도 한다.

그림 7-4. 박테리아(bacteria)

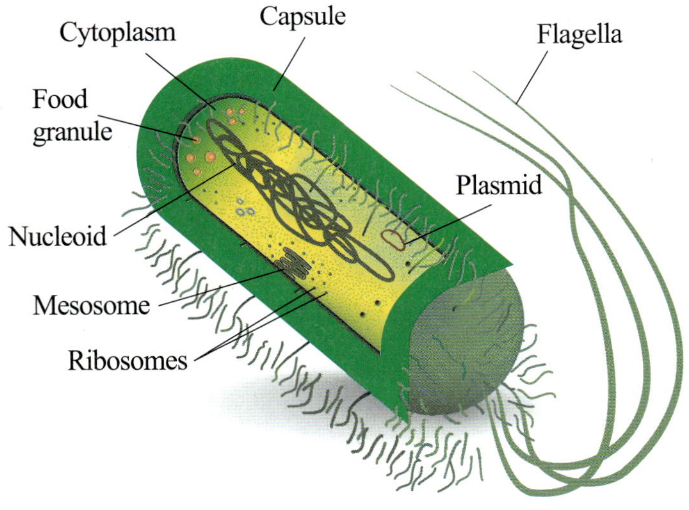

③ **바이러스**(viruses)

20~250㎚ 크기로 세포보다 작아 스스로 생명활동을 할 수 없다. 광견병, 소아마비, 헤르페스, 홍역 등의 발병요인이 되며 한 종류의 바이러스 안에는 DNA 또는 RNA 둘 중 하나만 가지고 있다. 일반적으로 대부분의 바이러스는 56℃에서 30분간 가열하게 되면 감염력을 상실한다.

그림 7-5. 바이러스 인포그래피(viruses Inforgraphic)

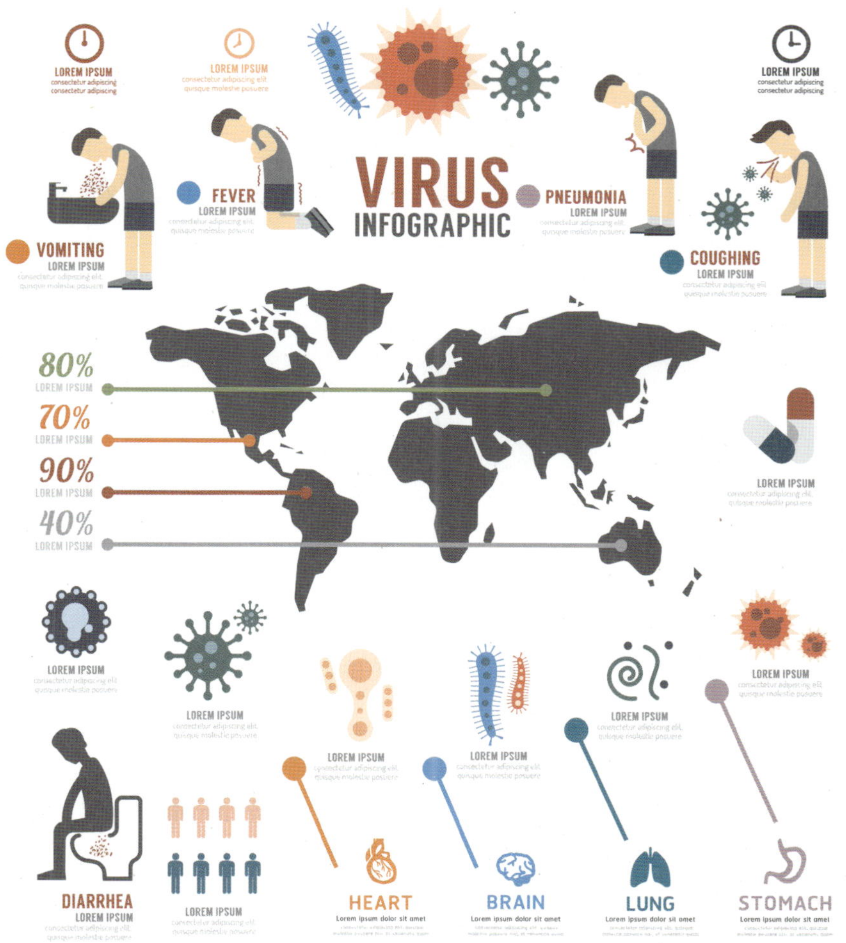

2) 미생물의 산업적 활용

(1) 발효식품 생산에 활용

유산균, 효모균, 곰팡이균 등의 발효균이 김치, 된장, 치즈, 술 등의 발효식품제조에 활용된다. 발효식품은 농산물, 수산물, 축산물 등 그 재료에 따라 종류가 매우 다양하며 각기 독특한 특징과 풍미를 지닌다. 대부분의 경우 발효 후 성분들이 미생물의 작용으로 분해되고 새로운 성분이 합성되어 영양가는 향상되고 기호성, 저장성이 더욱 향상된다. 주류, 빵류, 식초, 콩 발효식품(간장, 고추장 등), 발효유제품(치즈, 요구르트 등), 소금 절임류(김치, 젓갈 등) 등이 있다.

(2) 의학에 활용

플레밍(Alexander Fleming)의 페니실린의 발견 이후 항생물질을 생산하는데 활용되며 의학분야 발전에 시발점이 되었으며 현재 미생물은 바이러스 증식을 저지하는 단백질의 일종인 인터페론(interferon), 성장호르몬, 백신 생산 등에 활용되고 있다.

그림 7-6. 인터페론 (interferon)

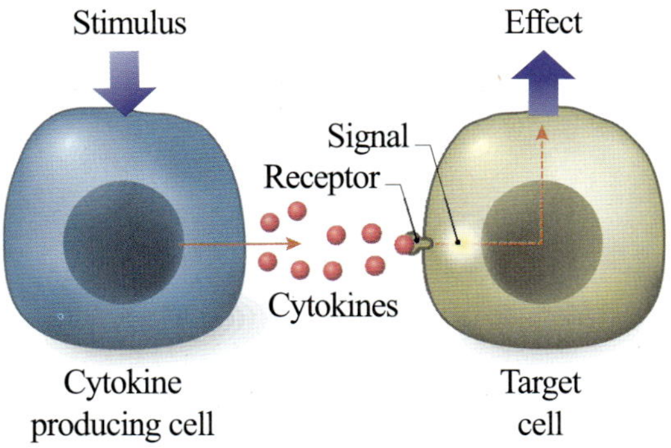

(3) 하수와 폐수처리에 활용

바다, 하천, 호수의 오염은 대부분 도시하수와 유기물을 함유하는 산업폐수에 기인한다. 도시인구의 급증, 산업발달의 가속화로 자정작용이 미흡한 실정이다. 따라서 이러한 문제의 해결을 위해 호기적 미생물군을 이용하여 유기물을 분해하고 처리한 다음 방류하는 방법으로 도시하수 및 산업폐수 처리에 가장 널리 응용되고 있다.

(4) 환경에 활용

최근 들어 미생물로 만들어진 EM(Effective Microorganism) 발효제의 이용이 활발하다. EM 발효제란 광합성 세균, 유산균, 혐기성 미생물, 효모균 등 80여 종의 세균이 1ml 안에 10억 마리 이상이 모인 유효 미생물의 집합체를 지칭한다. 음식물 찌꺼기에 뿌려 퇴비로 만들면 쓰레기장에 버려질 쓰레기의 양을 줄일 수 있으며 만들어진 퇴비는 비료로 재활용하여 하천 오염도 줄일 수 있다. 가정에서는 악취 제거제, 다목적 세제로도 활용이 기대된다.

3) 미생물 생육의 필수 조건

세균이 성장하기 위해서는 적당한 영양소와 더불어 생장에 적합한 물리적 환경 조성이 반드시 필요하다. 이 중 영양소, 수분, 온도를 미생물 증식의 3대 조건이라 한다.

(1) 영양소

미생물의 발육과 증식에는 탄소원(당질), 질소원(아미노산, 무기질소) 등의 영양소가 필요하며 충분한 양이 공급되어야 한다.

(2) 수분

미생물의 몸체구성과 생리기능을 조절하는 성분으로 미생물의 발육증식에는 보통 40%~90%의 수분이 필요하다. 건조상태에서는 휴면상태가 되어 장기간 생명을 유지하는 경우는 있으나 발육과 증식을 할 수 없다.

(3) 온도

균의 종류에 따라 최적 발육 가능 온도가 있으며 그 내용은 아래와 같다.

① **저온균 :** 증식최적온도 16℃~20℃ (해양, 가정용 냉장고에 서식)

② **중온균 :** 증식최적온도 25℃~40℃ (병원성 미생물)

③ **고온균 :** 증식최적온도 55℃~60℃ (온천물, 세탁기 배수구에 서식)

그림 7-7. 증식온도별 미생물의 분류

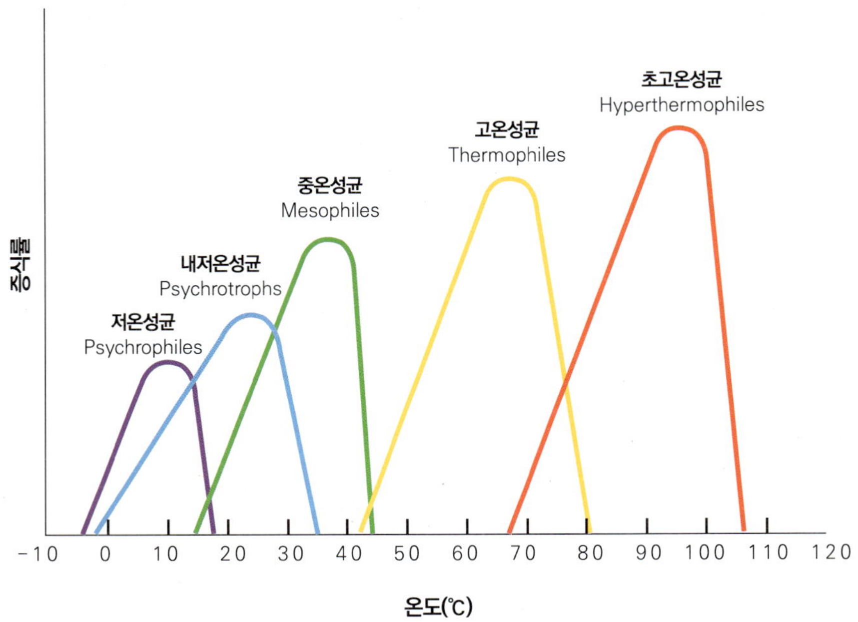

(4) 수소이온농도(pH)

일반적으로 세균은 pH 6~8사이에서 최적의 발육을 보인다. 일부 곰팡이와 효모는 최적 pH가 4.0~6.0으로 주로 약산성에서 잘 자라기도 한다.

(5) 산소

미생물은 에너지를 얻기 위해서 산소를 필요로 하는 것도 있고, 오히려 그 반대인 경우도 있다.

① **호기성세균 :** 산소를 필요로 하는 세균

② **혐기성세균 :** 산소를 필요로 하지 않는 세균

③ **통성혐기성세균 :** 산소의 존재 유무에 관계없이 발육하는 세균

2. 소독학

1) 소독 관련 용어의 정의

(1) 세척(cleaning)

대상 물체의 이물질을 제거하는 것으로, 물과 마찰과 세제에 의해 이루어지며, 소독과 멸균의 전 단계에 반드시 수행한다.

(2) 소독(disinfection)

대부분의 병원 미생물을 제거하는 과정으로, 액체소독제나 습식저온살균(wet pasteurization)의 방법으로 시행한다.

(3) 소독제(disinfectant)

무생물에 사용하여 세균의 아포를 제외한 모든 병원균을 불활성화 시키는 살균제이다.

(4) 피부소독제(antiseptics)

인체의 조직이나 피부에 사용하는 살균제로 무생물을 소독하는데 사용해서는 안 된다.

(5) 살균제(germicide)

미생물중 특히 질병을 유발하는 미생물들을 사멸하는 물질로, 살아있는 조직이나 무생물적인 대상물 모두에 사용된다.

(6) 멸균(sterilization)

세균의 아포를 포함한 모든 형태의 미생물을 완전히 제거하는 방법이다.

(7) 화학멸균제(chemical)

세균과 진균의 아포를 포함한 모든 형태의 미생물을 파괴하는 목적으로 사용된다.

(8) 위생(hygiene)

건강의 보전 · 증진을 도모하고 질병의 예방 · 치유에 힘쓰는 것을 말한다.

2) 소독제 사용 시 조건

(1) 소독제의 농도

일반적으로 농도가 높을수록 효과가 높아지지만 기구의 손상을 초래할 수 있으므로 소독하고자 하는 물체에 부식이나 착색, 기능에 영향을 주지 않으면서 효과를 발휘해야 한다.

(2) 미생물 오염의 종류와 농도

미생물의 수가 많을수록 소독의 효과는 반감된다.

(3) 유기물의 존재

유기물이 많을수록 소독에 필요한 시간은 길어진다.

(4) 접촉 시간

일정 시간 동안 소독제와 접촉하고 있어야 비로소 소독제의 효과가 나타난다.

필요한 접촉시간은 소독제의 종류와 다른 영향요인들에 의해 결정된다. 일반적으로 노출시간이 길어질수록 미생물의 숫자는 감소한다.

(5) 물리 · 화학적 요인

물에 용해되어 있는 칼슘이나 마그네슘은 비누와 작용하여 침전물을 형성하거나 소독제를 중화시키기도 하며, 온도도 소독제의 효과에 영향을 미친다. 일반적으로 온도가 높을수록 소독력은 증가된다. 기구에 형성된 생막(biofilm)은 소독제로부터 미생물들을 보호하는 역할을 하여 소독력을 저하시킨다.

3) 이상적인 소독제의 조건

① 가격이 저렴해야 한다.

② 각종 미생물에 대해 광범위하고 균일한 소독효과를 나타내고 작용시간도 신속해야 한다.

③ 냄새가 없어야 하며 있더라도 불쾌감을 주지 않아야 한다.

④ 모든 농도에서 수용성이어야 한다.

⑤ 사용자에게 독성이나 자극이 없어야 하며 환경에도 유해하지 않아야 한다.

⑥ 세척작용이 우수해야 한다.

⑦ 원액이나 희석된 상태에서 화학적으로 안정성이 있어야 한다.

⑧ 유기물질, 물의 경도나 산도 등 환경적인 요인에 의한 영향을 받지 않아야 한다.

4) 소독제의 종류

(1) 알코올(alcohol)

종류로 에틸알코올과 이소프로필 알코올이 있으며 중간 혹은 낮은 수준의 살균효과를 보인다. 일반적으로 영양형 세균에 대해 신속한 살균효과를 보이며, 세균의 아포는 파괴시키지는 못한다. 알코올의 살균력은 50% 이하의 농도에서 현저하게 저하되며 알코올의 농도가 60~90%일 때 최적의 살균력을 보인다. 알코올은 광범위 살균 작용을 보이는 소독제로 가격도 저렴하다. 잔여물이 남지 않으며 착색작용이 없고 가장 신속한 살균효과를 나타낸다. 알코올은 인화성 물질로 화재의 위험이 있을 수 있으므로 서늘하고 환기가 잘 되는 곳에 보관하여야 한다.

(2) 계면활성제(surfactant)

표면 장력을 저하시키는 물질로 활성을 나타내는 부분의 전하 종류에 따라 음이온계, 양이온계, 비이온계, 양성이온계 등 4가지의 형으로 분류된다. 이 중 양이온계면활성제(역성비누)와 양성 계면활성제가 소독제로 적합하다.

(3) 염소와 염소계 화합물(chlorine and chlorine compounds)

항균력은 광범위하고 값이 저렴하며 빠른 효과를 가지고 있으나 부식 또는 유기물질로 인한 다소의 불활성화에 따른 불안정성 등의 단점을 갖고 있다. 마네킹, 수치료 욕조(hydrotherapy tanks) 등의 소독에 활용된다.

(4) 과산화수소(hydrogen peroxide, H_2O_2)

산화성 살균소독제로 피부의 상처표면, 기구 세척, 모발탈색제로 이용된다.

(5) 요오드와 아이오도퍼(Iodine and Iodophor)

살균범위가 넓지만 단점으로는 부식 방지 처리가 안 된 금속을 부식시킬 수 있으며, 고무나 플라스틱 제품을 손상시킨다. 피부와 기구소독제로 사용된다.

그림 7-8. 요오드(Iodine)

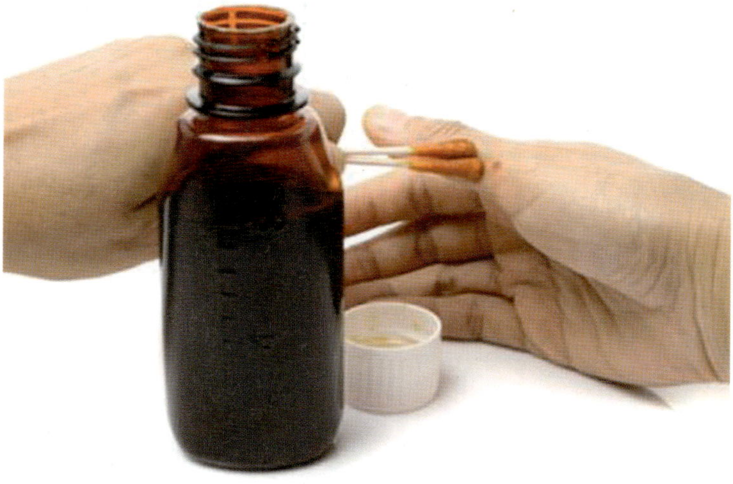

(6) 석탄산(phenol)

단백질 응고에 의하여 세균, 진균의 살균작용과 함께 조직의 괴사를 일으킨다. 1~3% 수용액을 사용한다. 경제적이고 안정성이 강해 오래 두어도 화학적 변화가 적다. 거의 모든 균에 효력이 있고 용도 범위가 넓다. 또한 다른 것을 착색 시키지 않고 사용할 때 마다 만들지 않아도 되는 장점이 있으나 피부 점막에 자극성과 마비성이 있고 금속제품을 부식시키기도 한다. 또한 바이러스 아포에 대해 효력이 떨어지고 저온에서 효력이 약하다.

(7) 크레졸(cresol)

단백질 응고에 의하여 세균에의 살균효과가 우수하다. 1~2%는 피부 소독에 2~3%는 의류, 헝겊, 가죽, 환자의 배설물 등의 소독에 효과가 있고 석탄산 보다 2배 높은 살균력을 지녔다. 석탄산과 마찬가지로 경제적이고 소독력이 강해 거의 모든 균에 효과적이며 용도 범위가 넓다.

(8) 비화학적 소독 방법

① 자외선 조사 (ultraviolet Radiation)

자외선 조사(ultraviolet radiation)는 미생물을 불활성화하지만 그 효과는 유기물의 존재, 파장, 온도, 미생물의 유형에 영향을 받는다. 또한 피사체의 거리나 UV의 강도도 영향을 미친다. 자외선을 쬔 표면에만 효과가 있으며 인체가 자외선에 직접 조사되지 않도록 관리상 유의해야 한다.

그림 7-9. 자외선 소독기(ultraviolet lamps)

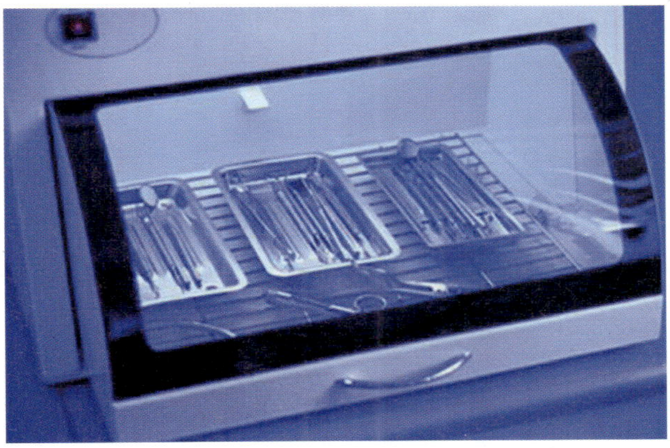

② **저온 살균**(pasteurization)

파스퇴르(Louis Pasteur, 1822~1895)가 고안한 가열살균법으로 통상 약 63℃~65℃에서 30분 이상 살균하는 것으로 규정하고 있으며, 우유와 같은 식품 소독에 보다 효과적이다.

그림 7-10. 파스퇴르(Louis Pasteur, 1822~1895)

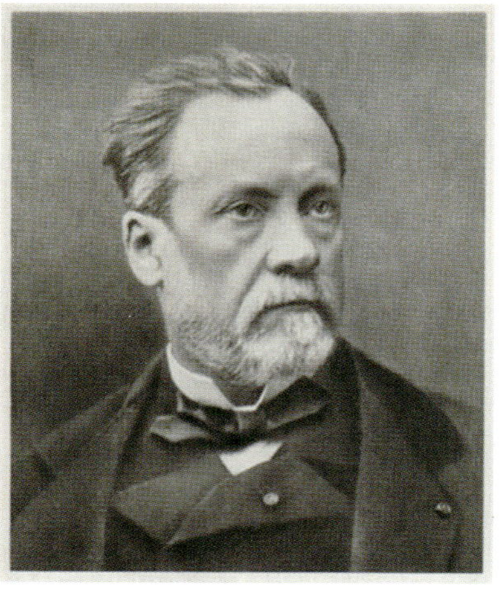

③ **자비소독**(boiling disinfection)

물을 끓여 살균하는 간편한 소독법이다. 끓는 물은 물질표면에 부착한 미생물뿐만 아니라 내부에 존재하는 미생물도 그 열에 의해서 사멸된다. 끓이는 시간은 5분이면 충분하지만, 충분한 효과를 위해서는 약 10~20분 정도 권장된다. 끓는 동안 대상 소독물품이 완전히 잠겨야 하며, 새로운 물품을 중간에 첨가해서는 안 된다. 소독 후에는 완전히 건조시켜야 한다.

5) 멸균의 개념

멸균은 모든 박테리아의 아포까지 제거하는 것을 말하며, 멸균상태라 함은 어떤 형태의 생명력 있는 미생물도 살아 있을 수 없기 때문에 절대적인 개념이다. 멸균시에는 아래와 같은 원칙을 지켜야한다.

— 멸균 전에 반드시 모든 유기물은 철저히 세척해야 한다.

— 세척한 물품은 완전히 건조되어야 한다.

— 물품포장지는 멸균제의 침투 및 제거가 용이해야 하며, 저장 시 미생물, 먼지, 습기에 저항력이 있으며, 유독성 또한 없어야 한다.

6) 멸균 방법 선택 시 고려할 사항

① 멸균효과와 우수해야 한다.

② 표면뿐만 아니라 내부까지 멸균되어야 한다.

③ 멸균 물품의 화학적, 물리적 변화를 고려한다.

④ 멸균제의 독성으로 인해 인체나 환경에 유해성이 없어야 한다.

⑤ 멸균 여부를 확인할 수 있어야 한다.

⑥ 경제적이어야 한다.

⑦ 멸균 물품의 포장이 적절해야 한다.

7) 멸균 방법

(1) 고압 증기 멸균(steam sterilization)

고온수증기를 이용하여 121℃에서 15~20분간 노출시키며 미생물, 포자 등에 접촉시켜 처리하는 방법이다. 멸균물품에 독성이 없으며, 소요시간이 짧고, 비용이 저렴하나 열에 약한 물품에는 사용할 수 없다. 의료용 기구, 이·미용 기구, 의류 등의 멸균에 적합하다.

그림 7-11. 고압 증기 멸균기(steam Sterilizer)

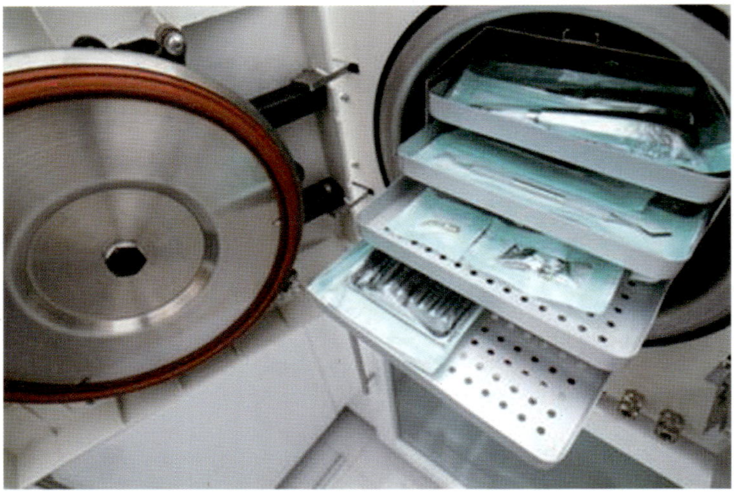

(2) 건열 멸균(dry heat sterilization)

160~180℃에서 1~2시간 가열하여 미생물을 산화 또는 탄화시키는 방법이다. 멸균효과는 습열시보다 약하며 금속기구류, 유리제 기구류, 사기그릇 등의 멸균에 이용한다. 주의사항으로 멸균물품의 표면의 이물질을 반드시 제거한 후 멸균기에 넣어야 하며, 온도계를 체크하고 젖은 손으로는 만지지 않도록 주의한다.

(3) 에틸렌옥사이드 가스 멸균(ethylene oxide gas sterilizer : E.O)

에틸렌옥사이드 가스에 의해 멸균하는 방법으로 대상이 되는 것으로는 열이나 습도에 약한 고무제품이나 플라스틱제품, 내시경류, 미세한 기계, 기구류 등의 멸균에 적합하다. 38℃에서 3시간 혹은 55℃에서 2시간동안 멸균하며 EO 가스는 독성이 있으므로 사용 전에 충분히 통기하도록 한다. 비교적 강력한 살균효과가 있지만, 장시간 작용시켜야 살균이 된다.

3. 직무현장에서의 위생관리

미용분야 별 직무현장에서 서비스를 수행하다 보면 다양한 고객을 만나고 상이한 환경에 노출되게 된다. 위생적이며 쾌적한 환경에서 제공되는 만족된 서비스는 고객뿐만이 아니라 산업현장에서의 근로자 자신에게도 매우 중요한 요소이다. 따라서 공중위생관리법 규정에 따라 설비기준을 마련하고, 관련내용을 교육하며 작업장내의 유니폼 · 기구 및 기기, 도구 등을 철저하게 소독하고 관리하여야 한다.

1) 미용사(종합)의 개인위생

헤어아티스트, 피부관리사, 메이크업아티스트, 네일아티스트는 직무 특성상 업무는 세부적으로 상 이하나 각 분야별 소독 및 위생관련 기준은 크게 다르지 않다. 가장 중요한 점은 미용인이 스스로 사명감을 갖고 작업장에서 위생을 실천함으로써 자신과 고객을 질병으로부터 보호하는 차원을 넘어 공중보건에 조금이나마 이바지할 수 있다는 점이다.

중요한 개인위생 부분을 나열하면 아래와 같다.

① 언제나 단정하고 위생적인 유니폼을 착용한다.
② 고객과 밀접한 거리를 유지하고 서비스를 하기 때문에 구강관리에 유의한다.
③ 손씻기(시술전 · 후)를 늘 실천한다.
④ 작업시 다루는 도구들은 관련규정에 따라 소독하여 사용되어야 하며 사용치 않을 때에는 위생적으로 보관 관리되어야 한다.
⑤ 전염성 질환이나 바이러스성 질환에 감염되었다면 직무를 수행해선 안 된다.
⑥ 오염된 것과 오염되지 않은 것은 분리되어야 하며 오염된 것은 가급적 즉시 청소하는 것을 권한다.
⑦ 일회용 제품의 재사용은 절대 안 된다.
⑧ 작업장에서 많이 다루는 전기기기의 경우 사용방법을 충분히 숙지하고 젖은 손으로 만지지 않는 등 주의사항을 반드시 지킨다.

⑨ 염색 · 네일 시술시 화학약품을 다루므로 쾌적한 실내 환경을 위해 정기적으로 환기를 시켜 실내공기를 정화시키도록 한다.

⑩ 미용현장에서 발생하는 쓰레기를 종류별로 분리 · 배출할 수 있다.

그림 7-12. 올바른 손씻기

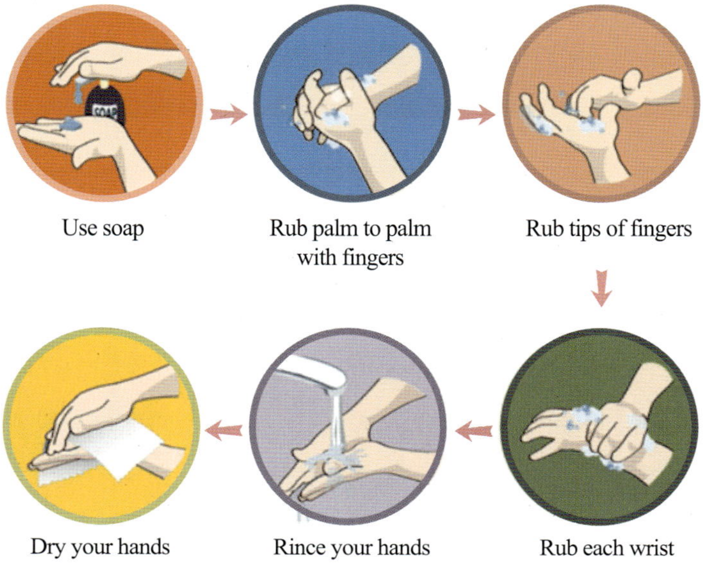

2) 미용직무영역에서의 위생관련규정

(1) 공중위생영업의 종류별 시설 및 설비기준(공중위생관리법 제2조 별표1)

▶ **미용업**(일반), **미용업**(손톱 · 발톱) **및 미용업**(화장 · 분장)

① 미용기구는 소독을 한 기구와 소독을 하지 아니한 기구를 구분하여 보관할 수 있는 용기를 비치하여야 한다.

② 소독기 · 자외선살균기 등 미용기구를 소독하는 장비를 갖추어야 한다.

③ 작업장소, 응접장소, 상담실 등을 분리하기 위해 칸막이를 설치할 수 있으나, 설치된 칸막이에 출입문이 있는 경우 출입문의 3분의 1 이상을 투명하게 하여야 한다. 다만,

탈의실의 경우에는 출입문을 투명하게 하여서는 아니 된다.

〈일부개정 2015.1.3. 시행 2015.1.3.〉

(2) 이용기구 및 미용기구의 소독기준 및 방법(공중위생관리법 제5조 별표3)

▶ **일반기준**

① **자외선소독 :** 1㎠당 85㎼ 이상의 자외선을 20분 이상 쬐어준다.

② **건열멸균소독 :** 섭씨 100℃ 이상의 건조한 열에 20분 이상 쐬어준다.

③ **증기소독 :** 섭씨 100℃ 이상의 습한 열에 20분 이상 쐬어준다.

④ **열탕소독 :** 섭씨 100℃ 이상의 물속에 10분 이상 끓여준다.

⑤ **석탄산수소독 :** 석탄산수(석탄산 3%, 물 97%의 수용액을 말한다)에 10분 이상 담가둔다.

⑥ **석탄산소독 :** 크레졸수(크레졸 3%, 물 97%의 수용액을 말한다)에 10분 이상 담가둔다.

⑦ **에탄올소독 :** 에탄올수용액(에탄올이 70%인 수용액을 말한다. 이하 이 호에서 같다)에 10분 이상 담가두거나 에탄올수용액을 머금은 면 또는 거즈로 기구의 표면을 닦아준다.

▶ **개별기준**

이용기구 및 미용기구의 종류·재질 및 용도에 따른 구체적인 소독기준 및 방법은 보건복지부장관이 정하여 고시한다.

[일부개정 2015. 1. 3, 시행 2015. 1. 3.]

(3) 공중이용시설안에서 발생되지 아니하여야 할 오염물질의 종류와 허용되는 오염의 기준

(공중위생관리법 제8조 제2항 별표3)

오염물질의 종류	오염허용기준
미세먼지(PM-10)	24시간 평균치 150㎍/㎥ 이하
일산화탄소(CO)	1시간 평균치 25ppm 이하
이산화탄소(CO_2)	1시간 평균치 1,000ppm 이하
포름알데이드(HCHO)	1시간 평균치 120㎍/㎥ 이하

[개정 2005.11.1.]

Chapter 8. 만성질환

1. 만성질환의 개념

만성질환은 일반적으로 6개월 혹은 1년 이상 계속되는 질환을 말하며, 급성질환과 대응한다. 그 증세가 완만하게 나타나 장기간 지속하므로 만성증세라 하며, 이것도 급성질환에서의 급성증세에 대응하는 말이다. 대표적인 만성질환으로는 결핵·나병·매독 등이 있고, 급성질환에서 이행하는 것도 많다. 단순히 알코올 중독이나 관절 류머티즘 등의 경우는 만성으로 보는 경우가 많다. 현대인의 주요 사인이 되고 있는 만성질환은 증가일로에 있다. 일반적으로 고혈압증(hypertension), 뇌졸중증(cerebral apoplexy), 동맥경화증(arteriosclerosis), 심장병, 당뇨병(diabetes mellitus)은 주요 만성질환이다 이 중에서도 가장 중요한 핵심질환은 고혈압, 동맥경화증 당뇨병이 3대 만성질환으로 만성질환의 주종을 이루고 있으며, 고혈압, 동맥경화증, 당뇨병은 매우 밀접하게 서로 연관되어 있어서 불가분의 관계에 있다.

2. 만성질환의 발생현황

미국와 유렵의 만성질환 발생 추이를 살펴보면 심장병이 압도적 우위를 차지하고 비만은 증가하는 반면 당뇨병, 고혈압, 뇌졸중은 정체하거나 감소하고 있다. 폐암, 대장암, 유방암, 전립선암 등 주요 암은 정체하고 있다.

우리나라의 경우 최근 10년간 발생한 만성질환의 추이를 살펴보면 비만, 당뇨, 심장병, 폐암, 대장암, 유방암은 증가한 반면 뇌졸중, 고혈압, 간질환, 위암, 자궁경부암 등은 정체 또는 감소하는 추세이다.

만성질환의 발생과 식이는 밀접하게 관련되어 있다는 사실은 여러 차례 보고된 바가 있으며, 만성질환에 대한 한국 식이의 우수성에 대해 발표된 적도 있다.

표 8-1. 암종별 사망원인 * 암발생(2009), 암사망(2010)

단위 : 인구 10만명 당

암종	암발생			암사망		
	발생자수	상대빈도	발생률	사망자수	사망빈도	사망률
모든 암(C00~C97)	192,561	100.0	387.8	72,046	100.0	144.4
갑상선(C73)	31,977	16.6	64.4	356	0.5	0.7
위(C16)	29,727	15.4	59.9	10,032	13.9	20
대장(C18~C20)	24,986	13.0	50.3	7,701	10.7	15.5
폐(C33~C34)	19,685	10.2	39.6	15,615	21.7	31
간(C22)	15,936	8.3	32.1	11,205	15.6	22.4
유방(C50)	13,460	7.0	27.1	1,868	2.6	3.7
기타 암(Re, C00~C97)	10,896	5.7	21.9	16,133	22.4	1.9
전립선(C61)	7,351	3.8	14.8	1,328	1.8	2.7
담낭 및 기타 담도(C23~C24)	4,782	2.5	9.6	3,502	4.9	7.0
췌장(C25)	4,427	2.3	8.9	4,306	6.0	8.6

보건복지부 건강정책국 질병정책과(2009), 통계청 사회통계국 인구통합과(2010)

그림 8-1. 암의 발생과 진단

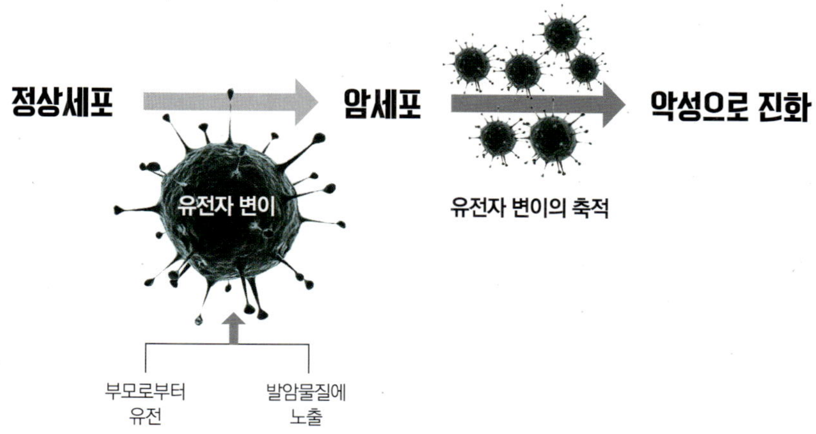

3. 주요 만성질환

1) 암(cancer)

암(악성종양)은 세포가 정상적으로 분화되지 않고 성장이 조절되지 않으며, 주위 조직으로 침투하고, 멀리 떨어져 있는 조직으로 퍼져나가 성장하는 질환을 말한다.

우리나라에서는 해마다 현저히 증가하여 인구 5명 중 1명이 암으로 사망하고 있는 추세이다. 한 생명보험사의 통계에 따르면 성인들이 가장 두려워하는 병이 암(59.1%)으로, 2위인 고혈압(6.9%)과 3위인 디스크-관절염(0.4%)과 비교가 되지 않을 정도로 높게 나타났다. 인류가 극복하지 못한 많은 질환 중의 하나인 암은 발생 부위나 세포의 유형에 따라 다르게 붙여진다. 만약 폐암세포가 간으로 확산되면 간암이라고 하지는 않고 전이성 폐암이라고 한다.

인체의 모든 기관은 수많은 세포로 구성되어 있으며 이 세포들은 일정한 세포주기를 가지고 분화하고, 성장하고, 소멸한다. 예를 들어 혈액세포인 적혈구의 경우 골수에서 생성되어 약 120여일 후 비장에서 자연 소멸하게 되고, 신경세포의 경우 일생에 한 번만 생성되는데 사망과 동시에 소멸하게 된다. 그러나 이러한 자연적인 세포주기에 이상이 생겨 세포가 정상적으로 분화하지 않고, 어느 정도 분화한 후에는 성장을 멈추어야 하는데도 불구하고 계속 성장하는 것을 종양(tumor)이라한다. 종양에는 양성종양과 악성종양이 있으며, 이중 악성종양을 암이라고 한다.

(1) 양성종양

양성종양은 근본적으로 인체에 해를 입히거나 생명을 위협하지는 않는다. 그러나 제한된 성장이지만 신체 공간을 점령하므로 인체의 중요한 부위에 생기면 관을 폐쇄시키거나 조직에 압박을 가하여 생명을 위협할 수도 있다. 양성종양은 쉽게 절제할 수 있어서 예후가 좋다.

(2) 악성종양

악성종양을 암이라 하는데 세포가 무절제하고 빠르게 성장하여 주위조직으로 침윤(invasion)되고 또한 먼 곳까지 전이(metastasis)되는 특성이 있다. 이런 경우 외과적 절제나 완치가 어렵다. 이러한 침윤과 전이가 양성종양과의 가장 큰 차이점이라고 할 수 있다.

표 8-2. 악성종양과 양성종양의 비교

특 성	양성종양	악성 종양
성장속도	천천히 자람	빨리 자람
성장형태	확대 팽창하면서 성장함	주위 조직으로 침윤하면서 성장함
피막	피막이 있어서 주위 조직으로의 침윤을 막음	피막이 없어서 주위조직으로 침윤이 잘되고 수술로 종양을 제거하기가 어려움
세포의 특성	분화가 잘되어 있고 세포가 성숙함	분화가 잘 안되어 있고 세포가 미성숙함
재발	수술로 제거하면 재발이 거의 없음	주위조직으로 퍼지는 성질이 있어 수술 후 재발이 흔함
전이	없음	흔함
종양의 영향	인체에 거의 해가 없으나 주요기관에 압박을 가하거나 폐쇄시 문제가됨	수술, 방사선 요법 또는 화학요법으로 치료하지 않으면 사망함
예후	좋음	진단시기, 분화정도, 전이여부에 따라 다름

(3) 암의 원인 및 특성

① 원인

암을 일으키는 원인은 정확히 알려져 있지 않으나 내적 요인과 외적 요인으로 구분하면 아래와 같다. 내적 요인으로는 유전인자, 면역학적 요인을 들 수 있고 외적 요인으로 구분하면 아래와 같다. 내적 요인으로는 유전인자, 면역학적 요인을 들 수 있고 외적 요인으로는 화학물질, 방사선, 바이러스 등을 들 수 있다.

내적 요인 중 하나로 유전인자가 암 발생에 중요한 역할을 하는데 암유전자의 발현으로 정상적인 세포주기에 필요한 여러 신호 전달체계에 이상이 발생하거나 억제 유전자의 이상으로 암 유전자가 억제되지 못하고 활동하는 경우와 몇몇 암에서 유전자의 돌연변이가 일어날 경우 암이 유발되는 것이 밝혀졌다. 암유전자가 따로 있는 것은 아니지만 정상적으로 우리 몸에 존재하고 있는 유전자들이 없어지거나 돌연변이를 일으켜 비정상적으로 작동할 때 그것을 암유전자라고 하며, 암 발생률이 높은 가족에서 암유전자를 공유하고 있는 것으로 알려져 있다.

외적 요인 중 하나는 벤즈피린, 아플라톡신, 비소, 석면 등과 같이 직접적으로 노출되는 화학물질이나 흡연, 대기오염, 약물, 식이 등이 포함된다. 채소나 과일, 곡물 등을 가공 처리할 때 사용되는 방부제나 착색제 그리고 점막을 자극하여 지속적인 염증을 일으킬 수 있는 농도가 짙은 알콜성분의 심한 음주, 강력한 햇빛과 지속적인 자외선 등이 암을 유발할 수 있으며 흡연은 가장 중요한 암의 위험요인으로 특히 폐암 발생의 위험요인으로 알려져 있다. 흡연하는 남성의 경우, 비흡연 남성에 비해 폐암에 걸릴 가능성 약 2.5배에서 3.4배 높으며, 흡연하는 여성은 비흡연 여성에 비해 2배에서 10.8배까지 폐암에 걸리기 쉽다는 연구보고가 있고 흡연을 하는 사람은 비흡연자보다 폐암발생의 위험이 10배 정도 높다고 한다. 흡연은 폐암 외에도 구강암, 인후암, 후두암, 식도암, 신장암, 방광암, 췌장암의 발생과도 매우 높은 연관성이 있는 것으로 알려져 있다. 술은 흡연이 식도암이나, 인후암, 후두암을 일으키는데 보조적인 역할을 하며 과음집단에서 흔히 발생하는 암으로는 간암, 구강암, 폐암, 후두암, 식도암, 위암, 대장암, 직장암, 유방암 등을 들 수 있다.

다음으로 방사선, 공기오염 등의 작업환경이나 오랜 시간에 걸친 심한 자극 등도 암을 유발하는 것으로 알려진다. 암의 약 3% 정도가 방사선 노출에 의해 유발되는 것으로 알려져 있다.

표 8-3. 주요 암의 발생원인

종류	발생원인
위암	식생활(염장식품-짠 음식, 탄 음식, 질산염 등), 헬리코박터파이로리균
폐암	흡연, 직업력(비소, 석면 등), 대기오염
간암	간염바이러스(B형, C형), 간경변증, 아플라톡신
대장암	유전적 요인, 고지방식, 저식이섬유 섭취
유방암	유전적 요인, 고지방식, 여성호르몬, 비만
자궁경부암	인유두종바이러스, 성관계

② 특성

암의 일반적인 성질은 우선 암세포는 정상세포와 다른 이상구조를 가지고 있으며 세포들끼리 부착하는 성질이 적어서 주위조직이나 먼 곳으로 잘 퍼져나간다. 암세포가 주위조직으로 퍼지는 것을 침윤이라고 하고 먼 곳으로 이동하여 성장하는 것을 전이라고 한다.

암세포의 이동은 림프관이나 혈관을 따라서 할 수도 있고 직접적인 접촉으로 장기 벽을 뚫고 이동하기도 한다. 또한 암세포는 어느 정도 자란 후 세포분열과 성장을 멈추는 정상세포와 달리 무제한적으로 자라고 성장속도가 매우 빠르다.

(4) 암 예방의 의미와 발암

암을 예방(cancer prevention)한다는 것은 암이 발생할 수 있는 위험(risk)을 최소화하여 암에 걸려 사망할 가능성을 낮추려는 모든 노력을 말한다. 암과 관련된 유전적 요인을 평가하는 것, 발암물질을 피하는 것, 암 발생에 영향을 주는 생활습관을 교정하는 것, 암 예방을 위해 약물을 복용하거나 예방접종 등을 실시하는 것, 조기 진단을 위한 정기 검진을 시행하는 것 등이 모두 암 예방에 포함된다.

암 예방에서 빼놓을 수 없는 중요한 개념 중 하나는 발암(carcinogenesis)이라는 것 이다. 발암이란 사전적으로 암이 생긴다는 뜻으로 정상세포가 암세포로 변하는 일련의 불연속적인 과정을 말한다. 암 예방이란 이 과정에 되도록 초기에 개입하여 암으로 발전하는 과정을 중단하려는 것 이다.

발암은 매우 다양하고 복잡한 과정이기 때문에 암의 종류에 따라 그 예방법이 다를 수 있다. 예를 들어 간암과 폐암은 발생 부위가 다른 만큼 발암의 원인과 경과가 다르다. 또한 폐암 중에서도 세포의 기원이 다른 소세포 폐암과, 비소세포 폐암은 별개의 암으로 이해해야 한다.

그리고, 각각의 암은 공통점도 있지만 발생 부위에 따라 서로 다른 질병이므로, 보편적인 예방법뿐만 아니라 특정 암의 독특한 성질을 고려한 예방법도 이해하는 것이 좋다.

2) 고혈압증(hypertension)

(1) 정의

혈압(blood pressure)이란 순환기계 내 순환혈액이 미치는 압력을 말하는 것이며, 고혈압은 혈압이 정상 수치보다 높은 증상. 최고 혈압이 150~160mmHg 이상이거나 최저 혈압이 90~95mmHg 이상인 경우인데, 콩팥이 나쁘거나 갑상샘 또는 부신 호르몬에 이상이 있어 발생하기도 하고 유전적인 원인으로 발생하기도 한다. 혈압은 말초혈관으로 갈수록 혈압이 낮아지므로 측정은 상완동맥의 혈압을 기준으로 한다. 심장은 수축과 이완을 되풀 이하며, 심장이 수축할 때 혈압은 최고로 되고 이때를 최고혈압 또는 수축기혈압이라 한다. 즉 수축기 혈압은 높은 숫자를 말하며 몸의 다름 부위로 혈액을 보내기 위해 심장이 수축할 때의 압력을 말한다. 이완기에는 최저로 되는데, 이때를 최저혈압 또는 이완기(화장기)혈압이라 한다. 이완기 혈압은 낮은 숫자를 말하며 심장 박동 사이에 혈관에 걸리는 압력을 말한다. 혈압을 잴 때의 자세, 측정시간 및 계절, 운동, 정서 등 여러 가지 요인에 따라서 변동될 수 있다. 고혈압의 증상은 뒷머리가 뻐근한 두통, 어지러움증, 이명(귀에서 소리가 울림), 코피, 피로 등이 나타날 수도 있으나 뚜렷한 증상이 없으므로 무언(無言)의 살인자라고 표현하기도 한다. 보통 수축기 혈압은 나이가 들면서 증가한다. 그러나 60세 이후에는 혈관이 굳어지게 되므로 이완기 혈압이 감소하기 시작한다. 대부분의 고혈압 환자는 혈압이 높더라도 아무런 증상 없이 지내다가 신체검사 등에서 우연히 발견된다. 검사방법에는 심전도 검사와 혈압계로 혈압을 측정함으로써 진단될 수 있고 혈압계는 수은혈압계, 전자혈압계 등 여러 가지 종류가 사용되고 있다. 혈압은 (millimeter of mercury) 단위(mmHg)로 측정한다. 높은 혈압은 몸 전체에 분포하는 동맥뿐 아니라 뇌, 눈, 심장, 콩팥을 포함하는 많은 기관에 손상을 줄 수 있으며, 심장발작, 중풍(뇌졸중), 신부전 등이 생길 위험이 크다. 수축기혈압, 이완기 혈압에 따른 고혈압 여부 및 관리방법은 아래의 표와 같다.

① WHO가 정한 혈압기준

단위 : mmHg

구 분	최고 혈압	최저 혈압
저혈압	100 이하	60 이하
정상혈압	140 이하	90 이하
경계고혈압	140~160	90~95
고혈압	160 이상	95 이상

대한 고혈압학회 혈압모니터 지침에 따르면 두 번 이상 병원을 방문하여 측정한 혈압이 기준치(140/90mmHg) 보다 높으면 고혈압으로 본다. 또한 정상혈압과 고혈압의 진단 기준은 다음과 같다.

혈압	수축기		확장기
정상(Nomal)	120 미만	그리고	80 미만
고혈압전단계(Prehypertention)	120~139	또는	80~89

② 혈압 측정방법 및 상황에 따른 고혈압 기준

가정에서의 혈압은 가능한 아침에는 기상 1시간 이내 배뇨 후에, 저녁에는 취침 전 안정 후에 측정한다. 대체로 집에서 측정한 혈압은 병원에서 측정한 경우 보다 평균 12/7mmHg 정도 낮다.

분 류	수축기 혈압	확장기 혈압
진료실 혈압	140	90
24신간 활동시 평균 혈압	125	80
주간 혈압	135	85
야간 혈압	120	75
가정 혈압	135	85

(2) 원인

고혈압은 2가지로 분류할 수 있는데, 일반적으로 원인을 모르는 체질적인 경우가 90%나 되며 이를 본태성 또는 1차성 고혈압은 유전적인 성향이 강한 질환으로 가족 중에 고혈압이 있으면 고혈압이 발생할 확률이 높아진다.

가족력으로 인한 고혈압 발생의 경우는 유전 및 체질 즉 양친이 모두 고혈압이면 자녀의 약 80% 정도, 양친 중 한쪽이 고협압인 경우는 자녀의 25~40% 정도의 발생이 조사되었다. 나이에 따른 고혈압 발생은 나이가 많을수록 혈압이 올라가 남자는 55세, 여자는 65세 이상이면 혈압이 높게 나타나거나 심혈관질환의 위험성이 높아진다. 또한 과다한 소금이나 알콜도 고혈압을 높이는 원인이 되는데 하루 20g 이상의 소금섭취는 혈관을 수축시키고 말초혈관의 저항을 높여 고혈압의 원인이 되며, 하루 서너 잔 이상의 알콜 섭취자는 그렇지 않은 사람에 비해 고혈압이 생길 위험이 증가한다. 흡연은 니코틴이 아드레날린의 분비를 촉진해 혈관을 수축시켜 혈압상승 유도 및 혈압을 상승시킨다. 이외 스트레스나 정신적인 갈등, 다혈질의 성격 또한 아드레날린의 분비를 촉진시켜 혈압을 상승시킨다. 그 외 비만한 사람이나 직업, 노동, 과로 등의 생활조건과 커피, 운동부족, 한냉한 기후 조건 등 다양한 이유가 고혈압 증상을 나타낸다.

한편, 다른 병이 있어 2차적으로 오는 속발성 또는 2차성 고혈압이 10% 정도 되는데, 신장의 질환(만성사구체신염, 당뇨병, 다발성 낭종)으로 인한 콩팥 이상(신장염)이 원인으로 가장 많으며, 호르몬성 질환(원발성 알도스테론증, 갈색세포증, 쿠씽씨 병 등), 혈관성 질환(대동맥염, 대동맥 협착증 등), 신경계통의 질환(뇌염, 만성뇌막염, 뇌종양 등) 등의 특정 질환이 원인이 되어 혈압이 상승하며, 드문 원인으로는 내분비 장애, 순환기 장애, 중추신경 이상, 임신중독증이 있다. 이런 경우에는 원인을 찾아 제거하면 완치할 수도 있으므로 가족력이 없는 젊은 사람(40세 미만)에게서 혈압이 높고, 일반적으로 쓰는 고혈압약제로 혈압이 잘 떨어지지 않을 때에는 2차성 고혈압의 가능성을 찾아보는 것이 중요하다.

그림 8-2. 고혈압의 합병증

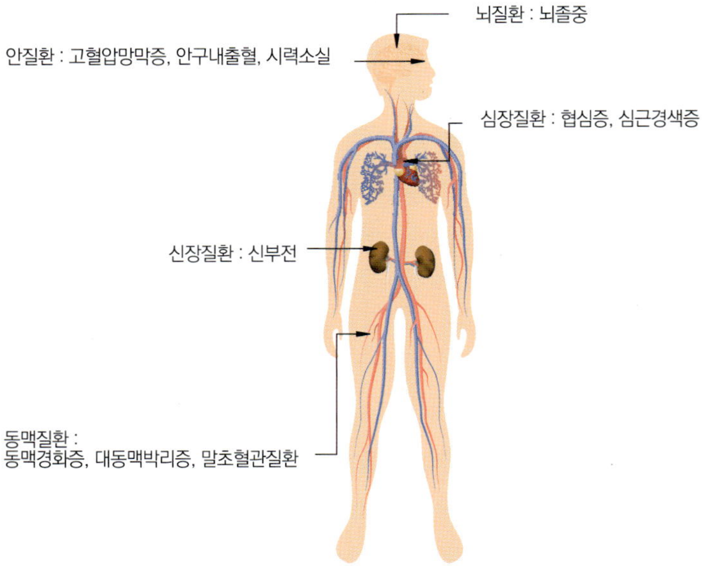

(3) 증상

고혈압의 증상은 두통, 이명, 현기증, 불면증, 불안, 피로감 및 신경질적인 증상이 나타난다. 고혈압은 또 비정상적인 출혈이 잦아지고 출혈 시에 잘 멈추어지지 않는다. 이런 증상들이 초기에 나타나다가 고혈압이 심해지면 좌심실이 커지게 되어 결국 심부전에 빠지게 된다. 호흡곤란, 흉부통증 등의 증상이 나타날 수 있다.

고혈압에 의해 동맥경화가 진행되면 코피, 혈뇨, 어지럼증, 시야 흐림이 나타날 수 있으며 심부전에 의한 협심증, 호흡곤란 등의 증상이 나타나기도 한다. 일단 고혈압이 생기면 오랫동안 치료를 해야 하고 치료에 들어가는 경제적 비용과 삶의 질을 고려할 때 매우 중요한 질환이라고 볼 수 있다. 흔히 감기가 만병의 원인이라는 말이 있는데 만성질환에 있어서 고혈압은 매우 연관성이 높은 질환이다. 고혈압은 뇌혈관 질환 등과 연결되어 연여자애, 혼수상태, 반신마비 등의 결과를 초래하기도 한다.

(4) 예방

① 생활습관의 수정

혈압을 140/90mmHg 미만으로 낮추기 위해서는 대부분 약을 먹어야 하나, 경증 고혈압의 경우는 약을 먹기 전에 고혈압에 해로운 생활 습관을 개선하면 혈압을 낮출 수 있다.
직접 혈압을 낮춰주지는 않지만 그에 못지않게 중요한 것은 바로 고혈압이 있을 때 심해지기 쉬운 동맥경화증을 예방하는 것이다. 금연과 지방섭취조절과 같은 동맥경화 예방법을 함께 실천하여야 한다.

② 스트레스 해소

과도한 스트레스를 조절하고 숙면을 취하며 여유있는 하루 계획을 세운다.

③ 식이요법

염분과 알콜의 섭취를 제한하고 또한 섭취 열량, 콜레스테롤 및 포화지방산을 제한하며 칼륨, 칼슘, 마그네슘을 섭취한다. 예로 식사의 경우 짠 음식, 국 같은 것을 줄이고 음식에 소금이나 간장을 더 첨가하여 들지 않도록 한다. 혈중 콜레스테롤이 높은 경우 동물성지방이나 콜레스테롤 함량이 높은 음식을 피하는 것이 좋고, 비만이나 당뇨의 경우 단 음식을 줄인다. 또한 저밀도지단백 콜레스테롤(LDL cholesterol)의 수치를 낮춘다.

④ 표준 체중 유지

표준 체중은 (신장-100)×0.9로 계산된 몸무게로 표준체중의 10~20% 만큼 체중이 초과되면 과체중, 20% 이상 초과시는 비만이라 하는데 정상체중인 사람보다 과체중인 사람은 고혈압 유병률이 3배, 비만인 경우는 10배 더 높다고 한다. 체중 조절만으로도 혈압은 현저하게 떨어지므로 고혈압 환자는 균형 잡힌 저열량의 식사와 적절한 운동요법으로 체중 조절에 힘써야 한다.

⑤ 규칙적인 운동

걷기, 등산, 조깅, 수영, 테니스, 골프, 자전거 타기 등 율동적이고 산소를 소모하는 운동이 좋고, 일주일에 적어도 3회 이상, 매회 약 20분 이상 규칙적으로 유산소 운동을 하는 것이 바람직하다.

⑥ 금연

흡연은 혈압을 올리고 동맥경화를 촉진시키므로 담배를 피운다면 즉시 끊어야 한다.

⑦ 약물요법

고혈압 환자의 혈압을 떨어뜨리는 데는 혈압강하제(항고열압제라고도 한다)를 복용하는 것이 가장 효과적인 방법이다. 혈압강하제는 여러 가지가 있으며 사람마다 효과적으로 혈압을 떨어뜨리는 약의 종류도 다르고 양도 다르며 부작용이 나타나는 것도 다르다. 즉 어떤 사람에게 효과적인 혈압강하제라고 해서 다른 사람에게도 똑같이 효과적인 것은 아니다.

이완기 혈압이 104mmHg 이상인 혈압을 혈압강하제를 사용하여 낮추면 고혈압의 합병증과 그로 인한 사망이 확실히 감소한다. 미국의 통계에 의하면 이완기 혈압이 90~104mmHg인 경증 고혈압 환자에게 항고혈압제로 혈압을 내리면 뇌졸중, 심부전증, 더 심한 고혈압으로의 진행 등에 의한 사망률을 낮출 수 있다고 한다.

일정한 간격을 두고 혈압을 여러 번 측정하여 혈압이 160/95 이상 되면 치료를 시작하는 것이 좋고, 혈압이 180/110 이상이 되면 혈압치료를 시작하는 것이 좋다. 생활습관의 개선 없이 약물치료만으로는 효과적인 혈압조절에 어려움이 있으며 다른 약물의 복용시 혈압강하제의 효과에 영향을 마치므로 주의하여야 한다.

⑧ 생활습관 개선시 혈압 감소 효과

개선법	권고 사항	수축기 혈압의 감소
체중 감량	이상체중의 유지(체질량지수 : 18.5~24.9)	5~20mmHg/ 10kg 체중감소
건강식사법	포화지방산과 지방의 섭취를 줄이고 야채, 저지방유 제품의 섭취를 증가	8~14mmHg
저염식	하루 염분 6g 이하로 섭취	2~8mmHg
운동량 증가	하루 30분 이상, 매일 속보로 걷기 등의 유산소 운동	4~9mmHg
절주	하루 30ml 이하의 알콜 섭취 마른 남녀의 경우 15ml 이하의 섭취	3~4mmHg

자료출처 : 대한고혈압학회 2004 고혈압진료지침서

3) 당뇨병(diabetes melitus)

(1) 정의

소변에 당분이 많이 섞여 나오는 병. 인슐린이 부족하거나 인슐린에 대한 감수성이 떨어져 탄수화물대사(carbohydrate metabolism)에 이상이 생기는 질환으로 오늘날 당뇨병은 심혈관 질환 및 암과 더불어 3대 중요한 난치병의 하나로 손꼽히고 있다. 당뇨병은 탄수화물의 신진대사 장애로 혈당수치가 높고, 소변으로 포도당이 배설되는 상태로 인슐린의 생산, 분비 혹은 이용의 이상으로 발생한다.

폴리펩티드성 호르몬인 인슐린은 신체 내의 대부분의 세포가 포도당을 사용하는 데 필요한 물질이다. 당뇨병 환자의 경우에는 신체 세포들이 포도당을 정상적으로 사용할 수 있는 능력에 장애가 생겨 혈당치가 증가한다. 포도당이 혈액 속에 점점 많이 쌓이게 되면 그것늘 고혈당증이라 하며, 혈액속의 과량의 당분이 소변으로 배설되는 것을 당뇨라고 하는것이다. 당뇨병의 증상으로는 소변량과 소변 횟수의 증가, 목마름, 가려움, 배고픔, 체중감소, 허약화 등이 나타난다. 당뇨병은 오랜 옛날부터 알려져 있던 질병으로 우리가 섭취하는 음식물의 대부분은 소화액에 의하여 포도당이라고 불리는 당으로 분해된다. 분해된 포도당은 혈관을 타고 우리 몸의 세포로 들어가 성장과 에너지원으로 사용된다. 포도당이 세포 내로 들어갈 때 인슐린이 있어야 하며 인슐린은 췌장에 있는 랑게르한스섬의 베타세포에서 생산된다.

우리가 음식물을 먹을 때 췌장은 포도당을 혈액에서 세포로 이동시키기 위해 적당한 양의 인슐린을 자동적으로 생산하게 된다. 당뇨병환자는 췌장이 인슐린을 생산하지 못하거나 세포가 인슐린에 반응하지 않아 포도당이 세포로 들어가지 못하고 혈액에 남아 소변으로 배출된다. 혈액에는 포도당이 많으나 신체가 이를 이용하지 못해 여러 가지 증상이 나타나게 되는 것이다.

경제발전과 생활양식의 변화로 우리나라에서도 당뇨병이 점점 증가하고 있다. 당뇨병 유병률은 1970년에 약 1% 미만으로 추정되던 것이 2001년 본인인지 당뇨병 유병률이 인구 1,000명당 25.65명(남자 26.72명, 여자 25.02명)으로, 의사진단 당뇨병 유병률이 인구 1,000명당 25.52명(남자 26.25명, 여자 24.83명)으로 증가하였다.

(2) 원인

췌장의 베타세포에서 만들어지는 인슐린의 부족과 인슐린의 작용이 장애를 받는 인슐린 저항성의 결과로 생긴다.

많은 사람들은 자신이 당뇨병에 걸렸는지 모르고 있는 경우가 많으며 대개 명백한 증상이나 높은 혈당치가 나타날 때에야 비로소 발견된다. 당뇨병으로 진단되는 혈당치는 낮 동안에 200mg/dℓ 또는 금식시에 140mg/dℓ 이상으로 정해져 있다. 비만, 노화, 임신, 감염, 수술, 스트레스, 약물남용 등에 영향을 받는 것으로 추측되며, 유전적인 요인과 환경적인 요인의 복합 작용에 의해 발생한다.

대부분의 당뇨병의 원인은 불확실하지만, 일부 사람들의 인슐린의존성 당뇨병에서 베타세포의 손상은 환자의 면역계가 베타세포를 파괴하는 항체를 생산하는 자가면역이라는 과정의 결과로 일어난다. 반면에, 인슐린비의존성 당뇨병은 유전 및 비만, 그 중에서도 특히 상체비만(허리둘레:엉덩이둘레의 비율이 85:100 이상인 상태)과 관련이 있다.

(3) 종류

① 제1형 당뇨병

인슐린의존성 당뇨병(insulin-dependent diabetes mellitus/IDDM) 또는 소아 당뇨병이라고 불리는 제1형 당뇨병은 자가면역질환으로 발생하는 당뇨병이다. 즉, 외부로부터의 감염과 싸워야 할 우리 몸의 면역체계가 췌장에서 인슐린을 분비하는 베타세포를 공격하여 파괴시켜 인슐린이 전혀 분비되지 않거나 분비가 저하되어 발생한 당뇨병을 말한다. I형 췌장에서 인슐린이 분비되지 않기 때문에 주사를 통해 인슐린을 공급해주어야 한다. 당뇨병 환자는 매일 인슐린 주사가 필요하다. 유전적 소인과 바이러스와 관련되어 우리 몸의 면역체계가 베타세포를 공격하는 것으로 추측된다. 제1형 당뇨병은 전체 당뇨병의 10% 미만을 차지하고 주로 어린이와 청장년에서 주로 발생하지만 모든 연령에서 발생할 수 있다 일반적으로 증상이 빨리 나타나고 증상으로는 갈증, 배뇨량 증가, 계속되는 허기, 체중감소, 시력 감퇴, 극도의 피로감 등이 있다. 인슐린으로 치료하지 않으면 생명을 위협하는 혼수에 빠질 수 있다.

② 제2형 당뇨병

인슐린비의존성 당뇨병(non-insulin~dependent diabetes mellitus/NIDDM)인 II형은 가장 흔한 유형의 당뇨병으로 전체 당뇨병의 90% 이상을 차지한다. 제2형 당뇨병은 성인형당뇨병이라 하여 주로 40세 이후에 나타나며 대개 환자가 비만이다. 제2형 당뇨병의 경우 췌장이 인슐린을 분비하지만 우리 몸이 분비된 인슐린을 효과적으로 활용하지 못하여 혈당이 높아지게 된다. 즉 췌장의 인슐린 분비 기능이 떨어지거나 인슐린에 대한 조직의 거부반응에서 비롯되며, 베타세포가 인슐린을 분비하는 데 일어나는 미묘한 변화로 인해 더욱 악화된다. 제2형 당뇨병의 증상은 서서히 나타나고 증상으로는 피로, 잦은 배뇨, 갈증, 체중감소, 시력 감퇴, 잦은 감염, 상처가 아물지 않는 것 등이 있다. 경구 혈당강하제 및 인슐린으로 치료한다.

당뇨병은 2종 모두 어느 나이에서나 발생할 수 있지만 전체 당뇨병 환자 중 90%를 차지할 정도로 인슐린비의존성 당뇨병이 훨씬 더 흔하다.

③ 그 외

임신 중에 새로이 발생하거나 임신 중에 처음으로 진단 받은 임신성 당뇨병은 일반적으로 출산 등으로 임신이 종료되면 사라지지만 나중에 제2형 당뇨병이 발생할 위험성이 높고 특정 약물, 호르몬, 유전 질환 등으로 인슐린 활동이 저하되어 나타나는 기타요인에 의한 당뇨병이 있으며, 췌장염 이나 췌장암으로 인한 당뇨병이 여기에 포함된다.

(4) 증상

1920년대 인슐린을 분리해내기 전에는 대부분 환자들이 발병한 뒤 짧은 기간 안에 죽었다. 치료를 하지 않으면 혈액 속에 지방분해산물인 케톤체(體)가 쌓이는 케톤증이 생기고 뒤이어 산증(酸症 : 혈액 속에 산이 많아지는 것)과 구역질 및 구토가 생긴다. 탄수화물과 지방대사의 이상(異常)이 계속되어 독성물질이 몸속에 쌓이면 당뇨성혼수(糖尿性昏睡 diabetic coma)에 빠지게 된다.

인체의 콩밭은 포도당을 재흡수하여 소변으로 내 보내지만, 어느 수준 이상으로 혈당이 올라가게 되면 포도당의 일부는 재흡수할 수 없게 되고, 이렇게 소변으로 빠져 나온 포도당은 수분을 같이 끌고 나가기 때문에 소변을 많이 보게 된다. 당뇨병에 걸린 사람이 물은 많이 찾는 것도 이와 같이 수분의 손실이 있으므로 심한 갈증을 느끼게 되는 것이다. 또한 양분을 몸 바깥으로 많이 잃어버리기 때문에 피로감을 느끼고 체중이 감소하게 된다. 이외에도 조직반응의 변화로 상처회복이 지연되고 감염이 쉽게 발생하여 당뇨병으로 인해 눈, 콩팥, 신경, 심혈관계 및 발에 합병증이 나타날 수 있다.

(5) 진단

당뇨병을 처음 진단하거나 당뇨병의 선별검사로 무작위, 공복시, 혹은 식후 2시간 혈당 검사가 이용되고 있다.

① 미국 국립보건원 산하 국립 당뇨병 연구그룹(1979년)의 기준

♠ 공복 시 : 최소 2회 이상에서, 정맥 혈장 포도당 농도≥7.8mmol/L(140mg/dℓ)

♠ 75g 포도당 섭취 후 : 2시간 정맥 혈장 포도당 농도와 다른 측정 시간의 포도당 농도가 최소한 1번 이상 11.1mmol/L(200mg/dℓ) 이상일 때, 즉 최소 2회 이상에서 정맥 혈장 포도당 농도가 ≥11.1mmol/L(200mg/dℓ)일 때

② 미국당뇨병 학회(ADA)에서 제시한 기준

♠ 물을 많이 마시고, 소변을 많이 보며, 다른 특별한 이유 없이 체중이 감소하고, 식사와 관계없이 측정한 혈당이 200mg/ 이상인 경우

♠ 8시간 이상 동안 열량섭취가 없는 공복상태에서 측정한 혈당이 126mg/ 이상인 경우

♠ 75g의 포도당을 이용한 경구 당부하 검사에서 2시간째 혈당이 200mg/ 이상인 경우

위 기준 중 어느 한 기준만 만족하여도 당뇨병으로 진단을 내릴 수 있으나 명백한 고혈당과 급성대사 이상이 없는 경우, 다른 날짜에 검사를 반복 실시하여 두 번 모두 당뇨병 진단 기준을 만족하면 당뇨병으로 진단을 내릴 수 있다.

(6) 예방 및 조절

당뇨병 조절요법은 매우 성공적인데, 모든 환자들은 정상체중 유지를 위해 탄수화물과 지방질 섭취를 제한하는 식이요법을 해야 한다. 이밖에도 환자들에게 규칙적인 운동을 하라고 권할 때가 많은데, 운동은 포도당이 근육세포로 이동하

는 것을 촉진하며, 탄수화물의 흡수로 인한 혈당의 증가를 억제한다. 스스로 인슐린을 만들 능력이 없는 당뇨병 환자들은 정기적으로 호르몬 주사를 맞아야 한다. 주사용 호르몬은 종종 개인의 조건에 따라 주문 생산되기도 한다. 돼지나 양 또는 소의 췌장에서 추출한 종래의 소·돼지 인슐린 뿐만 아니라, 1980년대부터 DNA 재조합 기술을 이용해 만든 인간 인슐린도 사용 가능하게 되었다.

인슐린을 투여하는 다른 방법의 연구도 진행되고 있는데, 췌장이식과 신체에 삽입할 수 있는 기계적 인슐린 주입장치 등이 있다. 한때 경구약으로 만든 혈당 강하제가 인슐린비의존성 당뇨병을 치료하는 데 일반적으로 사용되었으나, 심장 혈관에 문제를 일으킨다는 보고가 나오면서 인기가 시들해졌다. 그러나 드물긴 하지만 지금도 간혹 사용될 때가 있다.

치료는 혈당치를 정상범위로 유지함으로써 합병증을 줄이는 데 초점을 맞춘다. 당뇨병으로 인한 사망의 가장 큰 원인은 심혈관계합병증이며 다른 심각한 합병증으로는 망막에 변화를 일으켜 시력이 나빠지는 당뇨성망막증(糖尿性網膜症 diabetic retinopathy), 신장질환, 빈번한 감염 등이 있다

4) 심뇌혈관질환

(1) 정의

심근경색, 협심증, 심부전증 등의 심장질환과 뇌졸중 등 뇌혈관질환 그리고 고혈압, 당뇨병, 고지혈증, 동맥경화증 등 선행질환을 총칭해서 말한다.

허혈성심질환은 심장에 혈액을 공급하는 관상동맥이 막히거나, 좁아져서 발생하는 질환이다. 심근경색, 협심증 등이 여기에 해당하며, 허혈성 심질환은 관상동맥질환이라고 한다.

뇌혈관질환은 뇌혈관이 막히거나 터짐으로써 그 부분의 뇌가 국소적으로 기능을 하지 못하여 발생하는 신경학적 이상이 수반되는 질환이며, 이는 뇌출혈과 뇌경색으로 세분화되기도 하는데, 우리가 흔히 사용하고 있는 뇌졸중이라는 용어와 혼용되고 있다.

그림 8-3. 심혈관 질환

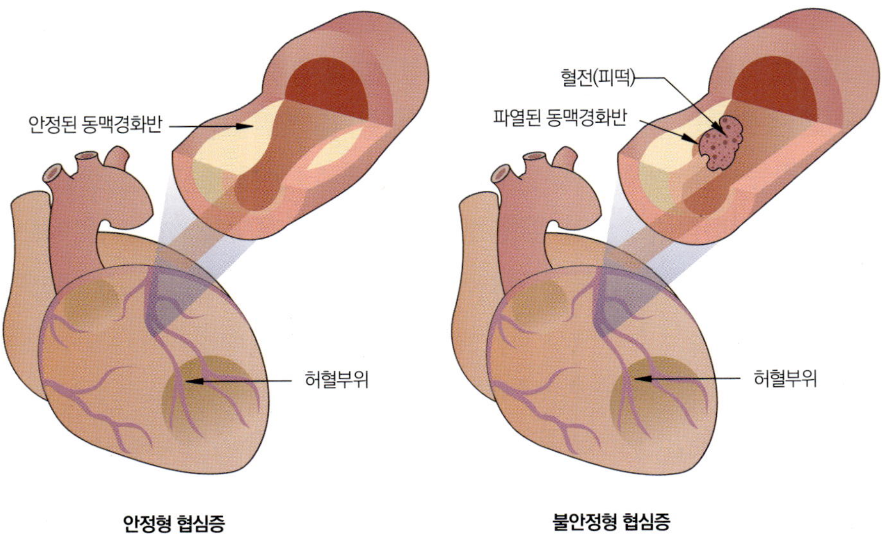

(2) 발생요인

유전적인 요인과 환경적인 요인 등의 상호 복합적인 작용에 의하여 발병하는 것으로 알려져 있다.

5) 동맥경화증(arteriosclerosis)

(1) 정의

동맥경화증이란 일반적으로 대동맥이나 동맥의 내벽에 콜레스테롤(cholesterol) 또는 트리글리세라이드(triglyceride) 등 지방성 물질이 침착되거나 분진, 섬유나 칼슘 등이 많아져 동맥 본래의 탄력성이 줄어들거나 비후 또는 경화상태가 일어나 동맥이 막혀거나 파괴되어 혈액순환이 정상으로 이루어지지 못하는 현상을 말한다. 특히 관상동맥경화증이 더욱 문제인데, 관강동맥이란 심장을 관상으로 둘러싸고 있는 동맥으로, 이 동맥의 경화는 심장의 근육에 혈액공급이 원활하게 되지 않게 되어 심근경색증 및 협심증의 원인이 된다.

(2) 원인

동맥경화증은 동맥이 좁아지므로 산소나 혈액의 공급이 줄어 들게 되는데 가장 큰 원인은 혈액 속에 콜레스테롤이 많은 고콜레스테롤혈증(고지혈증), 고혈압 및 흡연이다. 당뇨병, 비만증, 운동부족도 원인이 되며, 성격이 너무 꼼꼼하고 다혈질인 것도 원인으로 알려져 있으나 가장 큰 원인은 노화이다.

(3) 예방

동맥경화증을 예방하기 위한 6대 원칙은 다음과 같다.

① 포화지방산이나 콜레스테롤이 적은 음식의 섭취
② 칼로리 제한을 통해 체중 증가 방지
③ 고혈압 조절
④ 금연
⑤ 규칙적인 운동
⑥ 정기적인 진료

그림 8-4. 동맥경화

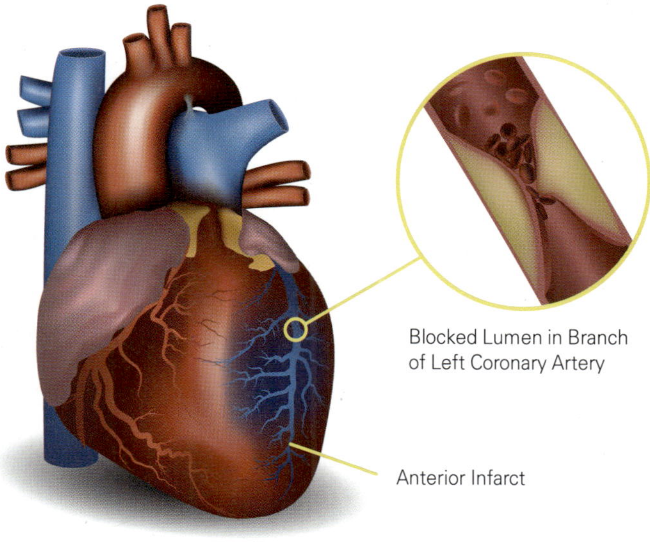

6) 뇌졸중증(cerebral apoplexy)

(1) 정의와 원인

뇌졸중은 흔히 '중풍'이라고도 하며 뇌에 혈액을 공급하는 동맥에 장애가 생겨 정상적인 혈액공급이 이루어지지 못해 뇌 기능이 갑작스럽게 손실되는 것을 말한다. 뇌의 일시적 혹은 지속적인 혈액공급 부족해지거나 출혈이 발생하면, 뇌가 손상되고 뇌의 손상된 부위에 의해 조절되는 신체 기능에 이상이 생기게 되어 언어장애, 운동장애 등이 온다.

뇌졸중은 크게 뇌의 혈관이 막혀서 특정부위에 혈액순환이 안되는 허혈성 뇌졸중(뇌경색)과 뇌혈관이 터져 발생하는 출혈성 뇌졸중으로 분류할 수 있다.

(2) 허혈성 뇌졸중

동맥경화증이 진행되면 뇌의 혈관벽에 콜레스테롤 등이 쌓이면서 혈관이 좁아지거나 막혀서 뇌졸중이 발생한다. 동맥경화 부위에 혈전이 생성되기도 한다. 신체 다른 부위, 특히 심장 빛 그 주변 기관에서 혈전(혈관 내 혈액응고물)이 발생하여, 이 혈전이 떨어져 나와 뇌의 혈관을 막는 색전증에 의해서도 발생할 수 있다. 이는 특히 심장판막질환이나 심실세동 등의 부정맥이 있는 환자에서 잘 발생할 수 있다. 혈전 이외에도 혈관 내의 공기, 지방, 종양세포 등이 뇌혈관을 막아 뇌졸중이 발생하는 경우도 있다.

허혈성 뇌졸중은 그 혈액순환 장애에 따라서 '완전 허혈'과 '부분 허혈'로 분류할 수 있으며, 완전 허혈 시에는 뇌 국소 부위의 혈액순환이 완전히 차단되어 뇌의 일부분이 죽는 현상, 즉 '뇌경색'이 발생하게 된다. 뇌경색 부위는 그 기능을 되살릴 수 없으며, 따라서 뇌경색에 의한 장애는 영구적으로 남게 된다. 또한 뇌졸중은 발생 후 방치하여 두는 경우 점차로 악화되는 경향이 있으며, 이러한 악화를 막는 것도 뇌졸중 치료의 목표이다.

일과성 허혈발작은 뇌의 혈액 공급이 감소되어 일시적, 국소적으로 신경학적 증상이 나타나는 것으로 일시적이라는 점에서 뇌졸중과 다르다. 뇌졸중과 동일한 증상을 나타내나 보통 증상이 수 분간 지속되다가 사라진다는 점에서 차이가 난다. 일과성 허혈발작은 뇌의 혈류에 장애가 있어 이후에 뇌졸중이 발생할 수 있다는 것을 경고하는 것이므로 즉시 병원을 방문하여 적극적으로 치료 및 검사를 받도록 하는 것이 중요하다.

그림 8-5. 뇌경색

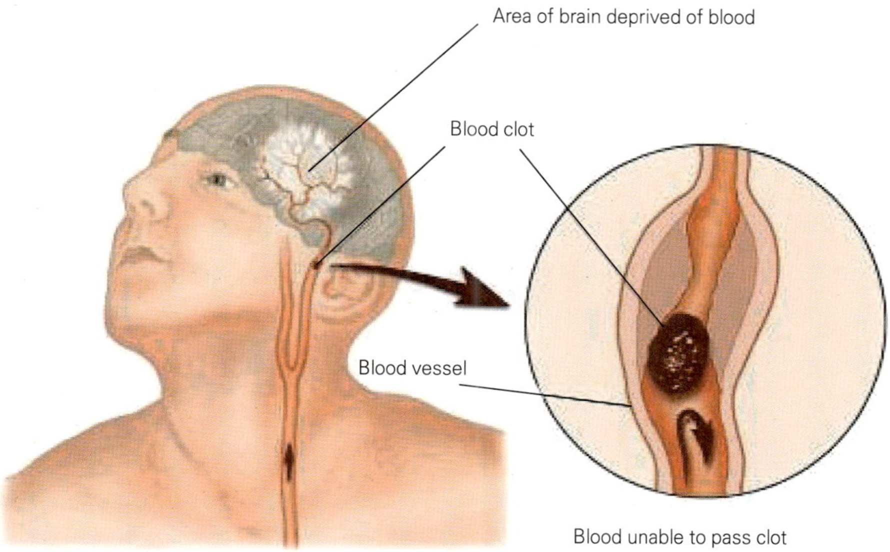

(3) 출혈성 뇌졸중

출혈성 뇌졸중은 뇌혈관이 터지거나 혈액이 누출되어 발생하며 혈액이 주변 뇌조직으로 흘러 들어가 뇌손상을 일으킨다. 고혈압이 잘 조절되지 않을 경우 혈관벽을 약하게 하여 출혈을 일으키며 동맥류 파열, 동정맥 기형 등이 원인이 되기도 한다.

(4) 증상

뇌졸중의 증상은 신체 한쪽 편 얼굴, 팔, 다리의 따금거림, 시야장애, 언어장애 등이 있으며 수분간 지속되는 일과성 허혈발작이 뇌졸중 전에 나타나기도 한다. 환자의 증상만으로 허혈성 뇌졸중과 출혈성 뇌졸중을 구별하기는 쉽지 않다. 뇌졸중의 증상은 다음과 같다.

① 갑자기 팔, 손, 다리에 힘이 빠지고 약해진 느낌이 든다.

② 얼굴이나 몸 한쪽에 느낌이 없다.

③ 갑자기 한쪽 눈이 보이지 않는다.

④ 갑자기 말을 하는데 어려움을 느낀다(실어증 혹은 발음 장애).

⑤ 다른 사람의 말을 잘 이해하지 못한다.

⑥ 어지럽거나 균형을 잃는다.

⑦ 이전에 느끼지 못했던 심한 두통을 느낀다.

(5) 진단

환자의 증상 및 운동능력을 조사하고 혈액검사, 스캐너로 기록된 정보를 컴퓨터를 사용, 이미지화 하여 뇌의 상세한 사진을 제공하는 전산화단층촬영(CT), 길고 가늘고 유연한 튜브(카테터)를 통해 혈관에 조영제나 염료를 주입한 후 X선 촬영함으로써 뇌동맥의 좁아지거나 막힌 부위를 알아내는 방법인 뇌혈관조영술 등의 검사를 시행하여 진단을 내리게 된다. 혈전의 원인이 되는 심장 판막, 심실 이상 등을 조사하기 위해 검사를 하기도 한다.

그 외 MRI는 X-ray 대신 전파와 강력한 자기장을 사용하여 뇌 등의 장기의 상세한 사진을 제공하는 핵자기공명촬영(MRI), PET는 혈액 흐름의 이상을 조사할 수 있는 양전자방출단층촬영(PET), 뇌에 혈액이 정상적으로 흐르는지를 검사하는 뇌혈류검사 등의 진단 방법이 있다.

(6) 예방

뇌졸중의 원인이 되는 고혈압증, 당뇨병, 심장병의 예방과 악화방지를 관리하는 것이 중요하다. 정기적인 건강진단으로 고혈압을 가려내어 적절한 치료를 하면 뇌졸중의 위험을 막을 수 있다. 그리고 뇌졸중의 결과로 불구가 따르기도 하나 재활치료의 발달로 재활에 좋은 결과를 가져올 수도 있다.

7) 천식

(1) 정의

천식이란 폐 속에 있는 기관지가 아주 예민해진 상태로, 때때로 기관지가 좁아져서 숨이 차고 가랑가랑하는 숨소리가 들리면서 기침을 심하게 하는 증상을 나타내는 병을 말하는데, 기관지의 알레르기 염증 반응 때문에 발생하는 알레르기 질환이다. 이런 증상들은 반복적으로, 발작적으로 나타나며 유전적 요인과 환경적 요인이 합쳐져서 나타난다. 공기가 흐르는 길인 기관지의 염증으로 기관지 점막이 부어 오르고 기관지 근육이 경련을 일으키면서 기관지가 막혀서 숨이 차게 된다.

(2) 원인

천식은 유전적 요인과 환경적 요인이 합쳐져서 생기는 대표적인 알레르기 질환이다.

즉, 부모로부터 물려받은 알레르기 체질과 주위의 천식유발 인자들이 상호 작용을 일으켜 면역체계에 혼란이 생기면서 천식이 발생하게 된다. 알레르기란 정상에서 벗어난 과민반응을 의미하는 것으로, 정상인에게는 증상이 유발되지 않지만 알레르기 환자에게는 과민반응으로 여러 증상이 나타나게 되는 것을 말한다.

천식을 유발하는 요인으로는 원인 물질과 악화 요인이 있다. 원인 물질을 알레르겐(allergen)이라고 하는데, 대표적인 알레르겐은 집먼지 진드기, 꽃가루, 동물 털이나 비듬, 바퀴벌레, 식품, 약물 등이다. 대표적인 악화 요인은 감기, 담배연기와 실내오염, 대기오염, 식품첨가제, 운동 등 신체적 활동, 기후 변화, 황사, 스트레스 등이 있다.

유전적 요인 못지않게 성장하면서 접하게 되는 환경적 요인도 중요하므로 알레르기 병력을 가진 부모들은 자녀에게 천식이 생기지 않도록 환경 관리에도 노력하여야 한다.

(3) 증상

기관지 천식의 대표적인 증상은 호흡곤란, 기침, 천명(쌕쌕거리는 거친 숨소리)이다. 이러한 증상이 반복적으로, 발작적으로 나타나지만 실제로 천식 환자는 전형적인 천식의 증상 외에 비전형적인 증상을 호소하는 경우도 많다. 즉, 호흡곤란이나 쌕쌕거리는 숨소리 등의 증상은 없고 단지 마른 기침만 반복적으로 나타나는 경우, 가슴이 답답하거나 흉부 압박감을 호소하는 경우 또는 목구멍에 가래가 걸려있는 것 같은 증상만을 호소하는 경우도 있다. 일반적으로 감기에 걸린 후에 호흡곤란이 악화하거나, 달리기 같은 운동 후에 호흡곤란, 거친 숨소리 증상들이 많이 나타난다.

때로는 심한 천식 발작으로 즉각적인 응급치료 및 입원 치료가 절대적으로 필요한 경우가 있는데, 이때 환자는 곧 죽을 것 같은 공포를 느끼며, 실제로 심한 천식 발작은 생명을 위협하기도 한다. 하지만 천식 약물을 적절하게 사용하고 환경 관리를 잘 한다면 정상 건강인처럼 살아갈 수 있다.

(4) 진단 및 검사

천식은 특징적인 증상과 진찰 소견 및 여러 가지 검사로 진단된다.

기관지 천식의 자가 진단법은 다음과 같다.

① 찬 공기, 흐린 날, 담배연기, 매연, 최루탄, 연탄가스, 음식 냄새, 페인트칠 냄새 등에 노출되면 가슴이 답답하거나 숨이 차고 가랑가랑하는 숨소리가 들리거나 기침이 발작적으로 나곤 한다.

② 밤에 가슴이 답답하거나 숨이 차고 거친 숨소리가 들리거나, 기침이 발작적으로 나서 잠을 깬 적이 있다.

③ 감기에 걸리면 숨이 차고 가랑가랑하는 숨소리가 들리거나, 기침이 한 달 이상 오래 지속된다.

④ 운동 중에 혹은 운동 직후에 숨이 차고 가랑가랑한다.

⑤ 직장에서 근무할 때에는 숨이 차고 가랑가랑하지만 휴가 때에는 괜찮다.

⑥ 매년 봄이나 가을의 일정 기간에만 기침이 한 달 이상 지속되거나 숨이 차다.

⑦ 시험 때나 정신적인 스트레스가 심할 때 숨이 차거나 가랑가랑한다.

⑧ 가족 중에 천식이나 알레르기 비염 환자가 있고, 간혹 가슴이 답답하고 숨이 차다.

위의 항목 중 한 가지라도 해당하는 사항이 있으면 알레르기 천식 전문의와 상의해야 한다.

천식의 진단에 있어서 무엇보다 중요한 것은 의사의 꼼꼼한 관찰과 진찰이다. 경험이 있는 알레르기 천식 전문의와의 상담이 어떤 검사보다도 중요하다. 따라서 의사와 상담할 때는 병력에 대한 자세한 정보를 제공해야 한다. 의사와의 상담 후에 검사를 통해 천식을 확인하고 원인 물질을 찾을 수 있다.

천식을 진단하기 위한 검사로는 폐기능 검사와 천식유발 검사, 객담 검사 등이 있다. 기관지 천식은 정상인에 비해 기관지가 예민하여 자극을 받으면 기관지가 좁아지므로 폐기능 검사를 통해 기관지가 얼마나 좁아져 있는가를 확인하고, 기관지 확장제를 흡입하여 좁아진 기관지가 충분히 넓어지는가를 확인하여 진단한다. 천식유발 검사는 천식의 진단이 불확실할 때 기관지 수축제를 흡입하여 기도의 과민성을 증명하여 천식을 진단하게 된다.

객담검사는 객담(가래)에 있는 알레르기 염증세포를 직접 관찰하는 검사로 천식을 진단하는데 도움이 될 뿐만 아니라 기도의 알레르기 염증 정도를 측정하여 치료 방향을 결정할 때 많은 도움이 된다.

천식의 원인을 찾기 위한 검사로는 알레르기 피부 단자검사, 알레르기 특이항체검사, 알레르겐 천식유발 검사 등이 있다

(5) 치료

기관지 천식은 만성적이고 재발이 많은 질환이다. 따라서 증상을 잘 조절하고 폐기능을 정상화하여 일상생활을 정상적으로 유지하도록 하고, 치료 방법에 의한 부작용을 최소화하는 것이 치료 목표이며, 이를 위해서는 의사와 환자 간에 적극적인 이해와 협조가 필요하다.

기관지 천식의 치료로는 먼저 증상이 있으면 신속하게 증상을 회복시키고 재발을 방지하기 위해서 질병을 조절하는 약제를 장기간 사용하는 약물요법과, 천식의 원인 물질을 찾아 원인 알레르겐 노출을 최소화하고 악화인자로부터 회피하

는 회피요법이 있다. 또한 원인 물질을 소량씩 주사하여 알레르기 체질을 개선하는 면역요법 등의 치료방법들이 있다. 약물치료에 사용하는 약물의 종류, 투여 방법, 그리고 투여 기간 등은 천식의 증상, 천식의 심한 정도, 환자의 나이 및 전신 상태 등에 따라 결정하게 된다.

① 약물요법

천식 치료 약물은 좁아진 기관지를 짧은 시간 내에 완화시키는 증상 완화제와 기관지의 알레르기 염증을 억제하여 천식발작을 예방하는 질병 조절제로 구분한다. 천식의 약물치료에서는 우선적으로 흡입제를 사용하게 되는데, 그 이유는 흡입제를 사용하면 다른 투여 방법보다 적은 양으로도 충분한 치료 효과를 얻을 수 있으며 약물의 효과가 빠르고 부작용이 적기 때문이다.

가. 증상 완화제(기관지 확장제)

대표적인 증상 완화제로 베타2 항진제(작용제), 테오필린(theophylline)으로 대표되는 잔틴(xanthine)계 약물, 부교감신경 차단제(anticholinergics; 항콜린제) 등이 널리 사용되고 있다.

① 베타2 항진제(beta2 agonist) : 기관지 근육의 경련을 완화시켜 기관지 확장 효과를 나타내는 약물로 흡입용, 경구용, 주사용이 있다. 흡입제는 기관지에 직접 작용하기 때문에 효과가 빠르며, 적은 양으로도 강한 효과가 있고 부작용이 적어 널리 사용되고 있다. 또한 약물의 작용시간이 길어 야간 천식과 운동유발성 천식의 예방에 사용된다. 하지만 근본적인 염증을 없애지 못하기 때문에 항염증제를 규칙적으로 사용해야 한다.

② 잔틴계 약물 : 기관지 확장과 함께 항알레르기(항염증) 효과도 있어 천식 조절에 도움이 된다. 흡입제는 없고 경구용이나 주사용이 있다.

③ 항콜린계 약물: 기관지를 좁아지게 하는 부교감신경의 효과를 막아 기관지를 넓혀주는 약물이다. 천식의 일차 치료제는 아니지만 나이가 많은 천식 환자에서 다른 약제와 같이 사용할 때 효과가 좋을 수 있다.

나. 질병 조절제(항염증제, 류코트리엔 조절제)

① 부신피질스테로이드: 대표적인 질병 조절제(항염증제)로 흡입용과 경구용이 있다. 경구용 스테로이드를 오랫동안 사용하는 경우 혈당 상승, 혈압 상승, 체중 증가, 기분 변화,

골다공증, 위궤양 등과 같은 심각한 부작용이 생길 수 있다. 하지만 흡입제를 사용하는 경우 전신 흡수가 거의 되지 않아 부작용이 거의 없다. 그러나 흡입제의 부작용으로 목이 쉬거나 입 안에 곰팡이가 생길 수 있으므로 흡입제 사용 후 반드시 입 안을 헹구어야 한다.

② 류코트리엔(leukotriene) 조절제 : 천식 환자의 폐기능을 좋게 하며 증상 발작 횟수와 베타2 항진제의 사용 횟수를 줄일 수 있다.

② 면역요법

알레르기 원인이 확실하지만 환경 관리만으로는 효과적인 치료가 어려운 경우에 시행할 수 있는 치료법으로, 집먼지 진드기나 꽃가루와 같은 특정 알레르겐이 원인일 경우에만 효과가 있다. 통상적으로 면역요법은 1년 이상 지속해야 효과가 나타나며 보통 3년에서 5년간 지속하지만 더 오랜 기간 동안 치료해야 하는 경우도 많다.

(6) 합병증 및 예방방법

천식은 만성적인 질환이므로 꾸준한 치료와 자기 관리가 필요하다. 알레르기 염증을 정확히 치료하면 기관지가 대부분 정상으로 회복된다. 하지만 지속적인 치료와 관리를 하지 않는 경우 좁아진 기관지는 원래대로 넓어지지 않고 좁아진 상태로 굳어지게 되므로 지속적인 치료와 꾸준한 자기 관리가 필요하다.

천식을 성공적으로 관리하고 천식의 악화를 예방하려면

① 천식이 어떤 병인지 이해하고 있어야 한다.

② 환경 관리를 통해 원인 물질과 악화 인자를 피해야 한다.

③ 의사로부터 처방 받은 약물을 규칙적으로 정확하게 사용해야 한다.

④ 치료 약제의 기구 사용법을 충분히 알고 사용해야 한다.

⑤ 증상이 조절되더라도 재발과 합병증을 막기 위해 꾸준히 치료를 해야 한다.

(7) 관리방법 및 식이요법

천식의 식이요법으로는 메밀, 계란, 복숭아, 밀가루, 땅콩 등이 일부 천식 환자에게 천식을 일으키거나 악화시킬 수 있다. 하지만 특정 음식을 먹고 나서 증세의 악화를 경험한 경우가 아니면 음식을 가려 먹지 않아도 무방하다.

또한 음식이 상하고 색깔이 변하는 것을 막기 위한 보존제, 산화방지제로 널리 사용되는 아황산염은 일부 천식환자에서 천식 증상을 악화시킬 수 있으며, 말린 과일, 채소류, 과일농축액, 포도주, 맥주, 과즙 등에 많이 들어 있다. 그 밖에도 황색 색소 등에 의해서도 천식 발작이 올 수 있으므로 주의해야 한다.

천식 환자는 평상 시 증상 조절이 잘 되어 있더라도 여러 가지 자극에 의해서 갑자기 숨이 찰 수 있으며, 심한 경우에는 호흡마비로 응급실로 이송하는 도중에 생명이 위독한 경우도 있다. 따라서 숨이 차서 밤에 잠을 잘 수 없거나 말하기 어려울 정도 혹은 증상 완화제인 기관지 확장제를 써도 효과가 없을 정도로 심한 천식발작의 증후가 있을 때는 신속한 치료가 필요하므로 바로 병원에 가야 한다.

천식 환자의 악화요인 관리와 환경 관리는 다음과 같다.

① 악화요인 관리

가. 호흡기 감염의 예방

감기와 같은 바이러스성 호흡기 감염에 걸리지 않기 위해 개인위생 즉, 사람이 많은 곳은 피하고 손을 자주 씻고 안정을 취하고 몸을 보온하는 것이 무엇보다 중요하다. 또한 천식 환자는 인플루엔자 예방 접종을 하는 것이 좋다

나. 온도변화

갑자기 찬 공기에 노출되면 천식 발작이 일어날 수 있고, 날씨가 흐리거나 저기압일 때 천식 환자들은 가슴이 답답해짐을 느낄 수 있으므로 특히 겨울철 외출 시 마스크와 스카프를 착용하고 여름이나 겨울철에 실내외의 온도가 많이 차이 나지 않도록 적정 실내 온도를 유지해야 한다.

다. 담배연기, 화학물질, 강한 냄새

담배연기는 강한 자극효과로 기관지 수축을 일으키며, 옆에서 피우는 담배연기를 맡게 되더라도 이런 증세가 유발되므로 환자 본인과 보호자들의 금연은 반드시 지켜져야 한다. 이외에도 집 안에서 사용하는 자극적인 각종 스프레이, 페인트, 니스, 아세톤, 향수 등에 의

해서도 천식 발작이 일어날 수 있으므로 주의해야 한다.

라. 실내 오염 방지

난방 및 취사 시 배출되는 연소 물질과 가구 광택제나 방향제, 살충제용 스프레이 제제 등의 사용도 환자가 있을 때는 사용해서는 안 된다.

마. 대기오염

대기오염 물질의 하나인 아황산가스는 자동차 연료 및 화력발전소에서 대량으로 발생되어 기관지 수축을 일으킨다. 특히 우리나라에서는 3~4월에 중국에서 넘어오는 황사 현상에 의해서도 천식이 악화될 수 있으므로 주의를 요한다. 대기오염이나 황사가 심한 경우에는 실외에서 하는 과도한 운동을 피하고 가급적 외출을 하지 않는다.

바. 신체적 활동, 운동

적절한 운동은 심폐기능과 근육을 강화시키지만 천식 환자들의 상당수는 운동, 특히 찬 공기를 마시며 달리는 경우에 기관지 수축이 와서 심한 호흡곤란을 느끼게 된다. 운동 전에 적절한 약제를 사용하고 준비운동을 하면 예방할 수 있다.

사. 약물

소아 천식에서는 매우 드물지만, 5~10%의 성인 기관지 천식 환자는 아스피린이나 이와 유사한 소염진통제를 먹으면 천식 발작이 일어날 수 있다. 해열진통 효과를 목적으로 할 경우는 아스피린 대신에 아세트아미노펜(타이레놀)을 비교적 안전하게 사용할 수 있다.

아. 식품첨가물

아황산염들은 음식이 상하고 색깔이 변하는 것을 막기 위해 보존제, 산화방지제로 널리 사용되고 있으며 약제에도 이용되는데 정상인에는 해가 없는 것으로 밝혀져 있다. 그러나 일부 천식 환자는 식품첨가물에 대한 과민반응으로 천식 증상이 악화될 수 있다. 아황산염은 말린 과일, 채소류, 과일 농축액, 포도주, 맥주, 과즙 등에 다량으로 들어있으며 특히 음식점에서 먹는 음식 중 아보카드 소스, 감자, 새우 등에 많이 들어있어 아황산염에 과민한 천식 환자는 이들을 피하는 것이 좋다. 그 밖의 식품 첨가물인 황색 색소 등에 의해서도 천식

발작이 올 수 있으므로 이들 첨가물을 피하는 것이 좋다.

자. 스트레스

심리적인 상태가 천식 증상 발작에 많은 영향을 미치고 있다. 실제 시험이나 집안 일로 신경을 몹시 쓴다든지, 야단을 맞거나 부모의 이혼 등 정신적인 스트레스가 있을 때 천식 증세가 악화되는 것을 종종 접하게 된다. 이는 심리적 긴장 시 부교감신경이 자극되어 기관지 수축이 심해지기 때문이다. 따라서 천식 환자들은 가능한 한 심적으로 여유로운 생활을 하는 것이 치료에 도움이 된다.

② 환경관리

가. 실내 환경관리

천식을 일으키고 증상을 일으키는 실내 원인 물질 중에는 집먼지 진드기, 애완동물, 바퀴, 곰팡이 등이 있으며 실내 난방이나 음식을 만들 때 발생하는 가스 등도 문제가 된다. 따라서 주기적인 집안 청소와 적절한 환기는 필수적이며, 침구 관리를 비롯한 실내 주거환경 관리가 매우 중요하다.

♠ 집안청소

집안은 자주 청소를 하여 깨끗한 환경을 유지해야 한다. 청소는 먼지가 많이 날리지 않도록 물걸레나 진공 청소기를 이용하는 것이 좋다. 진공 청소기를 이용하는 경우에는 한번 흡입된 집먼지 진드기 등의 원인 물질이 다시 새어나오지 못하도록 특수한 필터가 장착된 것을 사용하는 것이 효과적이다. 바퀴벌레의 서식을 줄이기 위해 집안 구석구석 틈새를 잘 막아야 하고, 음식물을 보관할 때에도 랩으로 잘 싸서 보관한다.

♠ 침구류의 선택과 세탁

이불, 요, 침대 매트리스 등의 침구는 집먼지 진드기의 통과를 막을 수 있는 특수 재질로 된 커버를 씌우고, 커버를 주 1회 섭씨 55도 이상의 뜨거운 물로 세탁한 후 말려서 사용한다. 베갯속은 메밀이나 수수 등의 식물성 재료나 오리털 등을 넣은 것은 사용하지 말고 합성 수지나 특수 재질로 만든 것을 사용하는 것이 좋다. 베갯잇도 자주 세탁하여 사용하도록 한다.

♠ 적절한 온도 및 습도의 유지

집먼지 진드기의 번식에 가장 중요한 것은 습도이다. 따라서 집먼지 진드기가 살기 어려운 조건으로 실내 환경을 만들어 주는 것이 중요하다. 즉, 실내 습도를 40~50%로 유지하는 것이 좋고 이를 위해 습도가 높은 여름철에는 제습기나 에어컨을 적절히 이용하여 습도를 조절하는 것이 좋다. 가습기는 실내의 습도를 높여서 곰팡이나 집먼지 진드기를 많이 번식시키고, 자주 청소하지 않으면 감염의 원인이 되므로 철저한 관리가 필요하다.

♠ 카펫, 두꺼운 천으로 된 소파나 커튼 등은 사용하지 않는다.

♠ 실내에서 애완동물을 기르지 않는다.

나. 실외 환경관리

♠ 꽃가루

꽃가루에 예민한 환자는 꽃가루가 많이 날리는 계절에는 외출을 삼가고, 실내 창문을 잘 닫아두어야 한다. 외출 시에는 꽃가루 흡입을 방지할 수 있는 마스크를 사용하는 것이 좋다.

♠ 대기오염

대기오염 물질의 하나인 아황산가스는 자동차 연료 및 화력발전소에서 대량으로 발생되어 기관지 수축을 일으킨다. 특히 우리나라에서는 3~4월에 중국에서 넘어오는 황사 현상에 의해서도 천식이 악화될 수 있으므로 주의를 요한다. 그러므로, 대기오염이나 황사가 심한 경우에는 실외에서 하는 과도한 운동을 피한다.

♠ 직장의 환경 관리

직업상 노출되는 여러 물질에 의하여 천식 증상이 유발되거나 악화되기도 한다. 성능이 좋은 보호장비를 사용하는 것이 필요하다.

8) 아토피

(1) 정의

아토피(atopy)란 용어는 ' 이상한' 또는 '부적절한' 이란 뜻으로 아토피 피부염은 주로 유아기 혹은 소아기에 시작되는 만성적이고 재발성의 염증성 피부질환으로 소양증(가려움증)과 피부건조증, 특징적인 습진을 동반한다. 이는 신생아들에게서 가장 많이 발생하여 흔히 태열이라고 말하기도 하는데, 태열은 아기가 열이 많아서 밖으로 발산하기 위해 생기는 일시적인 증상이라고 생각했으나 현대의학에서는 알러지 반응에 의한 염증(inflammation) 과정에서 발생하는 것으로 이해하고 있다. 유아기에는 얼굴과 팔다리의 펼쳐진 쪽 부분에 습진으로 시작되지만, 성장하면서 특징적으로 팔이 굽혀지는 부분과 무릎 뒤의 굽혀지는 부위에 습진의 형태로 나타나게 된다. 아토피 피부염은 전 세계적으로 증가하는 추세이다.

(2) 원인

아토피의 발병 원인은 아직 확실하게 알려져 있지 않은 상태이다. 어느 정도 유전적인 소인이 결부 되었을거라고 알려지고 있는데, 아토피 환자들을 많이 접해본 전문의들은 환경적인 변화에 의해 많이 좌우된다고 한다. 그리고 연령에 따라 발생률이 매우 다르다. 임상 증상도 피부건조증, 습진 등으로 다양하게 나타나기 때문에 발병 원인이 어느 한 가지로만 설명될 수는 없지만, 환경적인 요인과 유전적인 소인, 면역학적 반응 및 피부보호막의 이상 등이 주요 원인으로 여겨지고 있다. 환경적인 요인 중, 습도가 가장 큰 영향을 주고, 그 다음으로 온도도 영향을 주고 있다. 습도가 영향을 주는 이유는, 날씨가 건조하여 공기 중의 습도가 떨어지면, 피부의 수분 보유도도 떨어져 피부가 몹시 건조해지기 때문이다. 우리나라는 계절적으로 9월말에서 10월 정도에 들어서면 여름철의 습한 환경과는 정반대로 날씨는 급작스럽게 건조해지기 시작한다. 산업화로 인한 매연 등 환경 공해, 식품첨가물 사용의 증가, 서구식 주거 형태로 인한 카펫, 침대, 소파의 사용 증가, 실내 온도 상승으로 인한 집먼지 진드기 등도 알레르기를 일으키는 원인 물질(알레르겐)이다.

(3) 증상

피부건조, 습진, 심한 가려움증 등으로 나타나며, 재발이 잘되어 만성 피부염이 될 수 있다.

피부 병변의 분포와 반응 양상은 환자의 연령에 따라 다소 다르게 나타난다. 유아의 경우 병변이 주로 진물이나 딱지가 지는 급성 습진이 나타나며 주로 얼굴, 머리에 잘 생기고 몸통이 거칠고 건조하며, 팔다리의 바깥쪽에 생기는 경우가 많다. 2세 이상 10세 이하의 소아기에는 얼굴보다는 오히려 팔다리의 접히는 부분, 목의 접히는 부위에 생기며 건조한 습진 형태로 나타나는 경우가 많다. 한편 동양인에게는 십대 이후에 잘 낫지 않는 심한 유두 부위 습진이 나타나는 경우가 있다.

아토피 피부염은 나이가 들면서 호전되거나 없어지는 경우가 많지만 호전된 후에도 특정 물질이나 자극에 의해 쉽게 가렵거나 염증 반응이 나타나는 경향이 있고, 성인기에 손 습진이 나타나는 경우가 많다. 성인기까지 아토피 피부염이 남는 경우에는 몸의 피부 증상은 호전되는 반면 얼굴에 홍반과 홍조 및 습진이 나타나는 경향이 있고, 접히는 부위는 오랫동안 긁어 피부가 두껍게 보이는 태선화 피부가 나타난다. 성인기라도 만성 습진만 나타나는 것이 아니라 만성 습진 위에 진물과 딱지가 앉는 급성 병변이 얼마 동안의 시간 간격을 두고 되풀 이하여 일어난다.

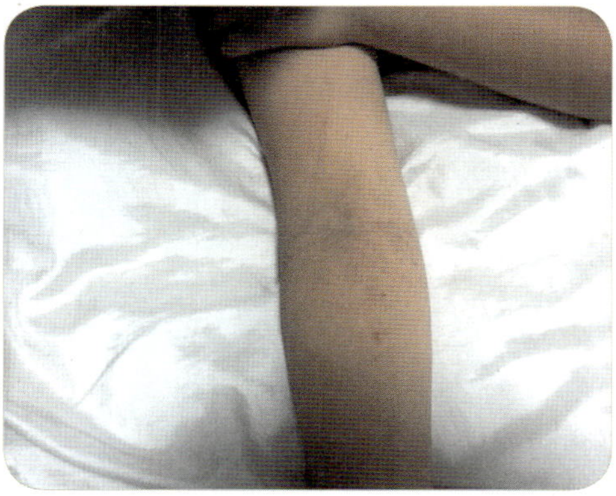

그림 8-6. 팔접히는 부분 아토피

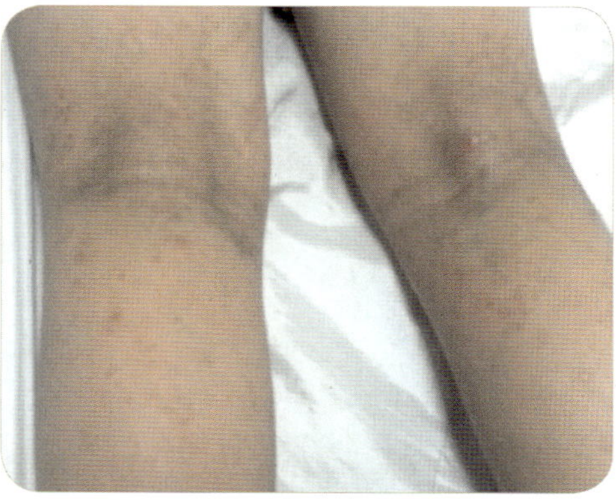

그림 8-7. 무릎 접히는 부분 아토피

(4) 진단 및 검사

아토피 피부염은 주로 나타나는 증상을 바탕으로 진단을 내리는 경우가 많으나 나타나는 증상이 매우 다양하기 때문에 어떤 경우에는 아토피 피부염이라고 진단해야 할지 애매한 경우가 있어 다음과 같은 기준에 의하여 진단을 내린다.

한국인 아토피 피부염의 진단 기준(2005) : 주 진단기준 중 적어도 2개 이상, 보조 진단 기준 중 4가지 이상에 해당하는 경우 아토피 피부염으로 진단한다.

① 주진단 기준

- 소양증(가려움증)
- 특징적인 피부염의 모양 및 부위
- 2세 미만의 환자 : 얼굴, 몸통, 팔다리 바깥 펼쳐진 부위의 습진
- 2세 이상의 환자 : 얼굴, 목, 사지 안쪽 접힌 부위의 습진~천식, 알레르기성 비염, 아토피 피부염의 개인 및 가족력

② 보조 진단 기준

- 피부건조증
- 백색 비강진(백버짐, 원형 또는 타원형의 인설성 저색소성 반점이 얼굴이나 목 어깨 등에 발생)
- 눈 주위의 습진성 병변 혹은 색소침착
- 귀 주위의 습진성 병변
- 구순염(입술 가려움증, 건조, 균열, 부종, 딱지가 생기고 양쪽 입술 끝 부위가 짓무르며 갈색 침착이 생김)
- 손, 발의 비특이적 습진
- 두피 비듬
- 모공 주위 피부의 두드러짐
- 유두 습진
- 땀을 흘릴 경우의 소양증(가려움증)
- 백색 피부묘기증(긁으면 하얗게 변함)
- 피부단자시험 양성반응
- 혈청 면역글로불린 E(IgE)의 증가

- 피부 감염의 증가

③ 검사

아토피 피부염을 진단하기 위한 검사가 따로 존재하지는 않지만 아토피 피부염을 악화시키는 원인을 찾기 위한 검사를 한다.

원인 알레르겐(allergen)을 찾기 위한 검사로는 피부단자검사, 혈청 내 특이 면역글로불린 E 검사가 있으며, 혈청 내 총 면역 글로불린 E 검사, 혈액 내의 호산구 수의 측정, 음식물 경구유발검사, 첩포검사(과민성 반응의 원인을 시험하기 위한 검사. 원인으로 추정되는 물질을 등에 붙여 반응을 확인함), 세균 배양검사 등이 있다.

(5) 처방 및 해결 방법

피부과에서 처방하는 대표적인 약제는 경구용 항히스타민제와 국소용 스테로이드 연고제가 있다. 그러나 아토피는 만성적인 질환이기 때문에 국소 스테로이드제의 장기도포는 피부를 민감하게 만든다. 약의 사용과 더불어 피부의 보호막이 손상되지 않게끔 관리를 하는 것이 매우 중요하며, 환경적인 악화 요인인 온도, 습도 조절도 필수 요건이다.

(6) 치료

아토피 피부염을 치료하기 위해서는 건조한 피부의 보습, 피부염 치료를 위한 부신피질호르몬제, 면역조절제, 국소 면역조절제와 가려움증을 치료하기 위한 항히스타민제가 사용된다. 또한 피부 증상을 악화시키거나 유발하는 알레르겐, 자극 물질, 스트레스를 피하도록 하는 다각적이고 체계적인 치료가 필요하며, 환자의 특성에 따라 개별화된 치료를 시행해야 한다.

약물치료로는 국소 스테로이드, 국소 면역조절제, 전신 스테로이드제, 전신 면역억제제, 항히스타민제 , 그 외에도 광선 치료나 인터페론 감마, 감마 리놀렌산 등이 치료에 이용되기도 한다.

(7) 예방방법 및 식이요법

예방방법으로는 7가지의 방법으로 예방할 수 있다. 어떠한 피부 자극도 아토피 피부염을 악화시키는 요소가 될 수 있으므로 악화요인을 잘 이해하여 아토피 피부염의 악화를 예방해야 한다.

① 지나친 목욕, 과다한 비누 사용, 습도가 낮은 환경에서 악화될 수 있다.

② 면제품이 아닌 속옷, 거친 화학섬유 옷 등과 목욕 시 타올로 밀거나 손으로 긁는 자체가 병변을 유발 또는 악화시킬 수 있다.

③ 세탁 후 옷에 세제가 남지 않도록 잘 헹구는 것이 좋으며 모직이나 나일론 등의 합성섬유로 된 의류는 가능한 한 피하는 것이 좋다.

④ 가족 간이나 학교에서의 긴장 상태, 입시준비에 대한 긴장감 등 스트레스가 긁는 행위를 유발할 수 있다.

⑤ 피부 감염 특히 피부의 황색포도상구균(Staphylococcus aureus) 감염이 피부 병변을 악화시킬 수 있다.

⑥ 더운 실내 환경, 두꺼운 이불, 밀봉이 강한 의복, 기타 땀을 유발하는 상태와 고열 등이 아토피 피부염의 악화 요인이 된다.

⑦ 알레르겐(원인 알레르기 물질)이 악화시킬 수 있다. 아토피 피부염의 알레르겐으로는 집먼지 진드기가 중요하고, 일부에서는 음식물이 원인이다. 대표적으로 우유, 계란, 밀, 견과, 해산물 등이 있고, 식품첨가물, 방부제 등도 이에 속한다. 추정되는 물질을 먹은 후 30분에서 수시간 이내에 피부에 가려움증과 발진을 일으킬 수 있다.

식이요법으로는 다양한 음식물이 아토피 피부염을 일으키고 악화시킬 수 있으며 대표적으로 계란 흰자, 우유, 밀가루, 땅콩 등이 원인으로 알려져 있다. 하지만 직접 먹었을 때 증상의 악화가 없다면 그 음식물을 제한할 필요는 없다. 의심되는 음식물이 있으면 검사를 통해 원인 항원을 밝힐 수 있으며 검사에서 양성 반응이 나왔더라도 직접 먹었을 때 증상이 없다면 먹어도 된다. 특히 소아의 경우 심하게 음식물을 제한하는 경우 성장에 문제가 생길 수 있으므로 반드시 전문의와 상의해야 한다.

9) 과체중 및 비만

(1) 과체중이란?

과체중말은 신장에 대응하는 표준체중에 비해 현저히 큰 체중을 말한다. 생물학적과 영양학적으로 조합해보면, 체지방분이 많은 것이 비만이지만, 역도선수 등과 같이 골격근이 현저히 발달한 사람은 체지방률이 낮더라도 과체중이다. 이러한 경우는 비만과 구별하여 생각해야 하며, 실측한 체중이 표준체중의 10~20% 범위를 넘어선 상태. 소위, 약간 살이 찐 상태이다. 체중의 증가는 골격이나 근육이 발달하기 때문이라고 할 수 없고, 지방조직량의 증가에 기초한다. 과체중이 비만으로 이행하며, 흉곽의 운동제한에 의한 환기장애, 변형성 관절염이나 요통증 등 정형외과적 이상, 당뇨병이나 고지혈증의 내분비 대사 이상, 심비대나 고혈압증 등 여러 가지 합병증이 생길 확률이 높다.

(2) 비만

① 정의

비만인 경우 일반적으로 체중이 많이 나가지만 비만이 아니더라도 근육이 많은 사람은 체중이 많이 나갈 수 있기 때문에 체내에 지방조직이 과다한 상태를 비만으로 정의한다. 진단 시 신체비만지수(체질량지수, body mass index : 체중(kg)을 신장(m)의 제곱으로 나눈 값)가 25 이상이면 비만으로 정의한다(서양인은 30 이상이며, 인종 간의 차이를 고려하여 우리나라에서는 25 이상을 비만으로 정의함). 혈장으로부터 지방세포로 유입된 지방산과 포도당이 에스테르화하여 주로 중성지방의 형태로 축적된다.

② 원인 및 증상

원인으로는 소비에너지에 비해 섭취에너지가 많을 경우, 즉 과다 섭취할 경우 에너지 불균형에 의해 비만이 유발되며, 증상은 없다.

③ 진단 및 검사

진단은 체중을 측정하는 방법, 피부주름 두께 측정법(캘리퍼를 사용)이 있다. 비만도 지수를 평가하는 임상적인 방법에는 이상체중법(modified broca's method)으로 가장 쉽게 사용하는 방법이며 [신장(cm)-100]×0.9를 이상체중으로 계산하여 현재체중을 백분율화시키는 방법이다. 비만도=(실측체중-표준체중)/표준체중×100%로 계산한다. 체질량지수는 체중을 신장의 제곱으로 나눈 것이다. BMI는 체지방과 관련이 되며 상대적으로 신장에 영향을 받지 않는다. 정상은 BMI=20.1~25이며 과체중은 BMI가 25~29.9로 정의된다. 비만은 BMI가 30 이상인 것이며, 고도비만은 BMI가 40.1보다 클 때이다.

kaup지수는 2세 미만의 연령에서 사용하는 방법이며 18 이상이면 비만이다. 체중(g)/신장(cm)×100이다. Rohler지수는 학교에서 학생의 비만판정 지수로 많이 사용하며 체중(kg)/신장(cm)3×107으로 신장이 110~129cm에서 180 이상이고 130~149cm에서는 170 이상, 150cm 이상에는 160 이상을 비만으로 판정한다.

신체 비만지수(또는 체질량 지수, body mass index)가 25 이상일 때 비만으로 진단하며 (서양인의 경우 30 이상) 검사는 신체 비만지수는 몸무게(kg)를 키(m)의 제곱으로 나눈 값이다. 체중을 측정하는 방법, 피부주름 두께 측정법(캘리퍼를 사용)이 있다. 비만도 지수를 평가하는 임상적인 방법에는 이상체중법(modified broca's method)으로 가장 쉽게 사용하는 방법이며 [신장(cm)-100]×0.9를 이상체중으로 계산하여 현재체중을 백분율화시키는 방법이다. 비만도= (실측체중-표준체중)/표준체중×100%로 계산한다. 체질량지수는 체중을 신장의 제곱으로 나눈 것이다. BMI는 체지방과 관련이 되며 상대적으로 신장에 영향을 받지 않는다. 정상은 BMI=20.1~25이며 과체중은 BMI가 25~29.9로 정의된다. 비만은 BMI가 30 이상인 것이며, 고도비만은 BMI가 40.1보다 클 때이다.

④ 비만의 종류

♠ 비만이 발생한 시기로 종류를 나눌 경우 : 소아비만 // 성인비만

♠ 지방조직의 형태에 따라 종류를 나눌 경우 : 지방세포비대형 // 지방세포증식형

♠ 지방의 신체외적인 분포에 따라 : 상체비만 // 하체비만

♠ 지방의 체내분포도에 따라 : 내장지방형 // 피하지방형

♠ 비만의 원인에 따라 : 단순비만 // 증후성비만

⑤ 치료 및 예방방법

생활 습관을 개선하여 식사량을 줄이고 운동량을 증가시키는 것과 더불어 행동요법이 필요하다. 식이 요법은 칼로리 섭취를 줄이는 것이 가장 중요한데, 평소에 섭취하던 열량보다 500~1000kcal 정도를 덜 섭취하도록 권장하고 있으며, 최근에는 식사 중의 영양소 조성에 따라 체중 감소 효과에 차이가 있다고 알려지고 있다. 운동은 체중이 줄어든 후 다시 증가하지 않도록 하기 위한 것이므로 매우 중요하다. 치료 효과가 나타나기 위해서는 적어도 매일 30분 정도의 운동이 필요하다.

이러한 생활 습관 개선 이외에도 약물을 통해 비만을 치료하기도 한다. 비만 치료에 사용되는 약물의 종류는 크게 식욕억제제와 지방의 흡수를 저해하는 약으로 나눌 수 있고, 장기간 사용이 허가된 약물은 시부트라민(sibutramine)과 오르리스타트(orlistat) 두 가지가 있다.

시부트라민은 식욕억제제의 일종으로 1년 동안 복용할 경우 평균적으로 약 5~9%의 체중을 줄여준다. 그러나 약으로 인해 두통, 구갈(심한 갈증), 불면증 및 변비 등의 부작용이 발생할 수 있고, 혈압과 맥박수가 다소 증가할 수 있기 때문에 주기적으로 혈압과 맥박수를 체크해야 한다. 따라서 혈압이 잘 조절되지 않는 고혈압 환자의 경우에는 비만 치료제로 시부트라민을 처방하지 않는다.

오르리스타트는 지방분해효소의 억제제로 체내에서 지방이 소화되지 못하도록 하는 약이다. 따라서 섭취한 지방의 약 30%는 소화 및 흡수되지 않고 그대로 몸 밖으로 배출된다. 부작용으로 대변이 자주 마렵거나 지방변 등이 나타날 수 있지만 이러한 증상은 환자 스스로가 섭취하는 지방의 양을 조절함으로써 완화될 수 있다. 지방 흡수율의 감소로 인해 장에서의 지용성비타민의 흡수율도 떨어질 수 있으므로 추가로 종합비타민제를 복용하는 것이 좋다. 수술은 심한 비만 (BMI ≥ 40Kg/m²)인 환자에서 시행하며 체중을 감소시키는 효과가 뛰어난 편이다.

⑥ 경과 및 합병증

비만으로 인해 당뇨병 및 고지혈증이 생길 가능성이 높아지고, 성기능 장애, 관절염, 심혈관계 질환의 발병 위험이 커진다. 담석증이 생길 수 있으며 일부의 경우 암의 발생과도 연관이 있다.

PART 4.

보건 관리

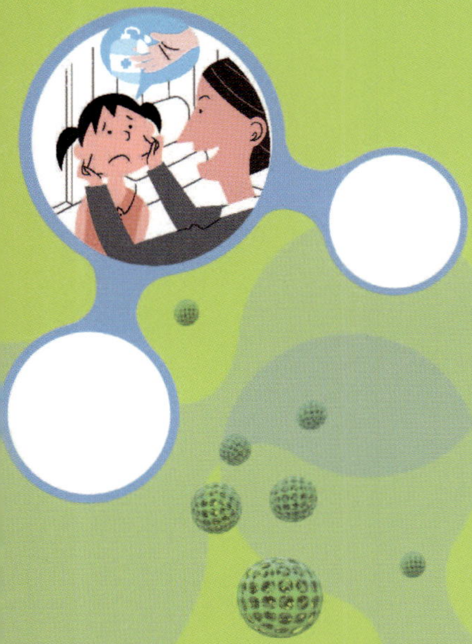

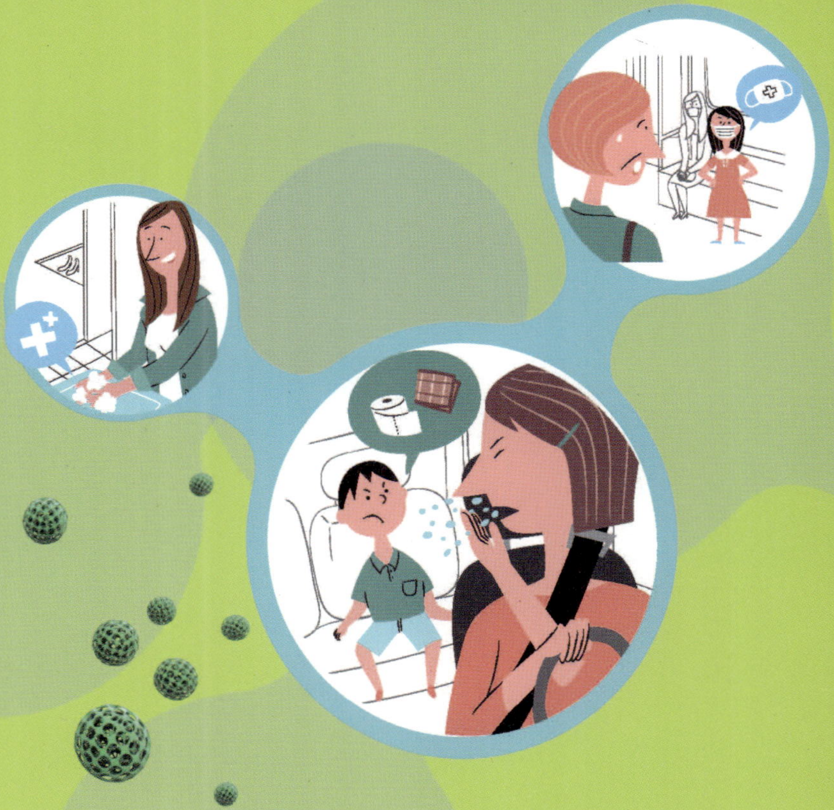

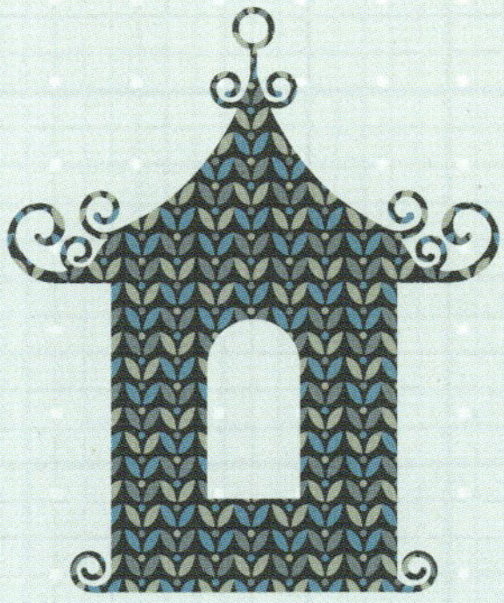

Chapter 9. 보건교육

1. 보건교육의 개념

"공중보건을 보건봉사, 법규에 의한 규제 및 보건교육으로 분류하였을 때 이 중 가장 중요한 것이 보건교육"이다(보건행정학자 Gaylord W. Anderson).

이 보건교육이란 세계보건기구(WHO)가 규정한 건강의 의미를 교육적 활동을 통해서 실현해가고자 하는 건강생활에 관한 교육 활동으로 개인이나 집단의 건강과 관계되는 지식, 태도, 행동에 영향을 미칠 목적으로 학습 경험을 베풀어주는 과정으로 정의된다{(미국 학교보건 교육용어 제정위원회(A Joint Committee on Terminology in School Health Education)}. 따라서 보건교육은 어디까지나 인간 자체의 태도와 행동 변화에 그 초점을 둔 것이며 일방적인 교육이 아니라 교육을 받는 사람들의 의견을 참작하고, 충분한 토의와 자발적인 활동을 촉구하는 방법으로 이루어지는 것이 바람직하다.

2. 보건교육의 방법

보건교육의 방법은 내용이나 목적에 따라 다양하게 구분할 수 있다.

교육대상자의 수나 보건교육을 담당하는 교육자의 언행의 근원에 따라 전자는 개인접촉방법 · 집단접촉방법 · 대중접촉방법으로 나눌 수 있고, 후자는 일방식 교육방법과 왕래식 또는 대화식 교육방법으로 구분할 수 있다. 그리고 일방식과 왕래식 2가지를 절충한 절충식 교육방법으로 크게 나눌 수 있다.

1) 개인접촉방법

개인접촉방법은 노인층이나 저소득층에 적합한 방법으로, 가정방문, 면접, 예방접종, 위생지도, 환자와 의사와의 관계 등의 방법으로 보건교육이 이루어진다.

개인접촉방법에서 주의하여야 할 사항으로는 첫째, 피교육자로부터 신뢰를 얻도록 하여야 한다. 둘째, 성의와 봉사로서 대해야 하고 온화한 분위기 속에서 피면접자의 의사를 충분히 표현할 수 있도록 도와주어야 한다. 셋째, 화제(줄거리)에서 벗어나지 않도록 하고 급격한 질문이나 대답을 강요하지 않도록 한다.

2) 집단접촉방법

집단접촉이란 2명 이상 일정한 수의 집단을 대상으로 하는 방법이다. 집단접촉방법으로는 ① 좌담회 형태의 모임, ② 일방적인 보건교육으로서의 집회, ③ 집회의 효과를 높이기 위한 방법(심포지엄, panel discussion, buzz session, role playing 등), ④ 반상회 · 청년회 · 강습회 및 부녀회, ⑤ 전람회, ⑥ 견학 등의 방법이 있다.

3) 대중접촉방법

신문기사, TV, 라디오, 포스터, 전시 등의 대중 매개물을 통하여 대중에게 교육을 하는 방법이다. 이 방법은 비교적 적은 비용으로 많은 사람에게 접촉하는 방법이다.

4) 일방식 교육방법(one-way method)

강의, 유인물, 영화, 포스터, TV, 신문 등과 같이 교육자가 어떤 내용을 피교육자에게 일방적으로 가르치며 지식을 피교육자에게 주입하는 형태의 일방식 또는 교훈식 방법이다. 이러한 교육방법의 경제적인 면은 한 사람이 여러 사람을 교육시키기 때문에 있으나 개별적 교육이 어렵고 자발성이 결여될 우려가 있다는 단점이 있다.

5) 왕래식 교육방법(two-way method)

집단토의, 면접, 위원회 또는 협의회 활동, 좌담회 등과 같이 왕래식 또는 대화식 방법으로 피교육자가 어느 정도의 보건교육을 하고자 하는 내용에 대해서 지식이 있다고 보고 상호의견을 교환하면서 정리하고 같이 행동하면서 교육하는 방법이다. 일방식 방법에 비해 발달된 교육형태로 일방식 교육방법보다 시간과 경비가 많이 든다.

6) 절충식 교육방법

일방식 교육방법과 왕래식 교육방법 2가지를 절충한 교육방법으로 크게 단체활동을 통한 교육방법과 연극적 활동을 통한 교육방법으로 구분할 수 있다.

7) 단체활동을 통한 보건교육

교육효과를 높이기 위해 단체활동 등을 통해 할 수 있는 보건교육 방법들로는, 문제해결활동, 배심토의(panel discussion) 분단토의(buzz session), 브레인스토밍(brainstorming), 사례연구(case study), 심포지엄(symposium), 세미나 협의회 운영 등이 있다.

8) 연극적 활동을 통한 보건교육

그 사람의 입장이나 처지를 이해할 수 있는 역할극(role playing)이나, 단체에 의해서 표현되는 연극의 한 형태인 사회극(socio-drama)이 있다.

3. 보건교육매체

1) 보건교육 매체의 선택 기준

(1) 공간성과 지각성

라디오, 전화, 간행물, 미술, 영화, TV 등이 있다.

(2) 참여

매체를 선택하여 대상자를 참여하도록 한다.

(3) 속도

TV와 라디오 등 공중파 방송이나 영화나 책자 등이 있다. 감염병이 유행시에는 속도가 빠른 TV, 라디오, 일간지를 매체로 활용하는 것이 바람직하다.

(4) 지속성

매체를 선택할 때에는 지속적으로 활용하여 교육자가 인식할 수 있어야 한다.

2) 보건교육 매체의 종류

(1) 직접 시각적 효과를 가져오는 매체

표본, 모형, 괘도, 실균, 환등기, 영화, 인형극, TV 등이 있다.

(2) 읽는 매체

팸플릿(pamphlet), 리플릿(leaflet), 광고지, 안내지, 정기 간행물, 편지, 신문 등이 있다.

(3) 대중매체

신문, 라디오, TV, 잡지 등이 있다.

(4) 기타매체

게시판, 유선방송, Tape recorder 등이 있다.

매체를 이용할 때는 교육 대상들의 특징을 구분하여 일정 집단에 알맞은 매체를 되도록 다수의 인원에게 집중적으로 사용하는 것이 효과적이다.

4. 보건교육의 대상

보건교육은 가정보건교육, 학교보건교육, 지역사회보건교육 및 전문적 보건교육 등 크게 4가지로 나눌 수 있으며 이에 따라 교육의 주체, 대상자, 제공자 등이 각기 상 이하다.

1) 가정보건교육

가정에 있어서의 보건교육은 주로 부모가 취학 전 어린이에게 건강에 관한 지식을 전하고 부모 스스로가 건강한 행동 또는 생활을 실천하는 데 있다.

2) 학교보건교육

학교보건교육은 학교에서 이루어지는 보건교육이며, 보건수준이 낮은 저개발국가에서는 학교보건교육의 개발과 추진은 학교를 중심으로 한 지역사회 및 그 나라의 보건향상에 크게 기여하게 된다.

3) 지역사회보건교육

지역주민 또는 지역사회 내 각 기관 및 단체를 대상으로 하는 보건교육을 말한다. 그 전에는 주로 대중매체를 통한 지식의 전달의 위주이었으나 대인접촉이나 지역사회의 조직을 통한 방법에 중점을 두어야 한다.

4) 전문적 보건교육

보건교육의 전문적 또는 직업적 훈련에 있어서 보건업무에 종사하는 보건요원의 훈련기관으로는 보건복지부의 소속기관인 국립보건원이 있다. 그리고 각 보건교육을 전공하는 전문대학, 대학 및 보건대학원이 보건에 관한 교육을 하고 있다.

구 분	학교 보건	산업 보건	지역사회 보건	보건 의료
대상자	학생	근로자	지역사회주민	환자 및 가족
제공자	교직원	임직원	전문보건의료인	의료인
주체	학교	직장	공공 · 민간조직	보건소·의료기관 등
내 용	정규교육 수시교육	안전교육 건강교육 산재예방치료	개인 집단 지역사회조직	처방순응교육 가족교육 재활교육

5. 보건교육의 계획과 평가

1) 보건교육 계획

보건교육은 어떤 개인의 노력만으로 이루어질 수 없으며, 공중보건에 종사하는 모든 보건요원의 공동노력에 의해서만이 가능한 것이다.

(1) 보건교육계획 수립시 고려할 사항

보건교육사업을 계획할 때 고려해야 할 사항은 다음과 같다.

① 보건교육의 목적을 구체적으로 설정해서 계획하여야 한다.

② 보건교육 대상자의 입장에서 계획되어야 하는데, 이를 위하여 성별 · 연령별 · 사회적 계층별 · 직업의 종류별 · 생활양식 등에 따른 보건문제를 파악해야 한다.

③ 일반 공중보건 사업계획과 병행해서 계획해야 한다.

④ 보건교육에 참여할 수 있는 모든 보건요원의 팀워크가 잘 이루어지도록 계획되어야 한다.

⑤ 보건교육의 전달매체를 잘 활용할 수 있도록 계획되어야 한다.

⑥ 6하 원칙에 의거하여 실제적이고 구체적인 계획을 세워야 한다.

⑦ 일방적인 교육이 아니고 토론, 상담, 협력 등의 방법을 적절하게 활용하고 대상에 따라서 교육방법이 맞게끔 계획되어야 한다.

⑧ 보건교육에 참여하는 인원과 예산을 정확하게 파악하고 계획되어야 한다.

⑨ 보건교육의 성패 판정의 평가방법이나 사업의 진도를 측정할 수 있는 척도는 마련되었는가를 확인하고 계획을 세워야 한다.

그림 9-1. 교육 계획 과정

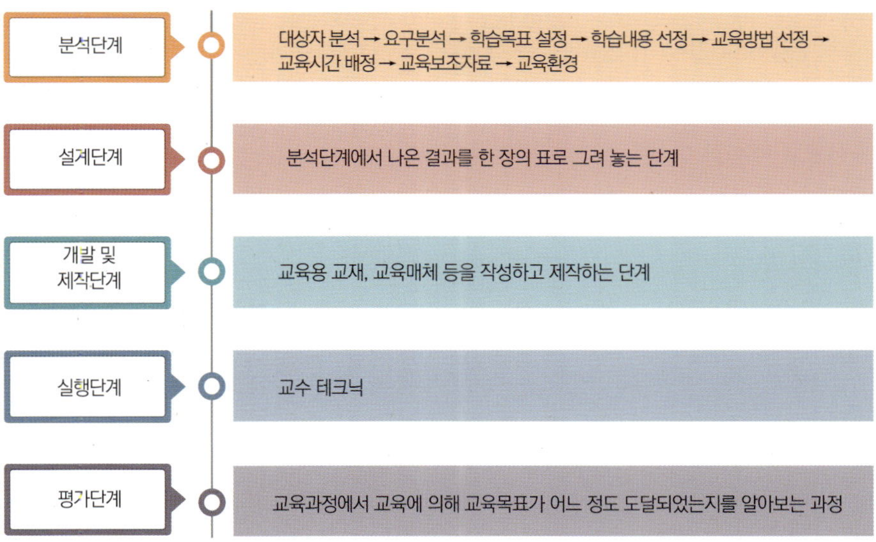

2) 보건교육의 평가

보건교육을 실시하는 데 있어서 계획, 실시, 평가는 항상 밀접하게 공존하여야 한다. 계획은 반드시 평가기준을 고려하여 계획되어야 하며, 계획을 세운 뒤에는 이를 실천하고 곧이어 평가가 잇따라야 하며, 그 평가결과는 다시 계획에 적용할 수 있도록 환류(feedback)되어야 한다.

보건교육의 평가는 명확한 기준과 목표를 설정하여 실시하여야 하며, 활동의 양보다는 질적인 평가가 이루어져야 한다. 평가는 사업의 끝에서만 실시되는 것이 아니고 사업의 처음과 진행 중에도 수시로 행해져야 하며, 최종적으로 사업이 종결될 때 사업의 목표달성과 결과를 평가하는 것이다.

(1) 평가원칙

보건교육의 평가원칙에는 다음과 같은 것들이 있다.

① 평가는 명확한 목표하에 계속적으로 시행되어야 한다.

② 평가는 객관적이어야 하며, 장단점을 명확하게 지적하여야 한다.

③ 평가는 계획에 관계된 사함, 사업에 참여한 사람, 기타 평가에 영향을 받을 사람에 의해서 행해져야 한다.

④ 평가자료 및 보고서는 누구나 알기 쉽게 정리되어야 하며 미래의 보건교육자료로서 효율적으로 활용될 수 있도록 하여야 한다.

(2) 평가방법

보건교육의 평가방법으로는 시찰, 관찰, 면접, 회합, 문제토의, 질문지, 대조표, 기록서와 보고서, 조사, 사진, 보건검사와 감정표, 능력 있는 관찰자의 의견, 통계자료 등이 이용된다.

(3) 평가내용

보건교육의 평가 내용에는 비용과 질 효과 등 자재에 대한 평가와 교육에 대한 문제 설정이나 활동범위에 대한 적절성 여부, 교육방법, 참여자의 협조 등에 대한 교육활동에 대한 평가 그리고 교육에 참여한 인원수와 같은 양적 결과 혹은 전문가의 견해 및 여론조사 등과 같은 보건교육의 질적 결과, 보건문제에 대한 지식, 태도, 습관 등의 변화 정도 그리고 이환율, 사망률 등의 보건지표를 통한 전체적인 보건수준의 변화 등과 같은 교육결과에 대한 평가 등이 속한다.

Chapter 10. 학교보건

1. 학교보건의 개념

학교보건이란 학교의 학교보건 대상자인 학생과 교직원이 건강하고 안전하게 생활할 수 있도록 그들의 질병과 사고로부터 예방하고, 건강을 보호 · 유지 · 증진하게 함으로써 학교교육의 능률화 도모를 목적으로 하는 보건학의 한 분야이자 사업을 말한다.

2. 학교보건의 중요성

학교보건은 포괄적인 건강사업으로, 학교보건사업의 중요성은 미래의 국가를 책임질 학생들의 건강은 모든 이들의 중대한 관심사이기도 하다.

① 학생인구는 전체 인구의 1/40이나 되는 대상인구가 많은 거대집단이다.

② 학생을 통해 지역사회 및 가족에게 간접적 보건교육을 실현할 수 있다.

③ 학습 의욕이 강한 학생들은 보건교육의 효과를 높일 수 있으며 일찍부터 보건에 관한

지식을 생활화하기 쉽고, 교직원은 지역사회에서 지도적 입장에 있고 지역주민과의 접촉 기회가 많으므로 교직원을 통한 보건지식의 파급효과도 크다.

⑤ 학교 보건을 통한 학생들의 신체적 · 정신적인 건강증진은 지역사회 주민의 건강으로 이어질 수가 있다.

3. 학교보건 서비스

학교보건서비스는 학교신체검사 및 건강검진, 감염병 관리, 학교급식, 학교 내 환자관리 등을 통해 학생과 교직원의 건강관리를 하는 것이다. 학생의 건강은 3월초 개학과 더불어 신입생의 건강상태와 재학생의 요양호학생 등을 파악하는 기초평가와 4~6월경 학생신체검사로 정규평사에 의해 평가되고 그 결과에 따라 적절한 관리가 이뤄지고 있다.

1) 학교 신체검사 및 건강검진

학생신체검사에는 체격검사, 체질검사 및 체력검사가 있다. 전 학생에게 매년 1회 실시하는데, 초등학교 4학년과 중학교 1학년 및 고등학교 1학년 학생에 대한 신체검사(체격 및 체질검사)는 의료기관에서 건강검진으로 실시하고 있다. 교직원의 신체검사는 국민건강보험법에 의한 건강진단으로 이에 갈음할 수 있다.

(1) 신체검사

신체검사의 항목에는 가슴둘레, 앉은키, 키, 체중 측정의 4종류가 있으며, 검사의 목적은 학생이 자신의 성장과 안녕에 관심을 갖도록 하는 것이다. 한국발육표준치와 비교하여 발달 정도를 확인하며, 소아 비만학생을 선별하여 관리한다.

(2) 체질검사 및 각종 검사

학교보건법에 의거 위촉된 학교의사(치과의사 및 한의사 포함)로 하여금 체질검사를 실시하도록 하며, 검사항목은 영양상태, 척추, 가슴통, 눈, 귀, 코, 모, 피부 및 구강, 호흡기 기관능력, 정신장애, 언어장애, 알레르기성 질환 등이다. 병리 검사로는 소변검사를 초 · 중 · 고 전 학년(초 4, 중 · 고1은 제외)에 대해 실시한다.

특히 척추검사 인 등심대검사(전방굴곡검사 : forward bending test)를 실시하면 '척추 측만증' 학생의 조기에 발견이 가능하며, 1차 체질검사 및 각종 검사결과 이상이 있다면 정밀검사를 실시하도록 한다.

표 10-1. 체질검사

검사 항목		체질 검사 방법
눈	시력	- 공인시력표에 의한 검사 - 시력을 교정하는 경우에 교정시력을 검사
눈	색각	- 공인색각표에 의한 검사
눈	눈병	- 결막염 등 검사
귀	청력	- 청력계 등에 의한 검사
귀	귀병	- 중이염 등 검사
코, 목		- 비후성비염, 부비동염, 편도선 비대, 경부 임파절 증대 및 갑상선비대 등 검사
피부		- 백선, 기타 감염성 피부질환 등
구강	치아 상태	- 치아우식증으로 인한 치료할 치아, 빠진 치아
구강	구강 상태	- 치주질환, 부정교합 등 기타 질환
척추		- 척추형태 및 질병검사
가슴통		- 가슴 형태 및 발육정도
영양 상태		- 피부의 색, 피하지방의 충실도 및 뼈의 발달정도 검사
기관 능력		- 호흡기, 순환기, 비뇨기, 소화기 및 신경 계통 검사
정신상태		- 정신병적 및 심리학적 검사 - 정신병학적 검사는 유전성 소인여부를 검사하되, 전문가의 협조를 받아 검사할 수 있음
언어장애		- 발음결함 또는 발음장애 검사
알레르기성 질환		- 코, 기관지 및 피부 등 검사

검사 항목	체질 검사 방법	
각종검사 소변검사	초 . 중 . 고 전 학년 (초 4, 중 . 고1은 제외)	당, 단백, 당/단백양성, 잠혈, 산도
혈액형 검사	초 1학년, 재학생 중 미검자	ABO 및 Rh 타입
결핵검사	고 3학년	흉부 X-선 간접촬영 및 판독 (결핵 및 척추 이상 여부)

(3) 학생건강검진

초등학교 4학년, 중학교 1학년 및 고등학교 1학년 학생에 대한 신체검사는 국민의료보험법에 의한 건강진단지정 의료기관에서 체격 및 체질검사를 실기한다(학교신체검사규칙).

건강검진을 실시하는 목적은 만성질환을 일으킬 수 있는 위험요소나 신체변화를 조기발견, 이에 대해서 건강한 삶을 유지할 수 있는 생활습관 등을 매우고 실천할 수 있는 기회를 갖도록 하는 것이다.

모든 병은 일단 발병하게 되면 완전히 치료되기까지 오랜 시간과 엄청난 비용이 필요로 하므로 정기적 검진을 통해 질병을 조기에 발견해 치료하는 것이 최상의 예방법이자 치료법이라고 볼 수 있다.

표10-2 1차 학생건강검진 대상 및 종목

검진명	검진대상	검진종목
초등학교 종합검진	초 4학년	체격 . 체질, 구강, 소변(5종), 혈색소, 혈당, 총콜레스테롤, SGOT/SGPT, 간염(항원, 항체), 심장기능검사
중학교 종합검진	중 1학년	체격 . 체질, 구강, 소변(5종), 혈색소, 혈당, 총콜레스테롤, SGOT/SGPT, r-GPT, 흉부X-선 검사
고등학교 종합검진	고 1학년	체격 . 체질, 구강, 소변(5종), 혈색소, 혈당, 총콜레스테롤, SGOT/SGPT, r-GPT, 흉부X-선 검사, 심장기능검사
특수학교 종합검진	특수학교 학생	학교별 특성에 따라 검진종목 선정

(4) 체력검사

① 대상

체력검사는 초등학교 제5,6학년 학생과 중 · 고등학교 학생에 대하여 실시하되, 심장질환 등 신체 허약자와 지체부자유자에 대하여는 실시하지 아니할 수 있다.

② 체력검사의 항목

체육교사가 주관하여 실시하며 달리기, 제자리 멀리뛰기, 팔굽혀펴기(중 · 고등학교 남학생에 한한다), 팔굽혀 매달리기(중 · 고등학교 여학생에 한한다), 윗몸일으키기, 앉아서 윗몸앞으로굽히기 및 오래달리기 · 걷기 등이 있다.

(5) 신체검사 및 건강검진 결과 처리

학생 건강상태의 평가 결과에서 학생의 건강에 저해되는 특수상태의 결점이 발견되면 양호교사는 학생건강기록부에 정확히 기록하고, 학생 또는 보호자에게 열람시킨다(학생신체검사규칙). 각 학교마다 다르지만 보건교육을 강화하며 그 외에 소아 비만 및 당뇨 학생을 위한 성인병 예방관리프로그램 운영, 심장병 · 백혈병 · 암 등 각종 난치병 학생을 후원기관과 연결하는 노력 등을 하고 있다.

교직원의 신체검사 또는 신체검사에 갈음하는 건강진단의 결과에서 교직원에 대한 질병의 치료 및 근무여건의 개선 등이 필요할 때에 학교장은 조치를 취하여야 한다(학교보건법).

2) 감염성 질환 관리

오늘날 감염성 질환의 발생이 계속 감소되고 있음에도 불구하고 학교는 많은 학생들이 밀집해서 공동생활 특성상 감염성이 발생하면 급속도로 전파되기 때문에 감염병 질환 관리를 소홀히 할 수는 없다.

학교보건 대상 인구에 대한 면역 증진 및 감염병 예방 보건교육, 감염성 질환의 조기 발견, 신고 및 학생조치 등을 효과적 조절을 함으로써 감염성 질환의 관리를 하는데 일차적 관심은 사전 예방에 두어야 한다.

(1) 예방접종

현재 학생이 입학한 날로부터 90일 이내에 예방접종 완료 여부를 초등학교장은 검사해야 하지만 (학교보건법) 앞으로는 예방접종기록 제출을 의무화해야 할 것이다.

학생의 감염병 관리는 입학하는 대부분의 신입생은 영유아기에 예방접종을 마친 상태이므로 학령기에 추가되는 예방접종 프로그램에 따르고, 감염병 예방 교육을 실시한다. 예방접종 상황과 실적 등을 보건일지에 적어서 5년간 기록 보존한다.

정기예방접종으로는 디프테리아, 파상풍, 폴리오, 결핵, 홍역, B형 간염, 백일해, 유행성 이하선염, 풍진, 수두, 기타 보건복지부장관이 감염병 예방을 위하여 필요하다고 인정하여 지정하는 감염병이 있다. 임시예방접종으로는 예방접종에 관하여 보건복지부장관의 명령이 있거나 또는 감염병 예방 상 필요가 있다고 인정할 때 시정, 군수, 구청자이 보건소를 통하여 시행하는 감염병이며 일본뇌염, 장티푸스, 인플루엔자, 신증후군출혈열(유행성출혈열)등이 현재 실시되고 있다.

(2) 감염성 질환의 조기 발견

1군 감염병 환자 또는 의사 환자, 집단식중독 및 설사환자 및 집단발병 양상이 있는 경우(2 · 3 · 4군 감염병과 그 외 감염병)는 신고를 해야 한다. 학령기에 흔한 감염성 질환은 세균성 이질, 수두, 홍역, 성홍열, 풍진, 인플루엔자, 유행성 이하선염, 디프테리아, 결핵, 일본뇌염, 장티푸스 등으로 모두 예방이 가능한 감염성 질환이다.

(3) 감염병 발생시 조치

학교장은 건강검사 결과 또는 의사의 진단결과에 의하여 감염성이 강한 질환에 감염되었다고 인정되는 학생과 교직원에 대해서 사유와 기간을 명시하여 등교를 중지시킬 수 있다(학교보건법과 시행령, 초중등교육법). 그리고 학교는 감염병 발생에 대해 교육청에 보고 및 방역당국에 신고하며, 보고를 받은 교육청은 조치사항을 시달하고 방역당국은 역학조사 및 방역을 실시함으로써 신속한 방역체계가 구축되도록 한다.

신고 의무자는 학교장이며, 환자의 일반적 사항(성명, 주소, 생년월일, 성별), 환자의 주요증상(사망자인 경우 사망 이전의 주요증상), 환자 또는 사망자의 발병 연월일 등의 내용을 신고한다.

표 10-3. 학교에서 많이 발생하는 감염병 질환의 역학

병 명	병원체	감염경로	감염기간	학교장판단에 의한 등교정지기간	잠복기
인플루엔자	인프루엔자 바이러스	비인두분비물, 객담 →비말감염	발병 후 3~4일	해열된 후 2일이 경과할 때까지	24~27 시간
홍역	홍역바이러스	비인두분비물 → 비말감염	발진출현 전 5일, 출현 후 3~4일	해열되고 3일이 지난 후	10~11 일
풍진	풍진바이러스	인두분비불 → 비말감염	발진출현 전 7일, 출현 후 7일	발진이 없어질 때까지	14~18 일
유행성 하선염	멈프스 바이러스	타액으로 인한 → 비말감염	타액선 종창전 7일, 종창 후 9일	이하선 종창이 없어질 때까지	16~18 일
수두	수두바이러스	인두분비물에 의한→비말감염	발진출현 전 1일, 모든 발진이 딱지가 앉을 때	모든 발진이 딱지가 앉을 때까지	13~16 일
유행성 결막염	아데노 바이러스	인두분비물, 눈꼽, 분변	인두로부터 약 2주일 분변으로부터 3~4주간 균배출	주요증상이 사라진 후 2일이 경과할 때까지	2~3일
성홍열	A군B군용혈성 연쇄상구균	인두를 통한 → 비말감염	2~5일	치료를 시작하고 낙설기가 지날 때까지	2~4일

(4) 학교보건의 직무 담당 인력별 직무

학생 및 교직원의 보건 관리를 담당하는 학교 의사, 학교 약사 및 양호교사를 둔다.

① 18학급 이상인 초등학교 - 의사 1인, 약사 1인, 양호교사 1인을 둔다.
18학급 미만인 초등학교 - 의사 · 약사 중 1인, 양호교사 1인을 둔다.

② 9학급 이상인 중 · 고등학교 – 의사 1인, 약사 1인, 양호교사 1인을 둔다.

9학급 이상인 중 · 고등학교 – 의사 · 약사 1인, 양호교사 1인을 둔다.

③ 대학 · 사범대학 · 교육대학 · 전문대학에는 학교 의사 1인, 학교 약사 1인을 둔다.

④ 특수학교 및 각종 학교에서는 학교 의사, 약사 및 양호교사를 둔다.

표 10-4. 학교보건의 직무 담당 인력별 직무

구분	직무
학교의사	① 학교보건계획의 수립에 관한 자문 ② 학교환경위생의 유지관리 및 개선에 관한 자문 ③ 학생 및 교직원의 건강진단과 건강평가 ④ 각종 질병의 예방처치 및 보건지도 ⑤ 학생 및 교직원의 건강상담 ⑥ 기타 학교의 보건관리에 관한 지도
학교약사	① 학교보건계획의 수립에 관한 자문 ② 학교환경위생의 유지관리 및 개선에 관한 자문 ③ 학교에서 사용하는 의약품 및 독극물의 관리에 관한 지문 ④ 학교에서 사용하는 의약품 및 독극물의 실험, 검사 ⑤ 기타 학교보건관리에 관한 지도
보건교사	① 학교보건계획의 수립 ② 학교환경위생의 유지관리 및 개선에 관한 자문 ③ 학생 및 교직원의 건강관찰과 학교의사의 건강상담, 건강 평가 등의 실시에 관한 협조 ④ 신체허약 학생에 대한 보건지도 ⑤ 보건지도를 위한 학생가정의 방문 ⑥ 교사의 보건교육에 관한 협조와 필요시의 보건교육 ⑦ 양호실의 시설, 설비 및 약품 등의 관리 ⑧ 보건교육 자료의 수집, 관리 ⑨ 학생 건강기록부의 관리 ⑩ 다음의 의료행위(간호사 면호를 가진 자에 한한다) 가) 외상 등 흔히 볼 수 있는 환자의 치료 나) 응급을 요하는 자에 대한 응급처리 다) 상병의 악화방지를 위한 처치 라) 건강진단 결과 발견된 질병자의 요양지도 및 관리 ⑪ ① 내지 ④의 의료행위에 따르는 의약품의 투여 기타 학교의 보건관리

4. 학교급식

1) 학교급식의 중요성

학교급식은 학생들의 체위향상과 영양을 개선하여 건강을 유지 · 증진시키기 위한 보건교육 활동 중에 가장 중요한 의미를 지니며, 그 자체가 교육의 현장이기 때문에 급식관리는 학교급식의 의미와 목표를 올바로 이해하고 교육적 효과를 이룰 수 있도록 조리장 및 조리기구의 위생관리, 식품의 위생, 영양관리 등 식품위생 전반에 걸쳐 위생관리를 철저히 하여야 하겠다.

2) 학교급식의 목적

① 학교급식이 학생층에 필요한 연령에 맞는 영양을 공급할 수 있도록 하며 합리적인 영양섭취로 건강을 증진시키고 체위를 향상시킬 수 있도록 한다(건강적인 측면).

② 학교급식을 통해 질서의식과 예절교육이 이루어지고 규칙적인 생활을 습관화하며, 바람직한 식습관 형성을 통해 철저한 위생관념을 확립시킨다. 나아가서는 이를 통해 학습의 효율을 상승시킨다(교육적 측면).

③ 최소의 경비로 최고의 영양식을 공급하도록 급식이 이루어지고 농수산물의 구조개선 촉진 및 식품의 생산과 소비에 관한 지식습득을 통한 국민 식생활 개선을 목적으로 하고 있다(경제·사회적 측면).

3) 학교급식의 역사

학교급식의 무상제공은 독일에서 865년 이후부터 시작되었다. 1889년 영국은 런던 학교급식위원회를 설립하여 학교급식을 실시하였고, 1944년에는 학교급식법을 제정하였다. 런던은 1970년대에 국가적 지원 아래 완전한 학교급식이 실시되어 오고 있다.

미국의 경우 1938년에 잉여농산물을 학교급식용으로 무상 배급하였고, 1946년에는 "학교급식은 국가안전보장의 일환으로 실시한다."는 학교급식방법을 제정하여 법으로 그 중요성을 선언했으며, 일본의 경우는 1954년에 학교급식법을 제정하였고 1956년부터 학교급식을 실시하여 초등학교 학생의 약 90% 이상이 급식을 하고 있다.

우리나라의 경우는 1953년 UNICEF가 전쟁으로 인한 결식아동을 돕기 위해 학교급식은 구호책의 일환으로 실시하였다. 1953년부터 1972년까지 주로 전재(戰災)아동이나 극빈아동에 대한 구호책으로 참다운 학교급식이 되지 못하였으나 UNICEF, CARE 및 USAID 등의 원조양곡을 받아서 학교급식을 실시하였다. 1977년 9월 학교급식으로 인한 식중독 사건으로 학교급식은 일시 중단되었다가 1978년부터 국가의 경제적 지원 아래 시범학교를 지정해서 학교급식 시설을 갖추고, 영양사를 두고, 학교에서 조리하여 완전 영양급식이 되도록 실시하게 되었다. 1981년 1월 29일 학교급식법이 제정되어 학교급식은 그 대상을 1차적으로 초등학교 재학생으로 하여 실시하고 있다.

5. 학교환경위생 관리

1) 학교환경 관리

성장기인 학생은 대부분의 활동시간을 학교에서 보내기 때문에 학교환경이 학생의 건강과 교육에 지대한 영향을 주고 있다고 할 수 있다. 그러므로 학교환경의 관리는 학생과 교직원에게 쾌적한 환경을 제공함으로 건강 보호·증진하고 학교교육의 능률화에 기여한다. 단지 물리적 환경 뿐만이 아니라 사회적·정신적 환경까지 포함하여 현재 영향을 미치고 있는 것, 미래에 영향을 미칠 가능성이 있는 요소까지 포괄적으로 포함해야 한다. 우선 학교환경관리는 다음과 같이 학교환경 위생정화와 학교보건 환경관리로 나눌 수 있다.

(1) 정화구역 설정 및 공고

학교보건법시행령 제3조의 규정에 의하여 교육감은 학교의 보건·위생 및 학습환경을 보호하기 위해 학교환경위생 정화구역(절대, 상대)을 반드시 설정 공고해야 한다. 정화구역을 설정한 때는 그에 관한 사항을 특별시장·광역시장 또는 도지사에게 알리고, 그 설정일자 및 설정구역을 20일 이상 공고하여야 하며 교육감은 설정권한을 교육장에게 위임한다. 절대정화구역은 학교출입문으로부터 직선 거리로 50미터까지의 지역을 말하며, 상대정화구역은 학교경계선으로부터 200미터까지의 지역 중 절대정화구역을 제외한 지역이다.

(2) 정화구역 관리와 정화 요청

교육장 및 학교장은 정화구역 안에서의 금지행위 및 시설을 방지하기 위한 정기적이고 지속적인 지도, 점검으로 사후관리를 철저히 해야 하며, 정화구역 안에서의 금지행위 및 시설이 발생 시 관계행정기관에 정화를 요청할 수 있고 정화요청을 받은 관계행정기관은 정화 조치를 한 경우에 그 결과를 당해 교육장에게 알려야 한다(학교보건법 시행령).

학교위생정화구역 안내표지판을 설치하고 청소년유해환경감시단 구성 및 학교환경위생정화위원회와 학교운영위원회 기능을 강화하면서 유관기관과의 합동단속을 강화하고 있다. 그러나 학교환경위생정화 관련 행정심판, 소송이 증가하고 있어, 이에 대비도 해야 한다.

(3) 정화구역 안에서의 금지 행위

① 대기환경보존법, 악취방지법 및 수질수생태계보존에 관한 법률에 의한 배출허용기준 또는 소음 · 진동규제법에 의한 규제 기준을 초과하여 학습과 학교보건 위생에 지장을 주는 행위 및 시설

② 총포화약류의 제조장 및 저장소, 고압가스, 천연가스, 액화석유가스의 제조소 및 저장소

· 영화진흥법의 영화상영관(고등교육법 규정에 의한 학교의 학교환경위생정화구역의 경우 제외)

· 영화진흥법의 제한 상영관

③ 도축장, 화장장 또는 납골시설

④ 폐기물 수집장소

⑤ 폐기물처리시설, 폐수종말처치시설, 축산폐수배출시설, 축산폐수처리시설 및 분뇨 처리시설

⑥ 가축의 사체 처리장 및 동물의 가죽을 가공, 처리하는 시설

⑦ 감염병원, 감염병격리병사, 격리소

⑧ 감염병요양소, 진료소

⑨ 가축시장

⑩ 주로 주류를 판매하면서 손님이 노래를 부르는 행위가 허용되는 영업 및 위와 같은 행위 외에 유흥종사자를 두거나 유흥시설을 설치할 수 있고 손님이 춤을 추는 행위가 허용되는 영업

⑪ 호텔, 여관, 여인숙

⑫ 당구장(유아교육법에 의한 유치원 및 고등교육법에 의한 학교의 환경위생정화구역인 경우를 제외)

⑬ 사해행위장, 경마장, 경륜장, 경정장

⑭ 청소년보호법에 의하여 국가 청소년 위원회가 고시한 영업에 해당하는 업소

⑮ 기타 제1호 내지 제13호와 유사한 행위 및 시설과 미풍양속을 해하는 행위 및 시설로서 대통령령으로 정하는 행위 및 시설

2) 학교보건 환경관리

학생들은 학교생활의 대부분을 학교 내에서 생활하고 있기 때문에 학교 내부의 환경관리는 중요하다. 학교건물 안에서의 환기, 채광, 조명, 온·습도 조절, 상하수도·화장실의 설치 및 관리, 오염공기, 발암물, 소음, 분진의 예방 및 처리 등 환경위생을 적절히 유지 관리하여야 한다(학교보건법).

(1) 실내온도 및 습도

건축물의 구조 및 규모, 교실 내 설비, 상비용구, 건축자재, 교실 내 분진의 실내 유입, 분필의 사용, 학생수 및 연령, 활동 상황 등에 따라 교실처럼 일정한 공간의 실내에서는 이산화탄소의 농도 증가, 기온 및 기습의 변화 등이 달라질 수 있다.

실내온도 18℃ 이상 28℃ 이하로 하되, 난방온도는 18℃ 이상 20℃ 이하, 냉방온도는 26℃ 이상 28℃ 이하로 하고, 비교습도는 30% 이상 80% 이하로 한다.

(2) 환기

환기용 창 등을 수시로 개방하거나 기계식 환기설비를 수시로 가동하여 1인당 환기량이 시간당 21.6m^3 이상이 되도록 한다. 환기설비의 구조 및 설치기준에 한하여 환기설비는 교사 안에서 공기질의 유지기준을 충족할 수 있도록 충분한 외

부공기를 유입하고 내부공기를 배출할 수 있는 용량으로 설치하고 교사 안으로 들어오는 공기의 분포를 균등하게 하여 실내공기의 순환이 골고루 이루어지도록 한다.

(3) 채광

실내의 밝기는 계절이나 시각에 따른 태양 고도의 변화, 기상 조건 등에 의해 끊임없이 변하는 실외의 밝기에 영향을 받아 동시에 변동하므로 채광에 의해 실내 밝기가 알맞도록 먼저 학교 건물 설계 때부터 건물 형태, 창, 벽 등이 고려되어져야 한다.

① 채광(자연조명)

직사광선을 포함하지 아니하는 천공광에 의한 옥외수평조도와 실내조도와의 비가 평균 5% 이상으로 하되, 최소 2% 미만이 되지 아니하도록 하고 최대조도와 최소조도의 비율이 10 : 1을 넘지 아니하도록 하며 교실 바깥의 반사물로부터 눈부심이 발생되지 아니하도록 한다.

이와 같은 측창에 의한 채광시의 주광분포는 10 : 1 정도의 범위를 넘지 않는 것이 바람직하며 이를 위해 직사광선이 책상에 비치는 것을 막고 창의 상부에 루버나 유리블록을 사용하거나 천정과 벽을 밝은 색으로 채색하거나 빛을 반사시킨다. 광선방향은 좌측이나 좌후방이 좋다.

② 조도(인공조명)

교실의 조명도는 책상면을 기준으로 300Lux 이상 되도록 하고 최대조도와 최소조도의 비율이 3:1을 넘지 아니하도록 한다. 인공조명에 의한 눈부심이 발생하지 않도록 한다.

(4) 소음

소음이란 사람이 귀로 들을 수 있는 소리를 말하며, 물리적인 면에서는 불규칙음, 비주기적이고 고주파음역의 특성을 나타내는 음이라고 정의한다. 정온한 학습환경을 방해하거나 불쾌하게 하는 상태를 소음공해에 해당한다고 볼 수 있고, 학교에서의 소음은 학교의 외적요소로 심리적 불쾌감, 정신적 중압감과 집중력을 떨어뜨리며, 학습능력을 저하시키고, 피로의 원인이 된다. 교사 내의 소음은 55dB(A) 이하를 유지하고, 일반교실에 대한 작업실, 음악실, 복도, 운동장 등 교내 소음의 영향 등에 대해서도 개선해야 한다.

Chapter 11. 인구보건

1. 인구의 개념

인구란 일정한 기간에 일정 지역에 생존하는 인간집단을 말하는 것으로, 시공공동체(時空共同體)적 의미를 지니고 있다. 식구(食口), 가구(家口), 인구(人口) 등의 구자를 쓰는 것은 숫자적 개념이 들어가 있는 것이며, Population은 to populate(거주케하다), to people(사람을 증식시키다)의 뜻으로 라틴어 populatio(민중)에서 유래되었다.

2. 인구 변천이론

산업혁명 이후 서구의 인구변동을 모형으로 하여 사망률 · 출생률의 변화를 산업화 또는 근대화 과정과 관련시켜 인구변동 과정을 일반화한 이론이다.

T.R.맬서스의 《인구론(人口論)》에서 빠뜨린 과학기술의 발달과 산업화의 영향력을 매우 중시하여, 맬서스의 경우와는 달리 사망률보다는 출생률의 변동이 인구변동의 핵심적 요인임을 강조한다. 여기서 말하는 인구변천이란, 산업화와 더불

어 일어난 사망률과 출생률의 저하에 따른 인구성장 과정이다. 인구변천 이론은 인구변동의 단계를 셋으로 나누고, 출생과 사망의 두 변수가 상대적으로 단계마다 다르게 나타남으로써 인구성장의 유형이 변천하는 것을 보여 주고 있다.

① **제1단계 :** 수 만년간 세계인구가 겪어온 다산다사형으로서 고잠재적 성장단계라 할 수 있고, 현 세계인구의 약 1/5이 이에 속한다.

② **제2단계 :** 고출생, 저사망형으로서 높은 자연증가율을 보이는 과도기적 성장단계이며, 개발도상에 있는 세계인구의 3/5이 이에 속한다.

③ **제3단계 :** 소산소사형으로서 인구감소의 발단기이며 점차 인구가 현상유지 또는 감소하는 경향을 보이고, 현 세계인구의 1/5이 이에 속한다.

3. 인구 문제

인구(population)란 일정기간동안 일정지역에 생존하는 인간의 집단을 의미한다. 이러한 인구에 대한 연구는 인구 현상. 즉, 인구의 규모, 구조, 특성 및 분포와 관련한 변화요인에 대한 분석과 동시에 인구변화에 영향을 미치는 다양한 요인과 이로 인한 사회 제반현상에 미친 결과들을 연구하는 학문이다. 인구의 성장은 출생, 사망, 인구이동에 의해 결정된다.

인구문제는 그 나라의 인구상황, 국민경제 발전단계, 그 나라의 자원 노동시장 등 여러 가지 여건에 따라 다르나 경제발전의 둔화, 빈곤 및 식량부족 문제, 정치적, 사회적 불안, 환경악화와 자연파괴, 연령계층간의 불균형에서 오는 산업인력 문제, 인구의 도시화와 농촌의 노동력 부족 문제 등을 야기한다.

4. 인구 조사

1) 인구 정태

일정지역 내의 인구는 끊임없이 변동되고 있지만, 일정시점에서 조사하면 여러 가지 내용으로 분류되는데, 조사 시점에 있어서 인구의 상태를 인구정태(state of population)라 한다.

정태통계란 일정 시점에 있어서 일정 지역의 인구의 크기, 그 자연적(성별 · 연령별), 사회적(국적별 · 배우관계별), 경제적(직업별 · 산업별) 구조에 관한 통계로서 국세조사는 일종의 정태통계에 속한다.

2) 인구 동태

어느 기간에 인구의 변동요인은 출생, 사망, 전입 및 전출 등에 의해서 끊임없이 변동되는 것을 인구동태라 하는데 출생, 사망, 혼인, 이혼 등의 출생통계나 사망통계 등의 보건통계는 동태통계에 해당한다. 우리나라의 인구동태조사는 신고(출생, 사망, 혼인, 이혼)자료에 의해서 실시된다.

표 11-1. 우리나라의 인구동태

구 분	1970	1980	1985	1990	1995	2000
총인구(천명)	32,241	38,124	48,806	42,869	45,093	45,985
출생률(%)	2.89	2.06	1.54	1.63	1.56	13.4
사망률(%)	0.73	0.64	0.58	0.55	0.55	0.52
자연인구증가율(%)	2.17	1.42	0.96	1.08	1.01	0.82
인구성장률(%)	1.82	1.37	0.99	1.02	0.95	0.89

주) ① 각 연도 7월 1일(연앙인구) 기준
② 5년간 평균치(1970년의 경우 1970~1974의 연평균치)
③ 자연인구증가율 = 조출생률 - 조사망률
④ 5년간의 연평균 인구성장률

3) 인구 추계(estimation of population)

표 11-2. 총인구 및 인구성장률(추계인구)

연 도	총인구(명)	총인구성장(%)	남자인구(명)	여자인구(명)	성 비(%)
2005	48,460,590	0.542	24,387,814	24,072,776	101.3
2010	49,594,482	0.412	24,932,771	24,661,771	101.1
2015	50,352,318	0.223	25,282,576	25,069,742	100.8
2020	50,650,260	0.062	25,377,186	25,273,074	100.4

자료 : 「통계청 추계인구」

표 11-3. 연도별 국세조사와 명칭

연 도	총 인 구	남 자	여 자	명 칭
1925. 10	19,523	10,021	9,502	간이국세조사
1930. 10	21,058	10,764	10,294	조선국세조사
1935. 10	22,899	11,663	11,236	조선국세조사
1940. 10*	23,547	11,839	11,708	국세조사
1944. 5*	25,120	12,521	12,599	간이국세조사
1949. 5	20,189	10,201	9,988	총인구조사
1955. 9	21,526	10,767	10,759	간이총인구조사
1960. 12	24,989	12,544	12,445	인구주택국세조사
1966. 10	29,193	14,702	14,491	인구센서스
1970. 10	31,466	15,796	15,670	총인구 및 택조사
1975. 10*	34,680	17,435	17,245	총인구 및 택조사
1980. 11	38,124	19,236	18,888	총인구 및 택조사
1985. 11	40,467	20,281	20,186	인구센서스
1990. 11	43,520	20,228	20,192	인구주택 총조사
1995. 11	45,093	22,705	22,388	인구센서스
2000. 11	45,985	23,068	22,917	인구주택 총조사

주) 1925~1944의 인구는 남 · 북한 합계이며, 이후는 남한만의 인구임. *외국인 제외

5. 인구 구성

인구 구성의 통계자료는 남녀별, 연령별, 인종별, 출생지별, 지역별, 국적별, 교육정도별 등의 각종 통계목적으로 분류되어 인구 구성형이 결정된다.

1) 인구 구성에 영향을 끼치는 요인

(1) 상주 인구와 현재 인구

인구조사는 상주인구조사와 현재인구조사로 구분되는데, 조사 당시 주소지 거주 여하에 의하여 현재인구와 상주인구로 나누어진다.

상주인구 = 현재인구 + 일시부재인구 − 일시현재인구

인구이동이 심한 도시에서는 현재인구와 상주인구가 일치하지 않는 경우가 많으며, 이동이 심하지 않은 농촌에서는 대략 일치한다.

(2) 봉쇄 인구와 개방 인구

인구의 유입, 유출이 없고 출생과 사망의 증감만이 있는 인구를 봉쇄인구라고 하고, 자연증감 이외에 유입, 유출이 있는 인구를 개방인구라 한다.

(3) 안정 인구와 정지 인구

정지인구란 인구의 증가나 감소가 없는 일정불변의 크기를 유지하는 인구를 말하며, 안정인구란 연령별 출생률과 연령별 사망률이 일정불변하여 충분한 시간이 경과된 후에도 출생 및 사망의 질서가 일정하게 형성되는 인구구성상태를 말한다.

그러나 출생률은 변하지 않고, 사망률에만 다소 변화가 있을 때는 준안정인구라 한다.

2) 성별 구성

(1) 성별 구성 및 성비

남녀별 구성비를 표시하는 방법을 성비(sex ratio)라 하는데, 이는 여자 100명에 대하여 남자 인구비를 표시하는 것이다. 성비는 1차 · 2차 · 3차 성비로 나누는데, 1차 성비란 태내성비, 2차 성비란 출생성비, 3차 성비란 현재 인구의 성비를 뜻한다.

$$성비 = \frac{남자수}{여자수} \times 100$$

(2) 2차 성비의 불균형 문제

일반적으로 출생성비는 여아 100명에 대하여 남아 105명 전후이지만 영아 사망률은 여아보다 남아가 많아서 15~20세 사이에 남녀 성비가 접근하게 되며, 노년기에 가면 사망률이 남자가 높아져서 노년인구는 여자가 많아지는 경향이 있다. 2000년 우리나라의 2차 성비는 115.4이고, 3차 성비는 100.66이지만, 0~4세는 113.4이고, 50~54세는 99.4이며, 85세 이상은 27.4에 불과하다. 개방인구에서는 지역의 산업구조(직업여성 및 직업남성의 수)에 따라 성비의 균형이 깨어지기도 한다.

(3) 연령별 구성

연령별 구성(age composition)은 전쟁, 인구이동, 감염병 등에 의하여 영향받게 되며, 지역별로는 산업구조나 교육기관의 유무 등이 인구의 연령별 구성에 영향을 끼치게 된다.

① **영아인구**(1세 미만) **:** 초생아, 신생아, 영아로 구분하기도 한다.

② **소년**(유년)**인구**(1~14세) **:** 유아(幼兒)인구, 학령전기인구, 학령기인구 등으로 나누어 생각하기도 하며,

③ **생산연령인구**(15~64세) **:** 생산인구도 청년인구, 중년인구, 장년인구로 구분하기도 한다.

④ **노년인구**(65세 이상)

(4) 연령별, 성별 구성의 5대 기본형

인구구성은 남녀별 및 연령별 구성을 결합하여 인구의 정형과 비교 관찰하는 경우가 많은데, 인구구성의 일반적 기본형은 다음과 같다.

① **피라미드형**(pyramid form, progressive form) **:** 인구가 증가할 잠재력을 많이 가지고 있는 형으로 출생률은 높고, 사망률은 낮은 형이다. 14세 이하 인구가 65세 이상 인구의 2배 이상일 경우로서 비생산층 인구끼리 비교한다.

② **종형**(鐘型 : bell form, stationary form) **:** 인구정지형으로 출생률과 사망률이 다 낮고, 14세 이하가 65세 이상 인구의 2배 정도일 경우이다.

③ **항아리형**(壺型 : pot form, regressive form) **:** 평균수명이 높은 선진국가에서 볼 수 있는 형으로 인구가 감퇴하는 형이다 출생률이 사망률보다 더 낮아 14세 이하가 65(55)세 이상의 2배 이하일 경우이다.

④ **별형**(星型, 都市型 : accessive form) **:** 생산연령인구가 많이 유입되는 도시지역의 인구구성으로서 생산층 인구가 전체인구의 1/2 이상인 경우로서, 생산층 인구가 증가되는 형이다.

⑤ **기타형**(流出型, 農村型 : guitar form, secessive form) **:** 별형과는 반대로 생산층 인구가 다수 유출되는 농촌에서 볼 수 있는 형으로 생산층 인구가 전체 인구의 1/2 미만인 경우로서 생산층 인구가 감소하는 형이다.

그림 11-1. 연령별, 성별 구성의 5대 기본형

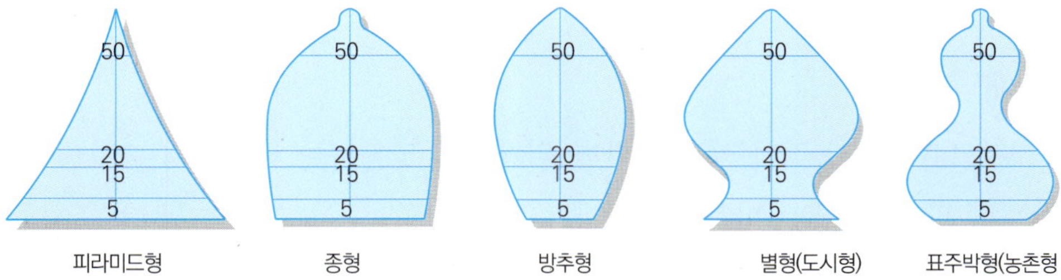

(5) 우리나라 인구 구성

① **연령별 구조 :** 유·소년층(0~14세) 감소, 청·장년층(15~64세) 및 노년(65세 이상) 인구 비율의 증가 → 피라미드형에서 종형으로 변화

② **성별 구조 :** 출생 시에는 남초(남아 선호 사상) 현상, 노년층으로 갈수록 여초(평균 수명의 차이)현상

③ **산업별 구조 :** 산업 구조와 경제 발전 정도를 반영 → 1980년대 중반부터 3차 > 2차 > 1차 산업의 선진국형 구조로 변화

그림 11-2. 연령별 인구구성 : 한국지리(지학사)

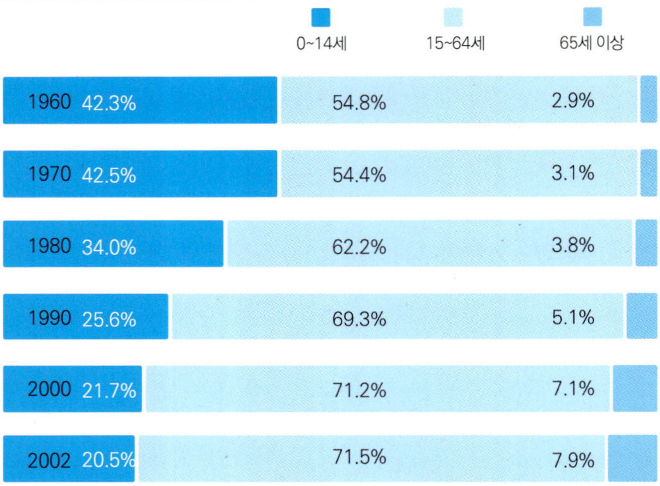

(통계청, 2003)

6. 생명표

1) 개념

사망표라고도 한다. 피보험자별 위험도에 상응하여 정하여지는 보험료는 이 생명표를 기초로 하여 산출한다.

사망률을 장기적으로 관찰하면 거의 안정적이다. 과거에 나타난 사망률을 앞으로 일어날 사망률(예정사망률)로 보고 이를 사용하더라도, 그 관찰의 수(보통 10만 명)가 많을 때는 그 집단의 실제사망률과 예정사망률은 거의 비슷하게 나타난다. 이 사실이 보험을 근대적·과학적 사업으로 발전시킨 근본이 되었다.

오늘날의 생명표에는 모든 국민을 대상으로 한 '국민생명표'와 생명보험회사가 피보험자집단을 대상으로 작성한 '경험생명표'가 있으며, 성별에 따라 남자표·여자표·남녀공동표가 있다.

2) 간이 생명표

남녀 연령별 사망률을 기초로 하여 작성하는 생명표이다.

국민생명표 중 추계인구(推計人口)를 기초로 연령계층별(5·10세 등)로 생명함수(生命函數)를 산출한 것이다. 각 연령의 함수로서 생존자수·사망자수·생존율·사망률·평균수명 등을 표로 정리한 점은 완전생명표(完全生命表)와 같다. 한국에서도 통계청에서 인구 센서스를 통하여 만들고 있다.

3) 국민 생명표

국민사망표(國民死亡表)·국민표(國民表)라고도 한다. 국세조사 인구에 기초하여 각 연령별로 생명함수(生命函數)를 산출하는 완전생명표와, 추계인구(推計人口)에 기초하여 연령층별(5·10세)로 생명함수를 산출하는 간이생명표가 있다.

4) 경험 생명표

일반적인 인구집단을 대상으로 작성되는 국민생명표(國民生命表)에 비해 생명보험회사나 공제조합 등의 가입자에 대한 실제 사망경험치를 근거로 작성된다. 사망경험을 통계적으로 분석해서 작성한 사망표라는 점에서 경험사망표(experience motality table) 또는 줄여서 경험표(experience table)라고도 한다.

7. 가족계획

1) 가족계획의 개념

세계보건기구에서는 가족계획이란 근본적으로 산아제한을 뜻하는 것으로서 출산의 시기 및 간격을 조절하녀 출생자녀수를 제한하고 불임증 환자의 진단 및 치료를 하는 것이라고 정의하고 있다(WHO Department of Reproductive Health and Research, 2003).

우리나라 모자보건법에 의하면 가족계획이란 계획적인 가족형성을 뜻하는 것으로 알맞은 수의 자녀를 알맞은 터울로 낳아서 잘 양육하여 잘 살 수 있도록 하는 것이다.

2) 가족계획의 필요성

① 어머니와 자녀의 건강유지를 위해 필요하다.
② 자녀의 양육능력 조절을 위해 필요하다.
③ 생활양식 개선 및 경제생활 향상을 위해 필요하다.
④ 도덕, 윤리적 입장에서 필요하다.
⑤ 여성의 인권존중이라는 입장에서 필요하다.

3) 피임법

피임은 가족계호기의 목적달성과 동시에 부부생활에 장애가 되어서는 안되기 때문에 다음과 같은 몇 가지 피임요건이 구비되어야 한다.

① 피임효과가 확실하고, 임신을 원할 때는 가능해야 한다.
② 육체적, 정신적으로 무해하고 부부생활에 지장을 주어서는 안된다.
③ 피임에 실패했다 하더라도 태아에 무해해야 한다.
④ 실시방법이 간편하고 부자연스럽지 않아야 한다.
⑤ 비용이 적게 들고 구입이 용이해야 한다.

(1) 피임방법(일시적, 영구적 피임법)

피임기간에 따라 일시적 방법(수태조절법)과 영구적 방법(불임수술법)으로 나눌 수 있고, 성별에 따라서 대남자법과 대여자법으로 나눌 수 있으며, 생식세포별에 따라서 대정자법과 대난자법으로 나눌 수도 있다.

방법별로 보면 국소적 방법, 화학적 방법, 물리적 방법, 생리적 방법, 기타 방법으로 구분된다.

① 일시적 피임법

ㄱ. 정자의 질내 침입방지법 : 성교중절, 콘돔 사용 등이 있다.

ㄴ. 정자의 자궁내 침입 및 착상방지법

(a) 화학적 방법으로는 국소적으로 jelly, cream, 정제법 등이 있으며, 그 외에도

(b) sponge, (c) diaphram, (d) 질 세척법 등이 있다.

ㄷ. 생리적 방법 : 생리주기 이용법, 기초체온 이용법 등이 있다.

ㄹ. 경구적 피임약 투여법 : 합성된 스테로이드 호르몬 이용법으로 배란을 억제하는 방법이다.

② 영구적 피임법

영구적인 피임법은 불임법과 거세법이 있는데 거세법은 남녀의 고환, 난소를 제거하여 성선기능을 소실시키는 방법으로 좋은 방법은 못된다.

(2) 응급 피임(작용기전, 사용 억제)

응급 피임이란 단어는 보건의료 종사자들에게도 다소 생소할 수 있는 데 일반적으로 과거에 사용되던 사후 피임(postcoital contraception)과 비슷한 개념으로 이해하면 별 무리가 없을 것이다. 통상 성관계후 72시간 이내에 사용하여야 피임의 효과가 있고, 계획적이고 규칙적인 사전 피임 방법들과 구분되어야 하기 때문에 응급 피임으로 불리운다.

① 작용 기전

난포 호르몬제(estrogen), 황체 호르몬제(progesterone), 다나졸(danazol), RU486 등의 호르

몬제의 작용 기전은 아직 명확히 밝혀지지 않았으나 나팔관의 운동성을 변화시키거나 난소의 황체기능에 장애를 일으켜서 자궁내막에 변화를 주어 착상을 방해하는 것으로 알려져 있으며 자궁내장치(IUD)도 수정란의 착상을 막아 주어 피임 효과를 발휘한다. 그러므로 이와 같은 작용 기전 때문에 응급 피임은 성관계 후 일정 시간 이내에 사용하여야만 착상을 방지 할 수 있다.

② 사용 억제

항상 응급 피임법에 대하여 교육을 받은 요원이나 의사들의 지시감독하에 약을 복용하여야 한다. 이외에도 황체 호르몬제(progstin)만 들어있는 경구피임약이나 Danazol, RU486 등의 호르몬제를 복용하기도 한다.

자궁내장치(IUD)는 일반적으로 사용되는 구리 자궁내장치를 성교후 72시간 내에 삽입한다. 성교 후 7일 이내에 삽입하여도 효과가 있다고 하나 가급적이면 늦더라도 5일 이내에 삽입하도록 한다. 자궁내장치는 응급 피임이 지속적인 피임으로 연결될 수 있는 장점도 있다.

(3) 부작용

복합 경구 피임약을 사용한 경우에는 복용자의 50~70% 정도에서, 황체 호르몬만 복용한 경우에는 20% 정도에서 메스꺼움을 느끼게 된다. 취침전에 약을 복용하거나 음식물과 같이 복용하여 메스꺼움을 어느 정도 줄여줄 수 있으며 심한 경우에는 진통제를 같이 사용하여도 무방하다. 심한 경우에는 구토도 일어나는데 복합 경구 피임약 투여시 약 20% 정도가 경험하게 되며, 약을 복용하고 2시간 이내에 구토한 경우에는 약효과 없을 수 있으므로 진통제를 복용하고 30분 후에 응급 피임약을 재복용한다. 심한 구토가 있을 경우에는 응급 피임약의 질내 삽입을 시도 할 수도 있으나 이때에는 전문가의 도움이 필요하다.

소량의 점상 자궁출혈이 있는 경우도 있으나 큰 문제가 되지 않으며 대부분 다음 생리가 일찍 있거나 제 때에 있게 된다(경구 피임약 복용후 98%가 3주 이내에 다음 생리가 시작된다). 이외에 유방통증, 두통, 피로감, 현기증 등이 있을 수 있으나 대개 다른 진통제 등의 투약 없이 24시간 이내에 소실되고, 증상도 심하지 않다.

이상과 같이 무방비 상태의 성교 후에 생기는 원치 않는 임신과 그에 따른 인공유산, 출산 등에 의한 정신적, 육체적, 사회경제적인 손실을 예방할 수 있는 차원에서 응급 피임은 매우 중요한 역할을 할 수 있다. 응급 피임을 담당하게 되는 보건 의료직 종사자들은 응급 피임의 작용기전과 사용방법, 사후관리 등에 대하여 숙지하는 것이 중요하며 응급 피임을 시행하여야 할 환자가 있을 경우에는 응급 피임 관리에만 그치지 않고 그 환자의 향후 가족 계획이나 피임법 등에 대해서도 같이 상의하여 도움을 주는 것이 바람직하다.

4) 우리나라 가족계획 사업

(1) 가족보건의 배경

여성이 평생 낳는 자녀수를 뜻하는 출산율은 1960년 6.0명, 1970년 4.54명, 1980년 2.83명, 92년 1.78명, 2001년 1.30명으로 급격한 감소세를 보이고 있다. 우리나라의 출산율 1.3명은 출생과 사망이 균형을 이루는 인구대체출산율(2.1)뿐 아니라 OECD 평균(1.6~1.7)에도 미치지 못하는 세계 최저수준이다. 저출산이 계속될 경우 우리 인구는 2000년 4,701만 명에서 다소 증가한다 해도 2023년 5,068만 명을 정점으로 감소할 것으로 전망된다. 반면 급격한 고령화로 65세 이상 노인인구는 2000년 339만 명에서 2030년 1,160만 명으로 30년새 3배 이상 늘어난다. 2000년에 이미 전체인구 대비 65세 이상 인구가 7%를 넘어 고령화 사회에 진입한 우리나라는 2019년에 노인인구가 14%인 고령 사회에, 2026년에는 20%인 초고령 사회에 들어설 것으로 보인다. 저출산과 노령화는 15세에서 64세에 이르는 생산가능인구의 감소를 초래해 숱한 문제에 직면하게 될 전망이다. 당장 노인 부양 및 노인의료비의 과중한 부담이 예상된다.

(2) 가족계획 사업의 정책

지속적인 출산율 저하에도 불구하고 적정인구수, 인구구조에 대한 종합적인 검토가 없어 범정부차원에서 장기적인 인구정책을 수립하겠다는 것이다. 신인구정책의 밑그림은 연구용역 결과가 출산장려쪽으로 방향을 잡게 될 가능성이 높다

가족보건은 인구의 자질 및 삶의 질 향상에 중점을 두어 건강한 차세대 국민을

확보하기 위한 영유아 건강관리, 선천성대사 이상 등 장애아 발생예방, 모유수유율 제고와 모성건강의 보호 및 증진을 도모하고 출생성비불균형 해소, 인공임신중절 예방, 청소년 성 문제 등 사회적 정책과제와 연계하여 가족의 보건복지증진 차원에서 이루어져야 한다.

(3) 가족보건의 내용

① 임산부 관리

임산부 관리는 임산부 등록 관리로 산전, 산후 건강 진단을 수행하여 건강한 임부와 태아에 대한 효율적인 관리를 하도록 한다. 건강한 태아 출산을 위해 선천성 대사 이상검사를 지원하여 정신지체아 발생을 예방하고 모유수유를 권장하여 건강한 어린이로 키우도록 유도한다. 원치 않는 임신 및 인공임신중절을 예방하기 위하여 피임도구에 대한 충분한 인식도 필요하다.

② 영유아 관리

영유아 관리는 영유아의 효과적인 발육을 위해 영유아에 대한 기본 예방접종과 건강검진 그리고 임신 37주 미만의 출생아 또는 출생시 체중 2.5㎏ 미만의 출생아들을 등록 및 관리하여 적절한 의료 서비스 및 장애 아동이 감소토록 한다.

③ 북스타트

생후 6~7개월된 아기들에게 책을 장난감처럼 친숙하게 느낄 수 있도록 하여 언어에 대한 감성, 집중력, 습득력 등을 키움과 동시에 정서적 발달을 도와주기 위한 것이다. 영유아에게 신체적 건강 뿐만 아니라 정신적, 사회적 안정을 유지할 수 있도록 하는 것으로 책을 매개로 부모와 친밀한 관계를 형성하여 정서적 발달을 도모하고, 책을 통한 부모와의 상호작용 속에서 건강한 가족을 구성하도록 하며, 청소년 문제를 예방하는 효과를 갖는다.

④ 인공유산

자연유산(spont-aneous abortion)과는 달리 기구나 약물을 사용하여 인위적으로 행해지는 유산 행위를 뜻한다. 인공유산 중에서도 임신이 임부의 생명을 위태롭게 하거나 임부의 건강에 심각한 위험을 끼칠 때, 혹은 심각한 신체적인 결함이나 지능 저하를 가진 아이가 태어나리라고 예견될 때, 그리고 강간이나 근친상간에 의한 임신일 때에 행해지는 유산 행위를 치료적 유산이라 하며 그 이외의 다른 이유들 때문에 임부의 요청에 의해 시행되는 인공유산을 선택적 혹은 자율적 유산(elective or voluntary abortion)이라 하는데, 인공유산으로 인해 임부의 정신과 육체적 건강을 해칠 수 있거나 여러 가지 사회문제를 야기시킬 수 있는 것은 대부분 선택적인 인공유산이다.

(4) 인공유산의 실태

국내에서 연간 시행되고 있는 인공유산 건수에 대해서는 많은 연구 결과에도 불구하고 그 정확한 숫자가 파악되고 있지는 않는다. 정확히 파악이 안 되는 이유는 대부분의 인공유산이 현 모자보건법에서는 불법 유산 행위이기 때문에 시술자와 피시술자가 모두 노출을 꺼리기 때문이다.

인공유산은 단순한 불법 행위라는 사실 이외에도 다음과 같은 많은 문제점을 갖고 있다.

첫째, 생명체를 인위적으로 제거시킨다는 윤리적인 문제점

둘째, 출혈, 감염, 자궁 천공 등의 수술 합병증으로 인한 모체 건강 저해

셋째, 반복적인 인공유산 수술로 인한 자궁 내막 유착, 자궁외 임신, 임신 중기 자연유산 등의 부작용이 차후 임신에 미치는 악영향

넷째, 인공유산 수술비와 경제활동 제약으로 인한 경제적인 손실

다섯째, 전통적인 남아 선호관 때문에 태아가 여아일 경우 유산을 시킴으로써 생기게 되는 남녀 성비 불균형

여섯째, 청소년들의 혼전 인공유산에 따른 정신적 · 육체적 건강 저해등의 문제점들이다.

(5) 인공유산의 대책

미혼 여성들에서의 인공유산을 감소시키기 위해서는 올바른 성윤리에 대한 교육과 성과 피임에 대한 적절한 교육 그리고 성개방에 대한 적절한 대책이 필요하리라고 보며, 기혼 부인들에게도 원하는 수의 자녀를 두었거나 터울 조절을 원하는 경우에는 각 부부에게 알맞은 피임 방법을 정확하고 지속적으로 사용하게 하

여 사후 관리를 적절히 하는 것이 필요하겠다. 또한, 인공유산의 윤리적인 문제점과 모성 건강에 미치는 악영향들을 꾸준히 홍보함으로써 인공유산에 대한 사회 전체의 인식을 전환시키는 것이 필요하겠다.

5) 인구 장려 대책

강력한 정부주도의 인구 억제정책(70~80년대)은 성공한 것으로 평가되고 있다. 이제는 양적 조절이 아닌 인구의 질적 수준을 높이고자 하는 방향으로 정책이 진행되고 있다. 현재 우리나라의 출산율과 피임실천율은 선진국 수준이지만 모성-영아사망률은 중진국 수준이고 인공인심 중절실태는 후진국 수준으로 나타내고 있다.

인구고령화는 세계적인 현상이지만 우리나라의 경우 세계에서 가장 빠른 속도로 이루오지고 있으므로 아주 짧은 시간 안에 그 충격이 정치, 경제, 문화, 사회복지, 보건의료 등 사회 전반에 파급될 것으로 예측되어 이에 대한 시급한 대책 마련이 요구된다.

Chapter 12. 모자보건

1. 모자보건의 개념과 중요성

모자보건이란 모성보건(maternal health)과 영유아보건(infant and child health)으로 나뉘어 지지만 모성을 통해 자녀가 출산되고 양육되어지는 밀접한 관계로 인하여 모자보건으로 함께 불리어진다.

신체적 정신적으로 건강한 여성이 건강한 자녀를 출산하여 태어난 어린이를 건강하게 성장 발달하게 하므로 개인의 건강이 향후 국민 건강의 기초가 되며 모자보건은 그 나라의 보건수준을 나타내고 나아가 그 나라의 사회, 문화화도 깊은 연관이 있으며 정치 및 경제적 측면에서도 모자보건은 매우 중요하다.

모자보건은 임신, 출산, 산후 회복기를 정상적이며 건강하게 관리함으로써 산모는 물론 출생하는 신생아를 성장기를 거쳐 사춘기에 이르기까지 건강을 관리하여 건강한 복지사회의 기초를 이루는데 의의를 두고 있다.

2. 모성보건

모성의 건강은 특히 임신기간과 출산기간 산욕기간 중에는 합병증이나 사망의 위험이 있으므로 그러한 요인을 일찍 발견하고 적절한 조치를 취하는 것이 모성건강뿐 아니라 태아와 영아의 건강을 위해서 아주 중요하다고 할 수 있다.

모성보건은 산전관리, 분만관리, 산후관리, 수유관리로 구분할 수 있다.

1) 산전관리

산전관리는 모성과 태아 나아가서는 가족의 정신적 신체적 건강을 보호유지하고 안전하고 건강한 출산을 위하 총체적인 임산부의 건강관리이다. 임신을 확인한 후에는 병력과 신체검진의 소견을 기록한 후 산모의 건강상태를 주기적으로 검진하여야 한다.

임신은 정상적인 생리현상이나 임신소모율이 상당히 높으며 임상적으로 인지된 자연유산율은 15~20% 정도라고 하며 산모에게 여러 가지 합병증이 생겨 조산, 사산, 미숙아 등이 되는 경우도 있고 분만 시의 이상이나 출산 후 신생아나 산모에게 문제가 생기기도 한다.

이러한 위험을 예방하고 조기 발견하여 적절한 애책을 취함으로써 태아 및 산모의 건강을 유지 보호할 수 있으며 그러기 위해서는 다음과 같이 산전관리를 하여야 한다.

(1) 산모의 일반적 특성과 병력

인적사항 및 병력, 신체소견을 기록하여 산모의 건강상태와 위험수준을 파악한다.

① **가정환경 :** 산모의 인적사항과 교육정도, 직업, 가족의 구성 배우자의 직업 및 수입 등으로 가정환경과 생활수준 등을 파악한다.

② **출산예정일 :** 분만예정일을 계산하여 태아가 정상적으로 성장하고 있는지 확인한다.

③ **산과력 :** 임신횟수, 분만횟수, 유산경험, 사산, 기형, 저체중 등의 임신결과와 임신중독증 등의 임신합병증 여부와 자연분만인지 제왕절개인지를 확인한다.

④ **산모의 병력 :** 산모가 과거에 앓았거나 현재 앓고 있는 병과 태아에 나쁜 영향을 미칠 수 있는 결핵, 당뇨병, 갑상선기능 이상, 심장병, 고혈압, 성병, 신장병 등의 질환이 있는지를 확인한다.

⑤ **가족의 병력 :** 가족 중 유전적 질환, 선천성기형, 당뇨병, 고혈압, 간염, 결핵 등이 있는지 확인한다.

⑥ **식사 :** 식사의 규칙성과 질을 확인한다.

⑦ **약물복용 :** 임신초기 복용한 약물과 현재 복용 중인 약물을 확인한다.

⑧ **습관 :** 흡연, 음주, 기호식품 등에 대해 확인한다.

(2) 진찰 및 검사

진찰 및 검사소견을 바탕으로 임부의 위험도를 사정하며 고위험산모를 발견하고 수준에 따른 조치를 취하게 함으로써 산모들에게 필요한 의료서비스를 받을 수 있도록 한다.

① 신장, 체중, 체온, 혈압, 맥박, 호흡 등을 측정한다.

② 부종여부, 갑상선, 심장, 폐, 유방, 태아심음, 중추신경계 등의 검진을 한다.

③ 자궁크기, 골반형태 등의 이상 유무를 확인한다.

④ 혈액, 검사를 통해 혈액형, 혈액소, 간염, 매독 등의 검사를 한다.

⑤ 소변검사를 통해 단백뇨, 당뇨, 적혈구, 백혈구 등의 검사를 한다.

(3) 영양관리

산모의 영양은 태내에서 임신하여 태아를 성장시키고 분만하여 양육하는 생식과정으로 산모의 영양상태에 따라 태아는 지대한 영향을 받으며 건강한 임신과 분만, 정상적인 태아발육과 산욕에 영향을 주며 특히 태아의 영양결핍은 선천성기형, 유산, 사산, 조산, 저 체중 출산 및 출생 후에도 발육에 지장을 초래하므로 산모의 영양관리는 산모뿐 아니라 태아에 있어서도 매우 중요하다.

필요한 영향을 골고루 섭취하는 것이 중요하며 자극적인 음식이나 편식은 자제하여야 한다.

① 임신 중의 영양관리

- ♠ 다섯 가지 기초식품군이 골고루 배합된 음식을 섭취한다.
- ♠ 식사횟수를 4~5회로 하고 간식을 한다.
- ♠ 빈혈을 예방하기 위하여 녹색채소, 간 등의 철분함량이 많은 식품을 섭취하도록 한다.
- ♠ 염분이 많은 식품이나 매운 음식 등의 자극성이 심한 음식은 금한다.
- ♠ 동물성지방의 섭취량을 적절히 조절한다.
- ♠ 자연식품으로 영양소를 보충하며 비타민과 무기질의 섭취에 유의한다.
- ♠ 위생에 유의하며 음식은 소화가 잘 되는 조리법을 선택한다.
- ♠ 술, 커피, 청량음료 등은 제한한다.

② 입덧 시의 영양관리

- ♠ 공복 시에 입덧을 많이 느끼므로 간식을 하여 공복감을 느끼지 않도록 한다.
- ♠ 담백한 맛을 선호하므로 신맛이 있는 음식을 섭취하도록 한다.
- ♠ 뜨거운 음식보다 찬 음식을 먹도록 한다.
- ♠ 수분이 많은 음식을 식단에 포함한다.
- ♠ 과일이나 채소의 섭취를 증가시킨다.
- ♠ 유제품을 이용한다.
- ♠ 식욕이 감퇴하므로 소량의 향신료나 조미료로 식욕을 돋운다.

③ 임신중독 시의 영양관리

- ♠ 부종이 심하고 혈압이 높은 경우에는 소금의 섭취를 제한한다.
- ♠ 부종이 있고 소변의 양이 적으면 수분을 제한하며 중증일 경우에는 국과 스프 등은 피하고 우유와 과일로 수분을 섭취하도록 한다.
- ♠ 비타민과 무기질 섭취를 위해 짙푸른 채소와 녹황색채소, 간 등을 섭취한다.
- ♠ 자극성 있는 향신료를 금하며 알코올, 음료, 담배 등을 금한다.

(4) 일상생활

① 충분한 수면을 취하고 정신적인 안정을 취하며 하루 1~2회 정도의 낮잠도 필요하며 수시로 휴식을 하도록 한다.

② 산모의 건강을 위해서는 가벼운 산책이나 적절한 운동이 좋으며 심한 운동이나 장시간의 여행은 피하도록 한다.
③ 무리한 노동이나 방사선 또는 화학물질 등에 노출되지 않도록 한다.
④ 혈액순환과 신진대사의 원활함을 위해 목욕을 자주하는 것이 좋으나 열탕은 삼가야 한다.
⑤ 의복은 가볍고 편안한 것이 좋으며 흡수성이 좋은 소재를 택하도록 한다.
⑥ 술, 담배, 기타약물을 삼가는 것이 좋으며 약물복용은 반드시 의사와 상의하여야 한다.
⑦ 불규칙한 배변습관을 가진 임산부에는 변비가 심해질 수 있으므로 매일 배변하는 습관을 가지도록 하고 충분한 수분과 과일, 섬유질이 많은 음식을 섭취하도록 한다.

(5) 보건교육

산전관리를 위한 산모의 특성과 병력 진찰과 검사에서 얻은 소견을 산모에세 설명하고 보건교육을 하여야 한다.

① 주기적 검진의 중요성

산전관리는 일찍 시작하고 정기적으로 받아야 한다. 임신 7개월까지는 4주에 1회, 8~9개월에는 2주에 한번 마지막 월에는 매주 받도록 하여야 한다. 주기적 검진은 주로 기계적 검진위주이므로 보건교육을 통한 자기관리 능력향상과 자연분만, 모유 수유 등을 위한 교육도 병행하여야 한다.

② 신체변화에 따른 주의점

임신초기의 구토, 식욕부진은 입덧의 정상적인 증세이므로 긴장감과 불안감을 없애도록 유도하여야 하며 신체의 변화, 요통, 체중증가, 치질 등 임신의 진행에 따른 신체의 변화와 증세에 대해 설명해 주어야 한다.

③ 위험증세

출혈이나 부종, 심한 두통, 조기파수가 생길 경우, 태아의 태동이 없을 경우에는 즉시 의사를 찾아가도록 한다.

④ 출산준비와 가족계획

분만이 임박하면 분만장소를 결정해두고 주기적으로 산전 관리한 병원에서 수련된 의사에게 분만하는 것이 좋다. 최근에는 배우자도 분만에 참여하기도하고 출산 후 가족계획에 대한 교육을 통해 피임법 등을 미리 정해 분만 시 제왕절개를 할 경우 영구 불임술을 동시에 함으로써 분만 후 예기치 않는 임신을 예방할 수 있으므로 산전관리시 남편도 출산에 대한 교육을 해야 한다.

2) 산후 관리

산욕관리라고도 하는데 산욕기란 분만으로 인한 산모의 해부학적 기능의 변화가 임신 전의 건강상태로 회복되는 기간을 말하여 이 기간을 산욕기라 하며 일반적으로 산후 6주 정도이다. 사후관리의 내용에는 복부진찰과 회음부관리, 유방관찰, 소변검사, 혈압 및 체중측정 등이 포함되며 필요시에는 질병검사도 병행하여 산후합병증을 예방할 수 있다.

① 분만직후의 산도의 상처로 인한 출혈이 있을 수 있으므로 잘 관찰하도록 하고 맥박과 혈압도 측정한다. 정상 분만인 경우라도 1시간 정도는 잘 관찰해야 하며 자연분만 후 2시간이 지나면 응급수술할 경우가 적어지므로 음식을 잘 섭취하도록 한다.

② 수유 시에는 유방을 깨끗이 닦아 위생관리를 해야 하며 한다거나 상처가 생길 경우 감염에 주의해야 한다. 분만 후 2~3일 후에는 유방의 충혈로 인해 발열과 통증이 있을 수 있는데 이때에는 부드럽게 마사지하고 젖을 짜주어야 한다.

③ 회음 절개 시에는 염증이 생기는 경우가 있으므로 감염예방과 치유촉진을 위해 위생적인 회음처치를 하여야 한다.

④ 분만 수일 후에 일시적으로 우울증에 빠지는 경우가 있는데 이는 휴식과 문제에 대한 상담으로 해결하여야 한다.

⑤ 분만 후에는 발한작용이 심하기 때문에 가벼운 샤워정도는 무방하나 목욕은 3~4주 후에 하는 것이 좋다.

3) 수유 관리

산모는 자신의 건강유지와 모유분비촉진을 위해서 영양과 수분을 충분히 섭취하고 편식을 피하고 영양의 균형이 잘 잡힌 식사를 하며 수면을 충분히 위하도록 한다.

모유에는 림프구, 대식세포 등의 백혈구가 있어 각종감염으로부터 장을 보호하고 설사를 예방하는 효과가 있고, 배란을 억제하여 임신을 예방하는 효과(5~8개월)가 있다. 모유는 무균상태이기 때문에 부패변질이 일어나지 않고, 아기에게 정서적 안정감을 줄 뿐만 아니라 소화가 쉽고 온도가 알맞다. 또한 산모에게는 경제적이고 시간이 절약되며 산모의 산후 비만증을 억제시킨다. 이와 같이 모유는 많은 효과와 이익이 있으므로 불가피한 경우외에는 수유를 하는 것이 좋다.

① 수유 시에는 산모의 손과 유방을 따뜻한 물로 씻어야하며 이때 비누는 사용하지 않도록 한다.

② 양쪽을 교대로 먹이되 처음에는 5분씩 빨리고 시간을 늘려나가 유방을 비우도록 하는 것이 유즙분비를 촉진한다.

③ 분만 후 처음 분비되는 초유는 영양가가 높고 면역체가 있으므로 반드시 먹이도록 한다.

3. 영 · 유아보건

영 · 유아보건은 신생아부터 유아까지의 보건을 말하는 것으로 이 기간은 출생 후 어느 때보다 신체적, 정신적으로 성장이 급격히 이루어지므로 특별한 관심과 보호가 필요한 시기이다.

영 · 유아보건 관리의 목적은 영 · 유아의 신체적 발육, 정서적 성장발달이 이루어질 수 있도록 노력하며, 조산아 · 심신장애아 등을 조기에 발견하여 치료 및 교정을 통해 건강한 성인으로 성장할 수 있도록 하는데 있다.

1) 영 · 유아의 특성

모성의 영향을 크게 받는 시기로 많은 사고로부터 충분한 사고관리가 중요시되는 시기이다. 영 · 유아의 성장 발육은 기관별로 다르며 성장은 유전적 요소와 환경적 요소에 의해 결정된다. 유전적 요소로는 인종, 성, 염색체 이상 등이 영향을 미치며 환경적 요인으로는 영양상태, 심리적 · 물리적인 양육환경, 질병 등이 영향을 미친다.

영 · 유아기는 어느 시기보다 신체적 · 정신적 · 정서적으로 급격히 이루어진다고 봐도 과언이 아니다. 신체의 양적 크기를 말하는 성장과 각종 기관의 기능과 시술이 향상되어 생리기능, 감각기능, 운동기능 등이 향진되는 발육이 이루어지는 중요한 의미의 시기이다.

신생아기는 특히 초생아기(생후 7일 미만)는 하루 종일 잠을 자며 신진대사를 통하여 스스로 태내 환경으로부터 세상에 적응하는 시기로 주된 특성은 섭식(攝食), 배세(排洗), 수면으로 이어진 신체의 성장이다. 유아기는 신체적 정신적으로 가장 급격한 변화를 겪는 시기로서 가장 많은 신체활동을 하는 시기이며 신체적 활동을 통해 지각체계 및 사고능력을 발달시킨다.

질병에 대한 저항력은 성인의 경우 선천면역과 함께 획득된 면역만이 작용한다. 체중은 건강한 양육의 경우 일반적으로 생후 6개월쯤에 출생 시의 2배, 돌 때에는 약 3배가 되며, 치아의 경우는 생후 6~8개월 정도가 되면 유치(젖니)가 처음 나기 시작하여 생후 2년 6개월 정도까지 계속된다.

2) 영 · 유아 사망

영아 사망의 원인은 그 나라의 보건 수준에 따라 다르며 일반적으로 건강수준을 나타내는 지표로서 한 나라의 위생 및 영양수준이 충분히 반영되므로 중요하며 그에 따른 관심도 크게 된다. 선진국가의 경우는 출생아의 고유질환, 출생 시 손상, 조산아 등이 주요 원인이며 후진국가의 경우는 폐렴, 기관지염, 장염, 조산아의 결함 등이 원인이 되고 있다.

유아의 사망은 과거의 소화기관이나 호흡기계 질환 등이 많은 원인이었던 경우에 비해 점차적으로 낙상, 화상, 익사 등의 불의의 사고로 인한 사망수사 증가하고 있다.

3) 영 · 유아 영양

(1) 영 · 유아 영양의 의의와 목적

일반적으로 생후 약 1개월까지를 신생아기, 1년까지를 협의의 영아기라고 말하며, 그후 학령기까지를 유아기, 6세부터 13세까지를 학동기라고 한다. 그리하여 사춘기를 거쳐 성인으로 성장하게 되는데, 각 시기에 따라 영양법이 달라진다.

① 영 · 유아 영양의 의의

가. 각 시기별 영양법

- 신생아기 : 태반과 제대를 통한 영양법에서 입으로 영양을 취하게 되는 대변환기
- 영아기 전반 : 모유 영양기 또는 수유기
- 영아기 후반 : 이유기
- 유아기 : 일반 성인식으로 이행하는 준비기

나. 영 · 유아 영양의 중요성

- 인간을 형성하는 시기이며 성장 · 발달하는 시기이다.
- 어린이 영양은 성인 영양과 독립되어 존재해야 한다.

다. 영 · 유아 영양의 목적

성장 · 발달한 영 · 유아에게 좋은 영양을 주며 가장 좋은 건강의 기초를 확립해서 성장 · 발달의 가능성을 높이는 균형있는 발육을 도모한다.

(2) 영 · 유아의 성장과 발달

영 · 유아의 특징은 한마디로 성장 · 발달이며, 어린이는 쉴새없이 성장 · 발달이 거듭되고 있다. 특히 태아기와 사춘기에 현저한 성장 · 발달을 볼 수 있으며, 다른 시기에는 연령이 어릴수록 성장 · 발달이 왕성하고 신생아기, 유아기, 학동기 등으로 올라가면 점점 완만해진다. 성장 · 발달에 관한 지식은 육아에 있어서 매우 중요하다.

① 정상 성장과 발달

가. 성장 · 발달의 일반적 원리

- 성장 · 발달은 대부분의 경우 일정한 순서로 진행 되어진다(앉기 → 일어서기 → 걸음마).
- 연속적이지만 항상 순조롭지만은 않고, 단계별 특징이 있다.
- 체내의 어느 기관이나 어느 기능의 성장 · 발달에는 결정적으로 중요한 시기가 있다.
- 발육 현상은 개인차가 크다.

나. 성장 · 발달에 영향을 주는 요인

- 유전인자
- 인종, 성별의 차이
- 내분비 호르몬, 영양, 질병, 계절의 영향
- 사회 · 경제적 요인
- 정신적 여건
  - · 부담과중(스트레스)→발육억제
  - · 애정결핍에 의한 발육 억제(maternal deprivation syndrome)
  - · 감정적 장애 → 식욕감퇴 → 영양 저하 → 발육 억제
- 지역별 차이 : 도시와 농촌 차이, 소득수준, 거주 지역별 차이가 있으나 같은 경제 상태에서의 소아의 발육은 지역적 차이가 별로 없다.
- 운동 : 알맞은 운동을 시켜 주어야 한다.

② 영 · 유아의 섭치 영양량의 기준

가. 소아의 에너지 권장량

- 성장이 왕성한 기간에 요구되는 에너지는 연령 증가에 따라서 증가된다.
- 소아의 연령병 에너지 권장량(1일)
  - 0~4개월 : 650kcal/day, 5~11개월 : 850kcal/day, 1~3세 : 1,200kcal/day,
  - 4~6세 : 1,600kcal/day

나. 단백질 권장량

- 영아 1인당 단백질 권장량(1일)
  - 4개월 이하 : 20g, 5~11개월 : 25g
- 소아 1인당 단백질 권장량(1일)
  - 1~3세 : 30g, 4~6세 : 40g

다. 영유아의 수분 권장량

소아의 수분출납은 다음의 방식으로 계산된다.

섭취 수분량 + 산화수분량 = 요량 + 불감증설량 + 요수분량 + 축적 수분량

- 산화 수분량 : 단백질, 지방, 탄수화물 등에서 얻게 되는 수분량으로 하루 200mL/ m^3/일, 12mL/100kcal로 계산한다.
- 요의 수분량 : 모유 영양아는 100mL/m^3/일, 인공영양아, 유아, 성인은 50mL/m3/일이다.
- 축적 수분량 : 성장과정에 있는 소아만이 문제가 되지만, 그 양은 수분섭취량의 0.5% 이하로 큰 영향을 미치지 않는다.
- 불감증설량 : 수증기가 되어 호기(呼氣)나 피부에서 없어지는 것으로, 기초대사 상태는 60mL/m^3/일 정도이나 기온, 체온, 활동상황에 영향을 받는다.
- 요량 : 절대필요 요량(요 중의 의무적 수분량)과 여분요량(농축예비 요량)으로 구분된다.

표 12-1. 수분권장

연 령	유아	1~3세	4~6세	7~9세	10~12세	13~15세	15세 이상
mL/kg	150	120	100	75	70	50	50

라. 비타민 권장량

- 비타민 A의 권장량 : 0~1세 350 R.E., 1~3세 350 R.E., 4~6세 400 R.E., 7~9세 500 R.E.이다.

③ 영아기 영양

가. 모유 영양과 모유 수유법

- 모유의 영양성분
  - 모유 속에는 100mL당 약 0.2g의 총질소가 함유되어 있고, 이 중 약 25%는 비단백 질소이다.
  - 단백질은 카제인, 락토알부민, 락토글로블린이 주종을 이룬다.
  - 모유에는 약 3.1g의 지방이 함유되어 있으며 우유와 함량이 비슷하다.
  - 모유에는 비타민 A의 니아신이 우유보다 1.5~2배 더 들어 있다.
- 초유
  - 초유는 모유 중 출산 후 1~5일에 나오는 유즙을 이르며 분량은 10~30cc 정도이다.
  - 초유에는 면역항체인 IgA, IgG, IgM, IgE 등이 있어서 무균상태이던 신생아의 장내 면역효과를 준다.
- 모유영양의 이점 : 모유는 영양성장에 필요한 이상적인 영양소의 배합과 성분을 함유하고 있으며 우유보다 소화흡수가 용 이하며 알레르기를 일으키지 않는다.
- 모유 수유방법
  - 수유기간은 생후 1~2개월은 3시간 간격으로 1일 6번, 3개월 이상은 4시간 간격으로 5회 정도가 표준이다.
  - 모유분비가 충분하면 1회 수유는 15분 이내로 끝난다.
  - 영아는 처음 5분간에 50~60회를 흡유한다.
- 모유 분비 부족으로 나타나는 현상
  - 영아의 체중 증가가 부진하다.
  - 1~2개월은 1일 평균 25~30g 증가하고 6개월에는 15~20g 정도 증가한다.
  - 한 번의 수유기간이 길어지고 수유간격이 짧아진다.
  - 영아가 잘 울고 배변이 고르지 못하다.

나. 인공영양

- 인공영양의 이점 : 산모가 수요가 불가능한 경우 제3자가 규칙적인 영양공급을 할 수 있으며 인공영양에서는 우유 이외에 염소유, 조제분유, 특수조제분유, 무당연유, 전지분유 등이 사용되며 우유 과민 체질인 경우에는 특수조제분유를 이용한다.
- 인공영양의 수유법 : 조제유의 온도는 37~40℃가 적당하지만, 최근 찬 것이나 냉장고 온도로 주는 것을 권하기도 한다.

④ 유아기 영양

이유기 영양지도

가. 간식

- 간식은 세 끼의 식사로 부족한 영양소를 보충하는 식이다.
- 간식은 필요 에너지의 10~15%가 좋으며, 1~2세는 120~150kcal, 3~5세는 150~200kcal 정도를 주도록 한다.
- 간식은 오전 10시와 오후 3시경에 주는 것이 좋다.
- 간식의 내용 : 열량원과 단백질, 칼슘과 비타민 급원을 준다.
- 간식의 종류 : 우유 · 요구르트 · 과일 · 채소 · 미숫가루 · 감자 등

나. 편식

- 편식의 원인 : 해당 음식에 대한 불쾌한 경험이나 음식을 주는 방법이 옳지 않거나 부모의 편식, 지역적 특성으로 생길 수 있다.
- 편식의 예방 교정 : 부모가 편식하지 않는 것이 최상의 방법이며, 주변인이 편식을 유발하는 언행을 피하여야 한다.
- 식사시간에는 적당한 공복을 느낄 수 있도록 일상생활에서 계획을 세운다.

다. 식욕부진

- 유아의 식욕부진은 주어진 환경에 순응하지 못할 때, 질병이 있을 때, 식사 시간이 불규칙하고 간식을 너무 많이 하였을 때, 운동 부족일 때 발생한다.
- 식욕부진의 대책 : 유아의 생활전체를 규칙적으로 하며 적당한 운동과 놀이를 하도록 한다.

라. 비만

- 유아비만 : 운동능력을 저하시키고 심리적으로 열등감을 주며 생활태도를 소극적으로 만든다.
- 과식을 피하고 주식과 간식을 감소시키며 식사횟수를 줄여서 소량씩 먹도록 한다.

유아 영양의 특수성

가. 유아기는 영아기와 학동기의 중간시기로서 성장하고 있는 신체를 만드는 물질이 필요하다.

나. 성인에 비해 영양소 열량이 크고 연령에 따라 영양소의 필요량 구성이 달라진다.

다. 소화 · 흡수 능력이 미숙하고 식사행동에 있어서는 자립하려는 단계이다.

라. 섭취해야 할 영양소의 절대량은 성인보다 적지만 체중 당 에너지량, 단백질, 수분은 훨씬 크고, 연령이 낮을수록 이런 현상은 현저하다.

마. 유아의 영양은 가족 및 성인의 영향을 많이 받으며 이 시기는 식습관 형성 시기이다.

유아의 심신 발달과 영양

가. 신체적 발육

- 영아기의 후반에서부터 완만해진다.
- 골격이 커지면서 화골(化骨)의 진행이 충실해진다.
- 젖니열은 3세까지 완료하며 6세까지 지치(智齒)를 제외한 모든 영구치의 치관이 형성된다.

나. 정신적 발달

- 지능적, 정서적으로 복잡하게 진화되는 시기이며 사용하는 언어가 늘어난다.
- 사회성 발달 : 친구관계, 놀이에 대한 관심이 많아진다.

영양과 식생활에 관한 주의

가. 유아기의 저영양은 신체발육 및 지적 발달 장애, 감염에 대한 저항력 감소에 영향을 준다.

나. 이 시기에는 좋은 식습관 형성이 중요하다.

③ 이유기 영양

가. 이유의 필요성

- 생후 5~6개월 이후에는 모유만으로 필요한 영양소를 충족시킬 수 없기 때문에 단백질과 무기질 등의 영양소를 보충해야 한다.
- 소화 기관 : 생후 1년 사이에 성인의 20~30%가 발달한다.

나. 이유의 진행

- 이유의 개시
  - 대개 4~5개월이면 시작한다.
  - 액즙으로 시작하는데 과일 주스 등으로부터 차차 흰죽으로 이양한다.
- 월령별 이유 보충식
  - 영아의 나이가 어린 3개월 이하에서는 과일과 채소즙을 주로 사용하며 시판 이유식과 같은 간편한 식품만을 사용한다.
  - 4개월 이후부토는 다양한 식품으로 이유 보충식을 급식한다.
  - 철분이 부족되기 쉬운 6개월 이후의 보충식 중 철분의 급원식품인 달걀과 고기 등의 섭취율은 70.6%(농촌), 90.5%(도시)로 나타나고 있다.

다. 이유 실시상의 주의점

- 이유식은 초기에는 오전 중에 주도록 하고, 과다하지 않도록 한다.
- 영아가 이유식을 거부할 때나 식욕이 없을 때는 잠시 쉬게 한 다음, 다시 시작한다.
- 이유 후기 : 1일 3회 정도 주며, 이유 완료기는 1년 전후로 한다.

4) 예방접종

어린 아이는 출생할 때 일정한 정도의 항체를 어머니로부터 받고 태어나서 어느 정도 병에 대한 저항력이 있지만 생후 6개월이 지나면 거의 소실되어 질병에 걸리기 쉽다. 이때 예방접종을 통해 면역력을 키워줘야 한다.

(1) 접종 계획

- 기본 접종 : 생후 1년 또는 1년 반 사이에 항원을 주사함으로써, 기초면역 반응을 야기시키는 것을 뜻한다.
- 추가 접종 : 항원 주입으로 인해 생긴 생체 내에 항체를 지속적 · 효율적으로 유지하기 위햐 추가 면역을 얻고자 접종하는 것을 말한다.
- 능동적 접종 : 항원을 직접 주입시켜 항체를 형성케 하여 면역을 얻고자 하는 것이다.
- 수동적 접종 : 항체를 가진 감마글로블린을 생체에 주입시켜 면역을 보유하고자 하는 것이다.

① 기본 접종

♠ B형 간염 : 생후 0~1주, 1개월, 2개월, 6개월

♠ BGC : 생후 42개월 이내, 접종 3개월 후 투베르쿨린 반응이 음성이면 재접종

♠ DPaT백신(디프테리아, 백일해, 파상풍) : 생후 2개월, 4개월, 6개월

♠ 뇌수막염 : 생후 2개월, 4개월, 5개월, 12~15개월 각각 선택

♠ 홍역 백신 : 홍역 유행시

♠ 인플루엔자 : 생후 12개월~만 12세 매년 1회씩

♠ 수두(선택), A형 간염(1차) : 생후 12~15개월

♠ 일본 뇌염백신 : 생후 12개월~24개월 1, 2차

♠ MMR(홍역 · 볼거리 · 풍진) : 생후 12~15개월

② 추가 접종

♠ DPT(디프테리아, 백일해, 파상풍) : 15~18개월, 4~6세, 14~16세(Td)

♠ 소아마비 백신 : 4~6세

♠ 일본 뇌염 백신 : 3세, 4~6세, 유행 지역에서는 매년 1회씩 시행한다.

표 12-2. 기본 예방 접종

연 령	종 류	연 령	종 류
(0~1)주	B형 간염 1차	12~만12세	인플루엔자 매년 1회씩
0~4주	BCG	15~18개월	DPT 추가
1개월	B형 간염 2차	18~21개월	A형간염 2차
2개월	B형 간염, DPT, TOPV, 뇌수막염(선택)	24개월	장티푸스
4개월	DPT, TOPV, 뇌수막염(선택)	3세	일본뇌염(3차)
6개월	DPT, TOPV, 뇌수막염(선택), B형간염, 인플루엔지, 홍역(유행시)	4~6세	DPT, 폴리오, MMR, 일본뇌염
12~15개월	MMR : 수두(선택), A형간염(1차)	14~16세	Td (성인용 디트테리아, 파상풍 백신)
12~24개월	일본뇌염 1차, 2차		

(2) 기본예방 접종 시 주의사항

① **B형 간염**(양성) : 산전 B형 간염 검사에는 모체가 HBsAg 양성인 경우, 초회 접종으로 가능하면 12시간 이내에 HBIG를 투여하며 반드시 0, 1, 6개월 방법으로 3회 접종, 간염 백신은 따로, 늦어도 생후 일주일 이내에 투입하여도 좋다.

② **B형 간염**(음성) : 산전 B형 간염 검사에는 모체가 HBsAg 음성인 경우, 초회 접종으로 기본예방 접종의 시적 시기인 생후 2개월부터 시작하여도 좋다.

③ **DPT : Diphtheria, Pertussis, Tetanus, 혼합백신, MMR :** 홍역, 볼거리, 풍진 혼합백신

④ **TOPV :** 주사용 폴리오 백신으로 4회 접종한다. 경구용 폴리오 혼합백신도 접종할 수 있다.

⑤ **Measles :** 홍역 유행시 6개월부터 홍역 단독백신(없으면 MMR)을 접종한다.

⑥ **기본접종에 포함되지 않으나 적극권장되어야 할 백신 :** 제품에 따라 2~3회의 기초접종과 1회 추가접종이 필요하다.

⑦ **인플루엔자 :** 연령이 6개월 이상으로 유년기에 연령이 6~23개월이 되는 소아에게는 기본접종으로 추천하며, 인플루엔자 예방하기를 원하는 경우에는 연령이 6개월 이상이면 누구에게나 접종할 수 있다. 8세 이하의 소아가 처음 접종하는 해에는 4주 간격을 두고 2회 접종한다.

Chapter 13. 노인보건

1. 노화현상

1) 노화 이론

노화를 정의해보면 인간으로 태어나고 성장을 하면서 인간으로 살아가다가 장기의 모든 기능이 저하되고 체내의 균형이 깨어져 가고 결국에는 멈추되는 과정으로 정의한다. 많은 노화학설이 있지만 그 중에서 대표적으로 소모설, 유리기설, 프로그램 이론 등이 있다.

2) 신체적 노화현상

신체에서 나타나는 노화현상으로는 혈관 운동이 저하되고, 피부가 칙칙해지고, 색소침착이 오며, 탄력성이 떨어지는 등 모든 기능들이 감퇴되기 시작한다.

(1) 순환기능

심장에서는 크게 변화가 없고 저하되는 부분이 없지만 혈관의 탄력이 떨어지고 혈액량이 변화되는 등 혈액순환은 연령이 증가할수록 점차 느려져 노인기에는 위험한 질병들의 발생이 많아진다.

(2) 호흡기능

호흡기능은 관절의 유연성이 떨어지므로 숨이 쉽게 가빠지고 호흡이 제대로 이루어지지 않는다. 그렇기 때문에 헐떡거리는 숨이나 크게 쉬는 숨들이 잦아진다. 20세 이후부터 호흡기능은 현저히 감퇴가 된다.

(3) 소화기능

소화기관은 소화효소들이 있지만, 없어지고 기능을 제대로 다하지 못해 소화가 안되거나 식사를 못하는 경우 등이 있고 40세 이후부터 소화기능이 저하되기 시작하여 연령이 증가할수록 소화기능이 저하되며 70세 이후에는 더 빠르게 저하된다.

(4) 내분비기능

내분비계에서 분비되는 호르몬들은 생리적 기능과 직접적 연결되어 있어 내분비계의 기능은 특히 중요하며 노화가 진행됨에 따라서 호르몬들도 감소하는 경향이 크다.

(5) 신경 및 감각기능

감각적으로 둔해져서 정신적으로 판단하는 것들이 저하되며 그렇기 때문에 정신적인 질병으로 이어지기가 쉽고, 신경계에 문제로 인해 뇌질환이 생기거나 심장 질병이 일어나기가 쉽다.

2. 노년기의 질병요인

노년기에는 모든 기관들이나 호르몬들이 제대로 작용하지 않기 때문에 많은 질병들이 생기는데 청년이나 중년에 비해 질병의 발생률이 높고 치사율 또한 높고, 중복으로 질환이 생기거나, 만성질환으로 이어질 확률이 높다.

1) 노인질환의 특징

노인 질병으로 가장 많이 나타나는 것으로는 동맥경화, 고혈압, 뇌졸중 등이 있다.

① 특정한 원인이 있거나 병이 분병하지 않지만, 잠정적으로 발생하거나 선천적 또는 후천적인 원인으로 복합적이다.

② 노년기 때의 병은 발생시기가 정확한 것이 아니기 때문에 이상이 있으면 빠른 진료를 받아 큰 위험을 예방하는 것이 좋다.

③ 회복력이 느리기 때문에 노년기때의 병은 개인차마다 발생하는 크기나 회복 또한 개인마다 크다.

④ 생명에 위험으로 갈 수 있는 질환들이기 때문에 관리를 하고 정기적으로 검사하는 것이 좋다.

2) 노인질환의 관리

(1) 고혈압

고혈압은 나이가 먹으면 가장 많이 생기는 병이자 모든 질병의 기초적인 질환이고, 만성적인 성인병으로도 연결이 된다. 특정한 증상이 있는 것이 아니기 때문에 조용한 살인자라고도 부른다. 여러 질병으로도 될 수 있기 때문에 위험하다.

① 식이요법

균형있는 식사를 하는 것이 좋다. 식이는 비만과 밀접한 관계를 가지고 있고, 노인비만자의 대부분은 고혈압을 나타내기 때문에 혈압을 낮추기 위해선 체중을 감소하는 것이 반드시 필요하다. 체중감소를 위한 식단은 기름기가 적고, 6대 영양소가 골고루 되어 있고, 과일이나 채소를 많이 먹도록 한다.

② 약물용법

약물을 복용할 때는 반드시 병원에서 진찰을 하고 의사에게 약을 처방 받는 것이 가장 바람직하다.

③ 예방

ㄱ. 정기적인 검진을 통해서 고혈압을 조기의 발견하면, 조기치료를 하도록 한다.

ㄴ. 금주와 금연을 하는 것이 좋다.

ㄷ. 균형있는 식단으로 영양소를 골고루 섭취하고, 체중을 줄이도록 한다.

ㄹ. 무리한 운동보다는 가벼운 운동을 하는 것 이 좋다.

(2) 뇌졸중

아주 위험하고 무서운 병이기 때문에 조심해야 한다. 뇌혈관에 문제가 생겨서 그것을 통합으로 합한 단어이다. 생기는 원인은 합병증으로도 올 수 있고, 과로나 여러 가지 원인이 있다. 뇌의 질환들은 의식을 놓게 되거나 운동장애를 일으킨다. 관련 질환들은 뇌출혈, 뇌혈관 색전증, 등이 있다.

(3) 당뇨병

현대인의 만병이라고 불린다. 가장 무서운 것은 어른에서만 발생하는 것이 아니라 유전적으로도 발생할 수 있기 때문에 나이를 불문하고 생기는 병이다. 이병은 췌장에서 분비하는 인슐린이 부족해서 생기는 병으로 여러 가지 합병증을 가지고 올 수 있다.

(4) 근골격기능 장애

근골격에 이상이 생기면 노인의 운동기능을 손상시키면 1차적으로 움직일 수 가 없고, 일상생활의 불편함이 크고 기본적인 일상생활 활동 기능이 불편함을 갖게 된다. 이러한 기능이 손상되면 노인은 독립적으로 생활할 수 없게 된다.

(5) 골다공증

운동은 뼈의 골밀도를 높여주는데 평상시 운동량이 적은 사람이 노인이 되었을 때 골대사장애로 골밀도가 감소해서 뼈가 약해지면, 쉽게 부러지고 골절상이 쉬우며, 치료가 완만하지 않으며 오래 걸린다.

(6) 골관절염

노인에게 가장 흔히 발생하는 유형이며, 퇴행성 관절염이라고도 부른다. 특징을 따지면 관절연골이 점차 파괴되고 관절강 내에서 새로운 뼈가 형성된다.

3. 노년기의 건강관리 및 노화예방

1) 생활습관

기초적이면서 가장 보편적인 생활이기 때문에 생리기능이나 생활리듬이 가장 기초적인으로 균형있게 맞춰야 한다. 일상생활은 규칙적으로 해야 생활리듬이 보편적이고 가장 균형있게 맞출 수 있다.

2) 식사

노년기에는 소화기능이 저하되고 운동량이 적기 때문에 식사를 하면 지방으로 축적이 된다. 그렇기 때문에 소화가 잘되는 음식을 섭취해야 하고, 가벼운 운동을 해야 한다. 영양이 부족하면 바로 증상이 나타나기 때문에 균형있는 식사를 해줘야 한다.

3) 배설

운동량이 줄어들었기 때문에 복근력도 약해지고 장의 운동기능이 저하로 인해 대변양이 줄어든다. 규칙적인 배설을 하기 위해서는 매일 정해진 시간의 배변을 보는 습관을 들어야 하고 화장실에 가는 것이 중요하다. 적당한 장의 운동을 해서 활발하게 하는 것이 좋다. 유산균이나 유제품이나 섬유질을 많이 먹는 것도 좋다.

4) 운동

노년기에는 무리한 운동보다 꾸준히 일상생활에서 시간을 정해놓고 운동을 하는 것이 좋다. 그리고 개인에게 맞춰서 유연성이나 관절강화 운동을 하는 것이 좋다. 여름에는 태양이 강하기 때문에 밤에 운동을 하는 것이 좋고, 겨울에는 날이 추우니 관절이나 근육운동을 무리해서 하지 않는 것이 좋다.

5) 정기적 검진과 건강교육

검진을 통해서 초기에 질병을 발견하고, 조기 치료로 크게 아프지 않도록 예방하는 것이 좋고 6개월 혹은 1년 기간을 정해놓고 2번 정도 받는 것이 좋다.

4. 노인복지

현대 사회에서 고령화 문제로 노인의 대한 문제들이 많이 보이고 있다. 이것에 대해 해결책을 찾고 노인들이 조금 더 나은 생활을 하기 위해서, 행복하고 인간답게 생활할 수 있도록 하는 것이고, 또 사회복지로 통해서 사회의 일원으로 소속감을 부여시켜준다. 노인에게 필요한 자원과 서비스 그리고 공적 및 사적 자원으로 행해지고 있는 조직 활동을 말한다.

1) 우리나라 노인의 문제

(1) 경제적 문제 : 신체활동 및 경제활동이 사라져 생활을 할 수 없어서 자식들에게 의존

(2) 건강문제 : 신체 기능들이 저하되고 움직일 수 없어 질병으로 인한 문제

(3) 여가문제 : 신체활동이 줄어들어서 심리적으로 발생하는 문제

(4) 소외와 고독문제 : 여러 가지의 심리 사회적 갈등, 소외 및 고독문제

2) 복지사회에서의 노인 간호 발전 방향

가장 많이 문제가 생기고 또 고령화로 인한 노인들에 인구 증가와 경제적, 건강, 여가, 문제 등으로 노인들에 대한 복지 시스템이 복지사회에서 가장 확대되면서 비중이 늘어나고 있다. 그렇기 때문에 이에 대한 연구를 늘리고 대안을 많이 세워야 하고, 건강하고 신체활동을 줄어든 노인들에게 다양한 서비스와 신체활동을 늘리고, 노화과정에 맞는 프로그램과 식단을 구성하고 대책을 제시하고 그것들을 해결하고 노인복지의 질을 향상시켜야 할 임무가 있다.

참고문헌

공중보건학, 남철현 외, 청구문화사 , 2007개정판

공중보건학, 임국환 외, 지구문화사, 2011개정판

공중보건학, 정희곤 외, 광문각, 2004

공중보건학, 이영근 외, 청구문화사, 2006

공중보건학, 김종오외, 청구문화사, 2007개정판

공중위생관리학, 권혜영외, 메디시언, 2011

공중보건학, 보문각

21세기공중보건학, 도서출판 효일

공중보건학, 청구문화사

보이지 않는 권력자 미생물이야기, 이재열, 사이언스북스, 1997

응용미생물학, 이갑성, 대학서림, 2000

미용 소독 전염병학 한영숙 외 5인, 수문사, 2003

보건학개론, 서울대출판부, 2006

네이버지식백과

세계사를 바꾼 전염병들, 다른, 2006

저자 약력

박은경 충청대학교 미용예술과 교수
이영미 건국대학교 미래지식교육원 교수
이정희 광주여자대학교 미용과학과 교수
최화정 광주여자대학교 미용과학과 교수
하성이 국민대학교 경영대학원 건강미용경영 교수

공중보건학

2013년 9월 1일 초판 인쇄
2013년 9월 5일 초판 발행
2016년 3월 30일 개정1판 1쇄 발행
2019년 3월 8일 개정1판 2쇄 발행
2019년 9월 20일 개정1판 3쇄 발행

저 자 박은경, 이영미, 이정희, 최화정, 하성이
발 행 인 조규백
발 행 처 도서출판 구민사
(07293) 서울특별시 영등포구 문래북로 116, 604호(문래동 3가 46, 트리플렉스)
전 화 02.701.7421~2
팩 스 02.3273.9642
홈페이지 www.kuhminsa.co.kr
신고번호 제2012-000055호(1980년 2월 4일)
I S B N 979-11-5813-228-6 93150
값 26,000원